건강도 지키면서 머리를 좋게 하는 수면비법
4시간 수면비법

슈우세이 요오 지음
진 덕 기 옮김

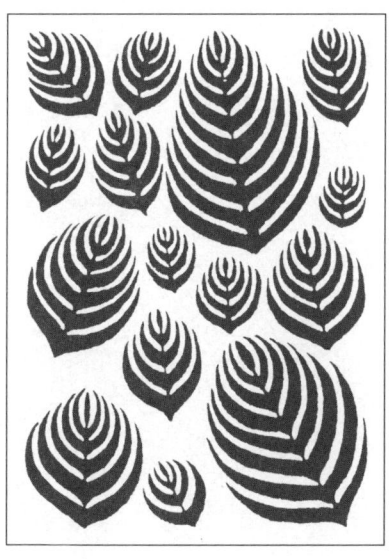

머 리 말

 이미 오래전에「나폴레옹 수면법」이라는 작은 책자를 발간하여 선풍적인 인기를 불러 일으켰던 저자가 다시 새롭게 경험적인 수면법의 정설을 발표하기에 이르렀다. 이 새로운 정설이 바로「숙면의 비밀이다」이다.

 이「숙면의 비밀이다」에서는 4시간 수면의 비법에 대해서 이야기 하고자 한다.

 우리들은 지금까지「8시간 수면의 정설」을 믿어왔고, 그래서「4시간 수면」이라는 말은 어딘가 조금 낯선 느낌을 저버릴 수가 없다. 건강을 지키기 위해서는 충분한 잠(휴식)을 취해야 한다고 주위의 모든 사람들이 말하고 있고, 실제로도 그렇게 믿는 사람들이 대다수이기 때문이다.

 그러나 우리들은 바쁜 일과 속에서 시달리면서도 언제나「8시간 수면의 정설」을 지키고 있지는 않다. 무슨 걱정이 있다든지, 아니면 몹시 바쁜 일이 있을 경우에는 3~4시간 정도의 수면으로 하루를 거뜬히 버틴다. 그래도 그다지 건강상의 문제가 발생하지 않는다는 사실을 우리는 경험하고 있는 것이다.

 이러한 사실로 미루어 보아「4시간 수면」이라는 하나의 설이 결코 근거가 없는 허무맹랑한 이야기가 아닌 것만은 확실하다. 오히려「8시간 수면」이라는 과거의 학설이 근거 없는 이야기라는 생각마저 드는 것이다.

바쁘게 쫓기는 현대의 삶을 생각해 볼때 어느것이 건강을 잃지 않는 범위 내에서 보다 효과적인 수면법인가는 스스로 경험한 다음에야 평가할 일이다.

이 책은 「4시간 수면」이 왜 효과적인가를 분석하고, 「4시간 수면」의 삶을 재창조하기 위하여는 과연 어떻게 해야 하는가를 재치있게 다룬 「현대인의 수면비법」 가이드이다. 바쁘게 쫓기는 일상 속에서 보다 효과 적이고 생산적인 삶을 살아가기 위한 지침서라고 생각하고 읽어주기 바란다.

또한 부록에서는 이들 콩 사포닌, 레시틴, 팥 사포닌, 차 탄닌, 긴제노사이드 등이 어떻게 작용하고 어떻게 우리들의 두뇌와 건강에 유효한지 설명함과 동시에 그밖의 뇌세포를 부활시키고 영양을 보충해 주고 뇌로의 피의 흐름을 촉진시키는 등의 〈머리를 좋게 하는 음식물〉과 〈머리를 나쁘게 하는 음식물〉을 차례대로 열거했다.

본서를 읽고 현재 우리들이 너무 안이하게 편리성과, 무엇과도 바꿀 수 없는 건강을 바꾸려 하고 있다는 점을 명심하기 바라며 다시 한번 자신의 식생활을 바로 잡는다면 저자로서는 더없는 기쁨이 되겠다.

지은이

차례

머리말 ... 3

제 1 장 / 잘못 알고 있는 수면지식 ... 12

1. 하루 8시간 수면설은 정말로 근거가 있는 정설인가 ... 13
   전문가들이 종종 말하는 상식에 빠져 들지말라 · 13 / 제 1선에서 뛰고있는 사람들은 하루 4시간 수면법을 취한다 · 15 / 수면 시간을 단축하면 틀림없이 경쟁에서 이긴다 · 17
2. 사람들에게 꼭 필요한 「수면」이란 무엇인가 ... 20
   수면은 다음 생명활동을 위한 준비단계이다 · 20 / 두뇌 · 육체 · 자율신경을 같이 휴식 시켜라 · 22
3. 수면부족을 극복하는 비결 ... 25
   사람마다 만족감은 서로 다르다 · 25 / 약을 복용하는 것은 오히려 수면의 충족감을 저해할수 있다 · 28 / 수면부족을 제거하는 수면법 · 31
4. 잘못된 관념은 빨리 버릴수록 좋다 ... 34
   대다수 보통 사람들의 수면에서 벗어나라 · 34

제 2 장 / 누구나 실현 가능한 4시간 수면 비법 ... 39

1. 짧게 자고 깊게 자는 수면비법 ... 40

뇌의 피로가 졸음을 유발한다 · 40 / 오른쪽 뇌와 왼쪽 뇌를
　　번갈아 쉬게 하라 · 42 / 자신의 신체에 적당한 시간표를 만
　　들어라 · 44 / 시간에 의한 수면법 · 44 / 마음먹은대로 잠에
　　서 깰수 있다 · 48
2. 불필요한 타면(惰眠)은 한시바삐 없애 버려라 ……… 51
　　시간이 좀더 필요하다는 의식을 갖는게 중요하다. · 51
3. 불면증을 없애는 비결 ……………………………………… 59
　　불면증은 사치병이다 · 59 /
　　4시간 수면으로 불면증은 완치된다 · 64
4. 4시간 수면비법에 통달하는 길 ………………………… 67
　　남들에게 공표하고 실행하면 반드시 할 수 있다는 자기 암시
　　를 만들어라 · 67 / 적절한 놀이를 마련하라 · 69 / 일어나는
　　시간은 반드시 지켜라 · 70
5. 단시간 수면 실행의 성공사례 …………………………… 73
　　동양비디오(주) 상무이사 카메이씨(46세) · 73 / 이까리 소독
　　(주)전무이사 구로자와씨(41세) · 76 / 은좌르노와르(주)대표
　　이사 고미야야미씨(61세) · 80

제 3 장 / 더욱 건강해지는 4시간 수면비법 ……… 84

1. 상식을 넘어선 4시간 수면법의 실체 …………………… 85

체력과 건강은 전혀 관계가 없다 · 85 / 두뇌와 자율신경의
계속되는 긴장 · 87 / 건강은 자신이 만드는 것 · 89

2. 생활리듬을 만들어 가는 4시간 수면비법 ················ 91
각자에 따라 서로 상이한 생활리듬 · 91 / 하모니가 없이 재능
이 발휘되지 않는다 · 93 / 리듬의 지속 위에서 인간은 성장한
다 · 95

3. 검소한 식사와 얇은 옷으로의 숙면과 건강 ············ 97
신진대사를 원활하게 해주기 위해서는 얇은 옷이 좋다 · 97
인색함은 보다 나은 인생을 만든다 · 100

4. 속박과 공포로부터의 해방이 장수를 약속한다 ········ 103
건강은 자기 암시와 자신감이 만들어 낸다 · 103 / 건강이란
자신이 갖고있는 재능과 능력을 늘 100퍼센트 발휘하는것 ·
106 / 스스로 살아가는 스스로의 인생 · 108 / 깨달음이 있는
날마다의 생활 습관 · 110

제 4 장 / 발상의 전환을 만드는 4시간 수면비법 ······ 113

1. 발상전환의 기본은 유연한 머리이다 ···················· 114
두뇌를 합리적으로 이용하는 것이 첫걸음 · 114 / 자율신경과
오감을 민감하게 움직여라 · 117 / 다방면의 지식과 경험을
쌓고 실제로 활용시켜라 · 119 / 머리가 굳어지면 시기는 이

미 늦어진다 · 121

2. 다방면으로 갖춘 지식이 발상의 전환을 빠르게 한다 …… 123
    참된 지식이란 스스로의 판단으로 운용될수 있는 것이다 ·
    123 / 나는 이런 방법으로 지식을 쌓았다 · 126 / 취미로부터
    시작해서 새로운 지식의 근본 · 술집까지 · 127 / 갖가지 방
    면에서 얻은 지식들을 서로 연관 시켜라 · 130

3. 여유로운 시간이 능력을 보다 향상시킨다 …… 132
    목표를 가지고 늘 활용하라 · 132 / 실패했던 과거의 체험이
    직감력을 향상시킨다 · 134 / 기회만 있으면 어느 것이든 모
    두 기억하라 · 137

제 5 장 / 천재가 될 수 있는 4시간 수면비법 …… 139

1. 당신의 능력은 무한히 향상될수 있다 …… 140
    남보다 월등한 기억력은 어떻게 생기는가 · 140 / 집중력이란
    전력투구로 인한 몰아(沒我)의 상태 · 144 / 4시간 수면은 재
    창조의 근원이다 · 148 / 인간의 한평생을 결정짓는 것은 무
    엇인가 · 149

2. 이 시간 철학은 끝없고 무한한 활력을 가져온다 …… 152
    시간에서는 구두쇠 작전으로 밀고 나가라 · 152 / 일관 한다
    는 것은 4시간 수면 생활을 실천하는 것이다 · 155

3. 일생의 설계는 과연 어떻게 만드는가 ·················· 157
   4시간 수면 생활은 일생 설계의 가장 근본이다 · 157 / 현실
   적 행동을 기본으로하여 활동하라 · 159 / 대다수의 보통사
   람을 넘어서려면 이렇게 하라 · 161

부록 1 / 수험생을 위한 수면비법 ·················· 163

1. 수험생들에게 반드시 필요한 수면법 ·················· 164
   아침형과 밤형의 두가지 유형 · 164 / 4시간 수면에 가감된
   1시간 · 165 / 남보다 월등한 기억력을 키우는 4시간 수면법 ·
   168 / 각자의 개성을 살린 기억법 · 169 / 오른쪽과 왼쪽뇌의
   효율적인 사용법 · 172 / 피로를 제거해주는 뇌의 사용법 ·
   173 / 집중력 배증법이란 · 176 / 남의 암시에서 벗어나라 ·
   178 / 하루의 생활 유형을 다져 나가라 · 179 / 시간감각을 몸
   에 익혀라 · 181 / 신경과 시간의 낭비는 최대로 줄여라 · 183

부록 2 / 건강을 위한 쾌면비법 ·················· 186

1. 쾌면으로의 초대 ·················· 187
   수면메모 · 192
2. 수면은 4시간으로 충분하다 ·················· 193

정설이된 수면 8시간 · 193 / 마음속으로 정해버리는 수면시간 · 194 / 도둑은 잠이 들 무렵 숨어든다 · 195

3. 뇌파가 말하는것 ································· 197
   뇌가 완전히 쉬게 하라 · 197 / 지나치게 잠을 자면 바보가 된다 · 198

4. 자고 있는것이 자연스러운 인간의 모습이다 ············· 200
   지금까지의 수면설은 모두 거짓말 · 200 / 생물은 잠을 자고 있는것이 진정한 모습 · 201 / 수면메모 · 202

5. 선택적 각성 ································· 203
   적당한 자극이 잠을 깨게 한다 · 203 / 수면(睡眠)의 진화(進化) · 204

6. 자동기침장치 ································· 205
   잠을 깨는 방법 · 205

7. 오전중에는 머리가 둔하다 ······················· 207
   잠자리에서 막 일어났을 때에는 머리가 잘 풀리지 않는다 · 207 / 봄에 졸리는 것은 백미(白米)가 원인 · 209 / 백미를 먹고 백미에 먹힌다 · 210 / 신경을 쓰지 않는다면 수면부족이란 없다 · 211 / 러시아워의 역발상(逆發想) · 213 / 1주일에 1일은 잠자는 날 · 214

8. 능률적인 뇌의 사용법 ························· 215
   집중하면 잠이 깬다 · 215

9. 자연의 리듬을 타라 ──────────────── 217
   자극을 없애면 잘 잘 수 있다 · 217 / 잠이 올때는 잠자는 수양 · 218

10. 동물의 잠과 인간의 잠 ──────────────── 219
    인간은 중간정도의 수면시간 · 219 / 자면서 움직이지 않는 것은 11분 30초 정도 · 220

11. 몇시간을 자면 좋은가 ──────────────── 221
    충분한 수면은 노동자의 권리 · 221 / 수면메모 · 223

12. 단면의 기록 ──────────────── 224
    단시간(短時間)의 수면법 · 224

13. 낮과 밤의 생명의 리듬 ──────────────── 226
    잠의 '한계 체온' · 226 / 일일 리듬 · 227 / 무서운 야근병(夜勤兵) · 228 / 밤에 일하는 사람은 수면시간을 20% 늘려야 · 229

14. 수면중의 뇌파 ──────────────── 230
    '오소수면'과 '파라수면' · 230 / 중요한 수면중의 꿈 · 232 / 수면의 4분의 1은 꿈 · 234

15. 건강을 위한 수면메모 ──────────────── 236
    생활에서의 수면시간 · 236 / 늦게 자는 시대 · 236 / 졸음 · 237 / 낮잠의 효용(效用) · 238 / 쾌면, 쾌식, 쾌변 · 238

부록 3 / 머리가 좋아지는 음식 나빠지는 음식 ········ 241

1. 왜 식사법으로 머리가 좋아지는가? ············· 242
  뇌세포를 활성화 시키기 위한 두뇌 관리 · 242 / '혈액 순환'을 좋게하는 식생활을 하자! · 250 /
2. 지금의 상태로는 당신의 머리는 점점 나빠진다 ········ 263
  모르고 먹는 이런 식품이 위험하다! · 263 / 이런 첨가물에 주의하라! · 276 / '두뇌의 노화'는 여기에서 시작된다! · 280
3. 이런 식생활이 '건강한 뇌'를 만든다 ············· 289
  수험생에게 최적, 이것이 초건뇌식이다 · 289 / 식물성 음식물은 '건강한 뇌'를 만든다 · 294 / 기억력과 창조력을 높인다 · 299 / 건뇌 물질 '레시틴'의 비밀 · 312
4. 경이의 '건뇌물질'이 해명됐다 ················ 321
  고려 인삼의 사포닌은 '두뇌식'의 정수이다 · 321 / 이 정도의 효과를 나타내는 긴제노사이드 · 330

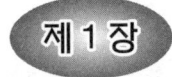

잘못알고 있는 수면지식

1. 하루 8시간 수면설은 정말로 근거가 있는 정설인가

전문가들이 종종 말하는 '상식'에 빠져들지 말라

최근 TV나 잡지등 매스컴에서 수면에 대해 자주 거론되고 있다. 그 문제에 대해 나는 많은 관심을 갖고 있기 때문에 주의깊게 보아 왔는데, 그중에는 납득되지 않는 점도 많았다. 그 방면의 전문가라고 하는 사람들은 하나같이, "지금까지는 아직 수면 그 자체의 정의가 명확히 구명(究明)되고 있다고는 할 수 없습니다." 또는 "잠을 적게 잔다는 것은 건강상 바람직하지 못합니다. 최소한 하루 7~8시간의 수면은 필요한게 아닐까요?"라고 말하는 경우가 대부분이기 때문이다.

이미 알려져 있는 바대로 하루 8시간 잠을 잔다는 것은 바로 이런 근거없는 전문가들의 예측에서 비롯되고 있다고 해도 과언이 아니다.

하지만 전문가들이 본래부터 그렇게 단정지어 말해왔던 것은 아니며 오히려 평범한 보통 사람들이 그러한 대답을 강요해 왔는지도 모른다. "하루에 몇시간 정도 잠을 자는게 가장 바람직합니까?" 라고 질문을 던지는것 자체가 비정상적인 것이다.

이런 질문을 받으면 전문가들도 이러쿵 저러쿵하는 소리를 피하기 위해 아무래도 수월한 대답을 하기 쉽다. 이런 이유로 '하루 8시간 수면'이라는 말이 나타난 것이다. 하지만 이 '하루 8시간 수면'이라는 말은 학문적으로나 과학적으로 전혀 근거가 없는 것이다. 즉 망언(妄言)에 지나지 않는다.

세상에는 나폴레옹처럼(전기(傳記)에는 그가 수면시간을 줄였다고 되어 있지만 실제로 3시간 밖에 자지 않았다고는 씌어 있지는 않다. 그러나 여러가지 면에서 볼때 나폴레옹이 하루에 잠자는 시간은 3시간 정도로 짐작할 수 있으므로 '나폴레옹 수면 = 3시간'으로 해두자) 실제로 하루 3시간 정도는 아니더라도 4~5시간 정도로 자고 있는 사람들이 꽤 많다. 만약 하루에 8시간 정도를 자지 않으면 건강에 유해하다고 한다면 이미 병으로 세상을 떠났어야 할 사람은 굉장한 숫자일 것이다. 하루에 몇시간 밖에 자지 않고 생활하고 있는 사람일수록 건강하게 살고 있는 것을 나는 많이 보아 왔다.

반농반어(半農半漁)로 생활을 꾸려가고 있는 사람들은 거의가 하루 3~4시간 밖에 자지 않는다. 정계에 몸담고 있는 사람들도 똑같다.

그러므로 각계의 제 1선에서 뛰고 있는 사람들에게 있어서는, 하루 8시간 수면이란 오히려 환상적인 이야기라고 할 수 있는 것이다.

이것으로 미루어 보아 '하루 8시간은 꼭 자야 한다.'고 여유있는 말을 하고 있는 사람들은 대개가 학생이거나 말단 직책의 샐러리맨 정도라고 보면 된다. 이렇게 생각해 보면 하루 8시간 수면의 근거는 한층 더 희박해지는 것이 되고 만다.

나중에 설명하겠지만, '수면을 취한다'는 것은 아무런 의식도 없는 시간의 흐름을 뜻한다. 8시간이 지나면 잠에서 일어나 또 다시 활동을 하거나 어떤 생활 반응을 표현하는 것이기 때문에 잠자고 있을 때는 죽어 있다고는 할 수 없지만, 의식적으로는 죽어 있는 것과 마찬가지이다.

그러므로 타인보다 더 많이 수면을 취한다면 필연코 그만큼 경쟁 조건이 뒤떨어 진다. 때문에 이런 경쟁에서 승리 하려면 '수면 시간을 최대한 줄이고 깨어있는 시간을 많이 가져라' 고 말할수 있다.

제 1 선에서 뛰고 있는 사람들은 하루 4시간 수면법을 취한다.

요즘은 경쟁시대이다. 남과의 경쟁에서 이기려고 흉악한 짓까지도 서슴지 않는 부류의 사람들도 많다.

이로 말미암아 일부에서는 '현대는 경쟁시대가 아니라 범죄사회다' 라고까지 말하고 있는 추세이다. 이런 복잡하고 어지러운 사회를 살아가면서도 여유롭게 하루에 8시간 동안 잠에 골아 떨어져 있다면, 그 사람은 엄청난 위인이거나 아니면 하잘것 없는 천치라고 할 수밖에 없다.

앞에서 언급한대로 '하루 8시간 수면' 이라는 말은 전문가들의 짐작적인 발언에 뿌리를 두고 있다. 그런데 내가 여기서 의혹 스러워 하는 것은, 보통 사람들은 "선생은 하루에 몇 시간 정도의 수면을 취하십니까?"라고 좀더 상세하게 질문하지 않느냐는 점이다.

전문가들이 말하는 이 '하루 8시간 수면' 이라는 정의는, 그렇게 정의를 내리면 청취자들이나 혹은 독자들이 거의 흡족하게 납득할 것이라는 일종의 연기(演技)적인 기예(技藝)에 다름 아니다. 그렇게 단정짓고 있는 전문가 자신들도 혹 확고한 연구에 임하고 있는 현역의 경우라면 아마도 하루 4~5시간 정도 잠을 자는게 고작일 것이다. 즉, 자신들이 물음을 받았으니 '8시간' 이라고 답하고 있을 뿐, 전문가 자신이 그것을 절대적으로 믿거나 몸소 실천하고 있는 뜻으로 말하고 있는 것은 아니다.

　대다수의 보통인들은 실로 슬픈 존재들이다. 제아무리 학력이 높거나 지식이 뛰어나도 매스컴에서 한번 '하루 8시간 수면이 적절하다.' 고 하면 곧 거기에 동요되고 만다. 그러면 '하루 8시간 수면' 을 유지해 오고 있던 사람들은 자신들이 곧 병에 걸리지나 않을까 하고 황급한 마음이 들어 일상 생활에서 어딘지 논리성을 잃고 만다. 그러나 이런 매스컴의 정보조차 귀에 담고 있을 여유가 없이 열심히 일하는 사람들은 전혀 신경쓰지 않는다.

　"8시간이나 수면을 취하고 대체 부슨 일을 할 수 있단 말인가! 몸이야 어떻게 되건 일부터 시작하고 봐야지!"라고 말하는 뚜렷함이 없으면 무언가 이루어내는 인간은 결코 되지 못한다. 그리고 이와같이 일에 정열을 쏟게 되면 생활의 리듬을 찾게 되고 오히려 그로 인해 건강도 한층 더 좋아지게 될것이다.

　그렇지만 대체로 보통인들은 그렇게 생각지 않는다. 매스컴을 그대로 믿는것이 정상이고, 그렇지 않고 그것에 개의치 않는 사람은 비정상이라고 무시하기가 일쑤이다. 그 점에 큰 오류가 있다. 이런 생각을 고집하다가는 현대와 같은 극심한 경쟁 사회에서 제 1 선으로의 진출같은 것은 도저히 꿈조차 꿀수 없게 되고 만다. 그들은 이런 말을 내뱉을 것이다.

　"남보다 우등한 사람이었기 때문에 이만큼 큰거야. 잠도 자지 않고 일만하는 저런 무식한 놈들은 얼마 안 있어 이 사회에서 소외되고 말거야." 그러나 그들이 얼만큼 나이가 들었을때 '수고했다.' 말하는 중역

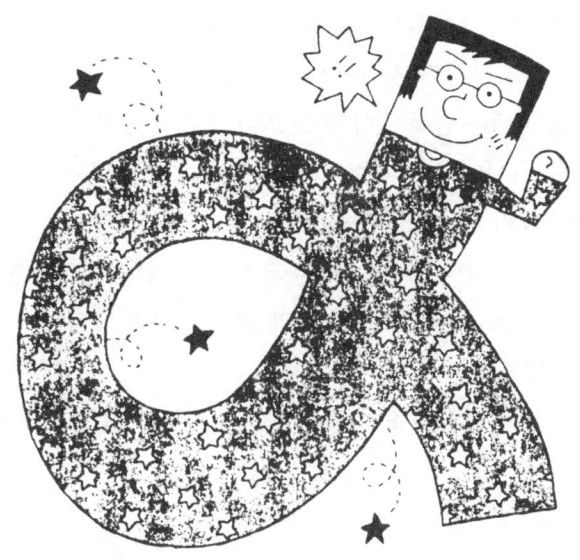

은 틀림없이 그들이 깔보던 바로 그 '무식한 놈들'일 것이다. 일을 향한 의욕이나 일에 투자한 총 시간수에 있어서 두 사람은 서로 비교가 안될 만큼 차이가 있었기 때문이다.

수면시간을 단축하면 틀림없이 경쟁에서 이긴다.

 다시 한번 다짐해 두지만, 본래 '하루 8시간 수면'이란 말은 합당치 않다. 이것을 먼저 명확히 인식하지 않는 한은 '하루 4시간 수면'과는 영영 인연이 없게 되고 만다.

 앞에서도 서술한 바대로 현대는 경쟁 사회, 폭력 사회이며, 또한 정보 사회이다.

정보가 부족했던 이유로 치열한 경쟁에서 패배하거나 범죄자가 되기도 하는 경우는 실로 많다. 그러나 정보량은 엄청난 것이다. 며칠밤을 꼬박 새워도 도저히 다 처리해 낼 수가 없다.

그렇게 되니 너나 할것 없이 자연 TV나 주간지 등에 빠지게 되는 것이다. 그러나 TV나 주간지 등에서 들은 정보는 매우 대중적인 성격의 것들이어서, 그 자체만으론 부족하다.

정보량은 너무 광범위하여 과다하고 더구나 어느 정도 체계화된 정보는 이미 때가 늦다. 그러므로 어떻게 하면 좋을지 도저히 갈피를 못잡는 것도 당연하다.

현대 사회에서 제일 중요한 것은 정보의 진가(眞價)를 가름할수 있는 스스로의 능력을 키우는 것이다.

물론 정보의 진가를 판단하는 것은 어려운 일로, 이 일에는 어떤 논리 같은 것은 해당되지 않는다. 반복된 경험에서 얻어진 직감력이 필요하다. 그 직감력은 또한 4시간 수면 생활을 통한 오랜 기간의 숙련된 연마에서 가능한 것이다. 나중에 이 점에 대해서 더 상세한 언급을 하기로 하자.

이미 널리 알려진 이야기지만, 옛부터 '토끼와 거북'의 우화(寓話)가 전해져 내려오고 있다. 아무리 걸음이 느린 거북이라도 재빠른 토끼를 앞지를 수 있다는 얘기이다. 상대가 토끼이기 때문에 빠르고, 거북이기 때문에 뒤로 처진다는 말은 망언이다. 잠자는 시간을 최소로 줄여 얼마나 노력 하느냐에 달려 있는 것이다.

태평양 전쟁에서 패배 후 일본 사회에서는 이제껏 지녀왔던 계급 제도가 모두 타파되어 버렸다. 그 반면 새로운 계급 제도가 다시 만들어져가고 있다는 것은 긍정할 수 밖에 없다.

즉, 학벌, 문벌, 재벌을 내세우면서 기껏해야 샐러리맨으로 정년퇴직을 하고 마는 피고용자 계급과, 잠자는 시간을 단축하고 최소한으로 필요한 양의 식사로 자기억제를 행함으로서 크게 성공하여 자본가가 되어가는 계급의 두 종류이다.

 세습제도가 인정되지 않는 현대 사회에서는 부모와 자식의 관계도 사회적으로 볼 때는 타인 관계에 불과하다. 그러면 이러한 사회 유형에서 도대체 자신은 어떻게 사는 것이 제일 좋은 것인가? 거기에 대한 정확한 답은 하루 4시간 수면법이라 할 수 있는 것이다.

2. 사람에게 꼭 필요한 「수면」이란 무엇인가

수면은 다음 생명활동을 위한 준비 단계이다.

'충분한 수면' 이란 말이 종종 사용돼 오고 있는데, 구체적으로 어떤 것이 충분한 수면인가에 대한 설명은 도대체가 불분명하다.

아무튼 8시간이니 뭐니 하는 것을 볼때 잠을 자는 일 속에는 시간적인 것이 포함되어 있다는 것은 어쩔 수 없다. 그리고 옛부터 '깊은 잠' 또는 '얕은 잠' 이라고 하는 것으로 보아 잠은 깊고 얕다고 하는 의미로 상징되는 요소도 함께 포함되어 있다는것 역시 부인 할수 없다.

또한 이 두가지 요소가 수면의 질(質)을 나타내는 인자라고 한다면, '깊이' 와 '시간' 이 만들어 내는 어떤 값이 그 수면의 내용을 말한다고 볼수 있을 것이다.

이 생각이 옳다는 가정이라면, 그 값이 제일 적절하다고 짐작되는 값보다 적게 되면 불충분한 수면이 되는 것이며, 그 반대이면 타면(惰眠) 즉, 과다한 잠이 되는 것이다. 결국 적절한 잠이란 수면의 시간과 깊이가 만들어낸 '가장 적당한 값' 이다.

그러나 이 '가장 적당한 값'이라는 것은 도대체 어느 정도를 말하는가 알 수가 없다. 뒤에서 후술할 설명처럼 각양각색의 개인차까지 생각해야 되기 때문에 이것은 더욱 더 모호한 것이 된다. 바로 이런 것이 해석의 어려운 점이다.
　그러므로 '충분한 수면이란 이런 것이다.' 라고 이론적으로 가정할 수는 있지만, 그 실체는 우리 평범한 일상인들은 도저히 확인할 수 없는 것이다.
　아무튼 논리적으로 충분한 수면과 그렇지 못한 수면이 대충 이런 것이다. 라고 납득이 가지만, '조금만 더 자고 싶다' 는 인간의 욕망을 명확히 풀어주는 데는 미흡하므로 다른 관점에서 다시 한번 생각해 보자.
　생물은 쉴새없이 살아 활동하고 생식하면서 그 종족 번영을 위한 행위를 계속한다. 그리고 일단 그 목적에 다다르면 생명력을 잃고 만다. 즉, 죽음이 반복되는 윤회(輪廻)이다.
　1년생 초목은 씨앗을 맺으면 말라 죽는다. 또 송어류의 어떤 것은 산란(産卵)을 마치면 그 기력이 다해서 죽고 만다. 불쌍하게 생각 되지만 정해진 자연의 섭리이니 어쩔 도리가 없다.
　이미 서술한 바와 같이 수면이란 죽음처럼 '의식의 작용이 멈춘' 시간의 흐름이다. 상이한 점은 죽음은 영원의 휴지(休止)임에 비해 수면은 새로운 생명활동을 위한 준비 단계라는 점이다.
　이처럼 수면은 단지 휴식일뿐 정지(停止)가 아니기 때문에 그 휴식은 다음의 보다 새로운 생명활동을 위한 목표가 되지 않으면 안된다는 것이다.
　그러면 '다음의 생명활동' 이란 어떤 것을 두고 하는 말인가? 나는 현실적인 행동, 두뇌 활동, 자율신경의 작용이라는 세 종류로 나누어 생각하고 있다. 이해를 좀더 용이하게 하기 위해 기업체의 활동이나 군대의 전투와 비유해서 설명하기로 한다.

 첫번째의 '현실적인 행동'이란 인간의 근육 운동은 물론 현실적인 리듬 운동(예를들면 음악 연주등)같은 것이 속한다. 이것은 기업체의 생산이나 판매 활동, 군대에서의 전투 활동과 마찬가지 이다.

 두번째의 두뇌 활동이란 '판단'에 대응하는 것으로서, 기업체의 기획, 개발, 설계업무 또는 군대에서의 작전이나 참모 분야에 속한다.

 끝으로 자율신경(自律神經)의 작용이 있는데, 이것은 명확하게 인식하기가 쉽지 않은 것으로서 가끔은 무시되기도 하지만 대단히 중요한 것이니 유념해 주기 바란다. 기업체의 자금 융통, 자재 구입, 적재적소의 사원배치, 군대의 보급문제에 해당되는 것이다.

 앞에서 서술한 바대로 사람의 생명 활동은 두뇌 활동, 육체 활동 그리고 자율신경 활동이라는 세가지로 나누어 생각할 수 있다. 그러므로 활동을 위한 휴식은 이러한 세 종류에 대한 나름대로의 휴식의 측면에서 생각해야만 한다.

두뇌 · 육체 · 자율신경을 같이 휴식 시켜라

 미리 서술한 '수면의 깊이'라는 것도 합하여 수면이라는 것을 나름대로 설명하기로 한다. 다음의 도표를 참조해 주기 바란다.

 (A)표에 나타난 세가지의 구분은 앞에서 서술한 현실적인 행동(육체 활동), 두뇌 활동, 자율신경의 작용 즉, 휴식의 3종류를 의미한다.

 도표의 길이는 수면의 '시간'을, 높이는 수면의 '깊이'를 의미한다. 그리고 깊이와 시간을 곱한 값 즉, 도표의 면적은 적절한 휴식을 나타

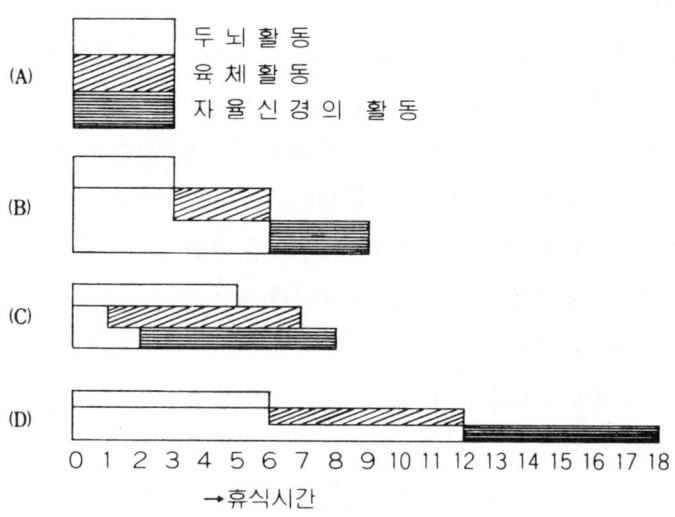

낸다.

 (A)=휴식의 세종류가 모두 적절한 상태이며 시간도 동시에 취해진 예이다. 이런 경우라면 수면은 3시간으로 충분하다.

 (B)=세 종류의 휴식 모두가 충분한 상태이긴 하지만, 각자 상이한 시간대에 휴식이 마련되고 있으므로 적절한 휴식에는 9시간의 수면이 필요하다는 것을 알수 있다. 이것은 물론 극단적인 경우를 나타낸 것이다.

 (C)=휴식이 깊이가 60퍼센트〈(C)의 두뇌활동의 깊이는 충분한 상태의 두뇌활동 깊이인, (A)의 60퍼센트〉이면 그에 필요한 소요시간은 5시간, 50퍼센트〈(C)의 육체, 그에 필요한 자율신경 활동의 깊이는 각각 충분한 상태의 육체, 자율신경 활동의 깊이인 (A)의 50퍼센트〉면 6시간이 된다. 또한 세 종류의 휴식 시간대가 위에서처럼 각각 차이가 지면 8시간이 필요하게 된다. 보통 사람들의 수면 유형으로 생각해도

괜찮다.

　이제까지의 설명은 나의 경험을 편하게 정리하고 서술한 것이다. 의학서 같은 것은 전혀 참조하지 않았기 때문에 개중에는 아집과 편견이라는 말을 들을 수 있는 것도 있을 것이다. 하지만 '충분한 수면'이라는 의미는 충분히 납득 했을 것으로 믿는다.

　위의 도표에서 우리는 다음의 세가지 현상을 발견할 수 있다.

　첫째. (A)형에 가까우면 잠자는 시간이 최대한 짧아지고, '충분한 수면'을 취할 수 있다.

　둘째, (B)형의 경우와 같이 아무리 깊은 휴식을 취해도 각각의 시간대에 차별이 있으면 굉장히 긴 수면시간을 요하게 된다.

　셋째, (C)형의 경우처럼 수면의 깊이는 부족하고 시간대에도 차이가 나면 수면 시간은 매우 불안정한데, 보통사람들의 수면 유형이라 생각해도 좋다. 또한 (D)와 같이 시간대에 굉장한 차이가 나면 10시간 이상을 자고 나서도 좀더 자고 싶다는 마음이 생긴다.

　여기서 한가지 유념할 것이 있는데, 수면의 깊이라는 것은 앞에서도 서술한 것처럼 물리량(物理量)으로서 측정되는 것이 아니라 그 개인차 역시 크다는 것이다.

　다시 말해서 개개인이 자신의 기준에 맞추어 자기에게 충분한 깊이는 어느 정도인지를 찾아 내는 노력이 필요한 것이다.

3. 수면부족을 극복하는 비결

사람마다 만족감은 서로 다르다.

인간이란 실로 복잡한 동물이다.

시각, 미각, 후각, 촉각, 청각이라는 오감(五感)외에 기쁨, 슬픔, 안타까움, 즐거움을 느끼는 정감(情感)이 있고, 공포감이나 불안감도 있다. 하지만 또 직감만이 반드시 작용해서 행동에 연결된다고만 할 수는 없다.

예를 들어 왼종일 아무것도 섭취하지 않았다고 하자. 이런 경우, 눈 앞에 먹음직스런 음식물이 있다고 해서 모든 사람들이 그것을 기꺼이 먹는 것일까? 반드시 그렇다고는 할 수 없을 것이다.

1. 음식의 색이 변한 것을 보고 혹시 상한 것은 아닌가 하는 의심이 생겨 갑자기 식욕을 잃어 버렸다.
2. 흔들어 보니 내용물이 상한 계란일것 같다는 생각이 들어 먹지 않았다.
3. 지독한 냄새가 나서 휴지통에 넣어 버렸다.

4. 맛을 보니 어쩐지 시큼한 것 같은 생각이 들어 상했을지도 몰라 뱉았다.
5. 만져보니 이상한 느낌이 들어 버렸다.
6. 독이 생긴 것 같아 휴지통에 버렸다.
7. 빈속에 술은 좋지 않아서 마시는 것을 단념했다.
8. 며칠 동안이나 아무것도 먹지 못한 사람이 옆에 있어서 음식을 주었다.
9. 옆의 어린아이가 먹고 싶은 눈치를 보여서 그 아이에게 주었다.
10. 지불할 돈도 없고, 남에게 신세도 지고 싶지 않아서 먹는것을 단념했다.

 이밖에도 얼마든지 많은 이유가 있을 것이다. 다시말해 공복이라고 해서 반드시 먹는 동작이 따라오는 것은 아니라는 것이다.
 '만족감' 이란 자율 신경에서 생겨나는 요구가 다른 여러가지 신경이나 감각에 방해를 주는 일 없이 충족 되었을때 비로소 가능한 것이다.
 '걱정으로 음식이 목에 넘어가지 않았다.' 라거나, 또는 '너무도 바쁜 일 때문에 점심을 먹는 것조차 잊고 있었다.' 고 하는 현상은 얼마든지 가능한 것이다. 다시말해 만족감이란 그때 그때의 자신의 정황에 따라 변하는 것이다. 1일, 1주일, 1개월, 1년, 또는 평생을 거쳐 늘 똑같을 수는 없는 것이다.
 동일한 인물 일지라도 경우에 따라서는 이 만족감이 상이한데 하물며 타인과의 경우 만족감에 차이가 나는 것은 어쩔수 없는 일이다. 앞에서 서술한 '먹는다' 는 동작에 따르는 거절현상(拒絶現象)은 제외 하고라도 같은 음식을 동일한 양으로 먹었을 경우의 만족도도 사람에 따라 각기 다르며, 개개인의 만족도도 그때 그때의 정황에 따라 늘 변한다고 할수 있다. 그 구체적인 예를 몇가지 들어 보기로 하자.
 (A) 외양이 별로여서 맛있다는 생각이 들지 않았다. 또 단맛도 떨어지고 역시 제과점의 것이 좋다. (-항상 어머니께서 만들어 주시던 것과 모양이나 맛이 조금도 다르지 않았다. 맛이 정말 꿀맛이었다. 이런 대접을 받다니 정말 감사한 마음이 들었다.)
 (B) 너무 고요해서 어쩐지 씹는 소리만 들리는것 같아 맛을 음미할 마음이 생기지 않았다. (-고요해서 실제로 씹어 먹는다는 것이 대단한 만족을 주었다. 여지껏 이렇듯 맛있다는 생각은 그리 흔치 않았다.)
 (C) 역겨운 냄새 때문에 먹어 치우는 것이 고역 이었다. (-전부터 말로만 들어오던 것이어서 즐거운 나머지 냄새는 안중에도 없었다. 처음 먹어보는 것인데 훌륭한 맛이었다.)
 (D) 굉장히 좋아하지만 3일을 계속 먹어온 터라, 통 어떤 맛인지 몰랐다. (-좋아하는 것은 역시 늘 먹어도 싫증나지 않는다. 맛이 괜찮았다.)
 (E) 설사병 중인 탓인지 차가운 것을 먹으려 하자 겁이 났다. 하지만 남에게 실례가 되는것 같아서 억지로 먹어 치웠다. (-축구경기로 땀을 흠뻑 흘리고 난 뒤여서 그런지 차가운 것이 더없이 맛있었다.)
 (F) 발암성 착색제(發癌性 着色劑)를 쓰고 있는 듯해 보였다. 도저히 먹을 생각이 없었지만 소외 당하면 어떻하나 싶어서……. (-그 안에는 한약제로 사용되는 성분이 포함되어 있어서 보신을 한다는 생각으로 먹었다. 그리 맛있다는 생각은 들지 않았다.)
 (G) 굉장히 좋아하는 음식이었고 맛도 괜찮았는데 너무 양이 적어서 먹어도 먹은 것 같지가 않았다. (-역시 요리는 소량 다품〈少量多品〉이 제일이야. 양이 조금밖에 안된다는 점이 맛을 한층 더해 주거든.)
 (H) 이게 뭐야. 사람을 업신 여기다니 나는 사장이야. (-나는 채식으로

최소로 필요한 양의 식사법을 받아 들이고 있다. 편식하지 않고 뭐든지 먹지만 소량이면 된다.)
이외에도 얼마든지 예를 들 수 있겠지만 이 정도로 해두자.

약을 복용하는 것은 오히려 수면의 충족감을 저해할 수 있다.

본래의 수면 이야기로 돌아가기에 앞서, 서로 연관이 있는 것들이므로 지금까지 든 예들을 분석해 보기로 하자.
1. 시각으로 인한 혐오감
2. 청각에 의한 불안감
3. 후각에서 느끼는 불쾌감
4. 미각으로 인한 자기 방어 작용
5. 촉각에서 느끼는 불안감
6. 환경을 보는 논리적 판단
7. 경험으로 인한 자기규제
8. 연민의 정으로 인한 자기규제
9. 윤리 규범을 보는 자기 순응성
10. 사회 윤리를 바탕으로 이루어진 인격의 고립성
 (A) 생활형편에 대한 습관에서 나타나는 부정(시각) ↔ 생활형편에 대한 회상(回想)과 육친(肉親)에 대한 정(시각).
 (B) 청각으로 깨닫게 되는 환경에의 위화감 ↔ 청각에 의해 비로소 깨닫는 환경에의 동화(同化).
 (C) 후각으로 인한 혐오감 ↔ 후각에 의한 의식에서 미리 건 기대에 대한 만족감쪽이 승리한 예.
 (D) 반복에 의한 피로감(미각) ↔ 습관으로 인한 만족감(미각).

(E) 건강상태로 인한 거절(촉각) ↔ 체조(體調)와 촉각의 조화.
(F) 지식으로 인한 자기 방어 작용 ↔ 지식으로 인한 자기 규제.
(G) 양(量)에 대한 기대가 벗어나는 것 ↔ 양(量)에 대한 충족감.
(H) 자신의 현시욕(現示欲)으로 인한 거부 ↔ 윤리관(倫理觀) 속에 있어서의 충족감.

 나는 의사나 심리학자가 아니기 때문에 혹시 용어에 잘못이 있을지도 모르니 양해해 주기 바란다. (오감〈五感〉을 괄호안으로 묶은 것은 다른 감각의 예를 들 수도 있다는 것을 뜻함)

 무엇을 먹는다는 것은 생명을 유지하려는 지극히 능동적인 행위이다. 그런데도 이 행위가 규제 받고 있는데, 하물며 가장 수동적인 성질을 갖고 있는 수면의 경우엔 오죽하겠는가 ? 때문에 여러가지의 규제를 능수능란하게 처리해 주지 않으면 만족감을 충족시키는 수면은 기대하기 어렵다.

 어머니 품에 안겨 잠들던 어릴적 시절엔 누구나 따듯한 어머니 품을 생각하는 것만으로도 충분한 만족도를 얻을 수 있다. 아이가 자라서 어머니 곁을 떠나더라도 원만한 가정에서 자란 어린이라면, 어머니가 옆에 있어 주는 것만으로도 늘 충분한 만족감으로 잠을 즐길 수 있다.

 하지만 어쩌다 어머니가 입원하는 경우가 생겨 집에 있어주지 않으면 아버지가 함께 있더라도 충족한 잠을 청할 수 없다. 어머니를 잃을지도 모른다는 불안감으로 아이의 수면의 만족도는 거의 제로 상태에 근접할 정도이다. 더구나 양친의 사이가 서로 원만치 않아 말다툼이나 언쟁이 쉴 새가 없을 정도라면 어떻게 되겠는가 ? 친척끼리의 티격 태격도 마찬가지이다. 즉, 시기에서 부터 사람마다 이미 개인차가 이루어 지는 것이다.

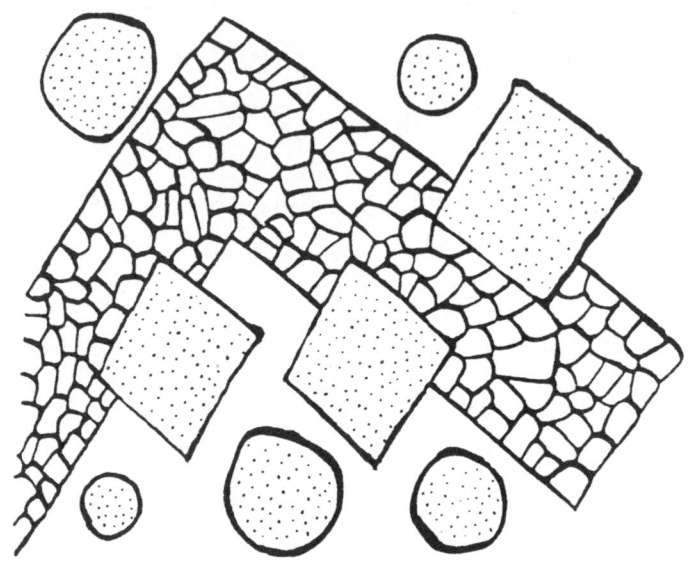

아무리 평등을 주장해도 개인은 결국 개인 이상이나 이하가 될 수 없다. 부모 사이의 원만함이나 친척간의 유대감은 말할것도 없거니와 지진, 천둥, 화재, 가뭄, 등에 의한 경험의 상이함, 전근에 의한 이사와 전학, 학교에서의 여러 사건에 대한 견해의 차이, 부모의 일상 습관과 사고 방식등 여러가지 요인이 아이의 성장 과정에 영향을 끼쳐 각기 개성이 다른 어른으로 커나가는 것이므로, 20세 전후가 되면 벌써 여러 유형의 인간이 되어 있는 것이다.

요컨대, 이런 과정에서 습관, 동화(同化), 관습성이라는 것이 자리잡기 때문에 그런 기본 요인들을 적절하게 조절해 주지 않으면 수면의 만족도를 높이기는 여간 힘든 것이 아니다.

한 예로 농촌 출신 청년의 경우에는, 도시에서 다시 시골로 돌아가면 수면의 충분한 만족도를 되찾을 수 있다. 그곳에는 자기가 어릴 때부터 성장해온 산이나 강이 그대로 있기 때문이다.

어느 시기까지는 물론 순응성이 제때에 작용해서 아무런 탈이 없을지 모르지만 그것은 점차로 자의식(自意識) 속에 생활 기준을 잃어버리는 꼴이 된다. 즉, 어떤 곳에서도 생활할 수는 있지만, 가슴속에 안주(安住)하는 곳을 갖기는 어려운 것이다.

즉, 도시에서 성장한 청년들은 거의 환경의 변화에서 오는 수면 불만 중에 시달리고 있다고 해도 과언이 아니다.

때문에 이상에서 서술한 각자의 환경적인 불안요소들을 스스로 극복해 나가야만이 흡족한 수면을 취할 수가 있다. 이를 위해서는 역시 이 책에서 논의 되고 있는 4시간 수면법의 실천 이상의 것은 없다고 확신한다.

수면부족을 제거하는 수면법

나는 주위에서 '수면부족'이라는 말을 중학교 때부터 들어왔다. 그러나 유감스럽게도 나로서는 한 번도 수면부족이었다고 느껴본 적이 없었기 때문에 그것이 어떤 것인지 알 수 없다. 40여년을 나폴레옹 수면법으로 살아오고 있는 나에겐 '수면부족'이라고 강조하는 것이 어색하게만 여겨진다.

오히려 나는, "당신은 수면 부족이 아니라 타면(惰眠) 부족이라고 생각지 않습니까?"라고 되묻고 싶은 심정이다. 아무튼 내가 이렇게 말해 보았자 쓸데없는 일이니, 지금부터는 차근 차근 여러가지 측면에서 생각해 보기로 하자.

앞에서도 서술한 것이지만, '가장 적절한 값'에 잠들지 않으면 실제로 수면 부족의 현상을 초래할 수도 있다. 하지만 그 적절한 값이란 과연 어떻게 정해져 있는 것이며, 그것은 객관적으로 알아낼 수 있는 것일까?

앞서 예로 든 도표를 다시 한 번 주시해 주기 바란다.

(A)형의 경우라 해도 3시간 이하로 잠을 잔다면 논리적으로 생각해서 분명히 '수면부족'이 된다.

그러나 이러한 단시간 수면이 반복되면 신체 속의 자율신경은 상호 도와갈 수 있도록 작용하기 때문에 우리가 2~3일 정도 밤을 새웠다고 해서 특별히 '수면부족'의 현상은 나타나지 않는다. 이것은 나 자신이 직접 체험해 온 것이니 믿어도 괜찮다.

대다수 보통 사람들의 수면을 나타내는 예로서 도표의 (C)형을 들었는데, 이 경우에도 무슨일로 5시간쯤 잤다고 해서 그렇게 수면부족이라고 할 수 있는 것은 못된다. 물론 양으로 따지자면 수면의 약 72퍼센트 밖에 되지 않지만, 이런 경우를 가르켜 '수면부족'을 내세운다면 오히려 그것은 '신경과민'이라는 말을 들을 소지가 충분하다는 것이다.

인간의 신체라는 것은 본디 늘 자율신경이 작용해서 환경에 맞추어 나가도록 되어 있다.

그러므로 다음 날에는 벌써 5시간 수면에 적응할 수 있도록 작용한다고 생각하는 것이 낫다. 즉, 도표에서의 세 종류의 휴식이 제각기의 시간대를 조금이라도 맞추어 나가려는 것은, 물론 각자의 깊이를 더욱 깊게 하려는 이면작전(二面作戰)을 일으키게 된다는 것이다.

이렇게 생각해 볼 때 '수면부족'이라는 말은 전혀 논리적으로 있을 수 없는 것이다. 현실적으로는 물론 다소 머리가 띵하거나 신체가 뻑적지근하다는 현상은 느껴질 수도 있다.
 하지만 한창 일이 바쁠때 그런 여유로운 말을 할 새가 있겠는가? 일을 해야 먹을 수 있는 사람들이 그런 말을 하며 쉴 수 있겠는가? 이렇게 보면 '수면부족' 이라는 것은 일종의 사치병에 다름이 아니며, 수면이라는 것은 마음먹기에 따라 정해지는 것이 아니겠는가?
 전쟁중 일본의 어떤 곳에서는 새벽에 함재기(艦載機)의 기총소사를 받았다. 때문에 잠자리에서 제대로 잠을 청할 수 있는 것은 겨우 하루에 2~3시간 정도였다. 이러한 상태는 거의 날마다 되풀이 되었으며, 2~3시간 잘 수 있는 것도 집이 온전히 남아있는 경우였다. 그래도 이때는 어느 한 사람 '수면부족' 을 외치는 사람은 없었다. 오직 산다는 것에 신경을 집중 시켰기 때문에 환경에의 순응이 제대로 이루어진 것이다.
 이런 예에서 보았듯이 '수면부족' 이라는 것은 각자의 자의식에 의해 나타나는 것일 뿐이다. 결국 수면부족이란,
 1) 수면은 시간에 의해서만 정해진다고 생각하며, 그 시간 이하로는 안된다고 신뢰하는 사람
 2) 사회 생활에서 진지한 태도를 보이지 않는 사람
 3) 나만 고생할 이유는 없다. '주위 사람들의 경우를 보아가며 하면 된다.' 는 식의 생각을 하는 사람 등에게만 해당되는 것이다.
 모름지기 이 책을 통하여 하루 4시간 수면의 생활을 희망하는 독자들은 수면부족이란 결코 있을 수 없다는 사실을 알 수 있기를 바랄 뿐이다.

4. 잘못된 관념은 빨리 버릴 수록 좋다.

대다수 보통 사람들의 수면에서 벗어나라

앞에서도 서술한 바대로 대다수의 보통 사람들은 매스컴이 내뱉고 있는 수면 상식을 조건없이 진리라고 받아 들이고 있는 듯하다. 그리고 그렇게 주장하고 있는 전문가들도 적지않다. 하지만 내가 볼 때 그것은 결코 진리는 못된다. 매스컴도 오류된 진리를 강요하는 경우가 가끔 있는 것이다.

그런 잘못된 진리를 절대적인 것처럼 신뢰하고 있는 사람들 가운데에는 특히 젊은 층이 많은데, 젊은이들은 무슨 일이건 단번에 믿어버리는 경향이 있다. 그것도 특히 자신에게 편리한 길을 무리없이 잘 따르는 것이다. 자기 연마를 하는 것은 역시 그만큼의 고통을 수반하는 때문이리라. 그러나 그런 생활을 계속 유지 하다가는 한평생 아무일도 마무리 짓지 못하는 낙오자가 되기 쉽다.

최소한 이 책을 읽고 하루 4시간 수면을 실현하려고 마음 먹는다면, 그리하여 뭔가 이루어놓는 인간이 되기 위해서는 최소한 이런 보통인의 수준에서 벗어나 끊임없는 자기 연마를 부탁하는 바이다.

물론 하루 4시간 수면에 우리 몸이 완전히 익숙해 질려면 평균적으로 3년은 필요하며, 어느정도의 괴로움도 감수해야 할 것이다.

하지만 대다수의 보통 사람들이 상식밖이라고 믿고 있는 것에 과감히 도전해서 3년 동안 자신의 신체 전체를 바꾸어 가는것이므로 그 정도의 고통은 당연한 것인데, 보통의 생각으로는 해내지 못한다. 상당한 각오를 요하는 일이다.

그러면 수면과 관련있는 몇몇의 '잘못된 상식'을 열거해 보겠다.

1. 〈하루 8시간 수면을 취하지 않으면 건강에 해롭다.〉는 것은 거짓말

이것은 분명한 거짓말이다. 이미 앞에서 서술했으므로 여기서 반복해서 설명하는 것은 그만 두기로 한다.

다만 한가지 중요한 것은 '나는 수면부족이다' 라고 하는 자기 암시에 걸리는 것을 조심하라는 것이다.

2. 〈배가 부르면 잠이 잘온다.〉는 거짓말

이것은 좀 어려운 내용을 가지고 있는데 알기 쉽게 이야기해 보기로 한다.

사람을 포함한 모든 동물은 늘 산다는 것 즉, 먹을 것을 찾는다는 것에 신경과 근육은 긴장 상태에 놓여있다. 그러므로 배부르다고 느낀 순간, 신경이나 근육은 긴장감에서 해방되어 이완된다.

이때는 즉, 휴식의 상태가 되어 버린다. 그러므로 졸음이 오는 것이다. 하지만 배부른 상태가 되면 소화기 계통은 모두 활발히 움직이지 않으면 안된다. 따라서 신체의 각 부위로 분산되고 있던 혈액은 필요

최소한까지 억제되고 나머지 혈액은 모조리 소화기로 모이게 된다.
 이렇게 하여 뇌와 근육이 이완된 결과, 일종의 졸음이 오게 되는 것이다. 얼핏보기에 배가 부르다는 것은 수면(휴식)이 잘 되게 해 주는듯 하지만 사실은 소화기계를 포함한 자율신경계는 활발한 활동중이며, 휴식을 취할 여유가 없다. 즉, 충분한 수면은 가능하지 않다는 것이다.
 나는 나폴레옹 수면을 마음먹은 이후로 잠들 쯤에는 반드시 공복 상태를 유지해 오고 있다. 지금도 밤 9시가 지나면 딱딱한 음식은 전혀 입에 대지 않는다. 설사 아침부터 아무것도 먹고 있지 않은 상태라도 소화 흡수가 빠른 맥주나 보리차 같은것(커피나 우유는 포함되지 않는다) 정도를 마신다.
 여기서 오해를 막기 위해서 한마디 덧붙이고자 한다. 내가 수면이라고 칭하는 것은 '깊은 잠'을 뜻하는 것이지, 얕은 잠이나 또는 가수면(假睡眠)은 해당되지 않는다.
 대체적으로 잠자리에 누워 눈을 감고 자면 수면으로 취급해 버리는 모양이지만 그것은 옳지 않다. 비록 누워있어도 신경이 긴장되어 있거나 자율신경의 움직임이 활발한 경우엔 깨어 있는 것과 마찬가지이기 때문이다. 또한 배가 부른 경우에 잠이 잘오는 것은, 혈액의 분포가 크게 변화되어 졸음을 유도하는 이유이다. 그러므로 수면이나 일을 정상으로 계속 유지시키기 위해서는 혈액의 분포를 많이 변화시키지 않는 방법을 강구해야만 한다. 즉 식사는 최대한으로 억제해야 된다는 것이다. 그러므로 필요 최소한 양의 식사는 일이나 '깊은잠'과 큰 관련을 맺고 있으며, 하루 4시간 수면을 실천하는데 있어서 가장 중요하다는 것을 다시한번 상기해 두고자 한다.
 3. 〈숙면(熟眠)은 폭신한 침구에서 비롯된다〉라는 것은 거짓말

잘못 알고있는 수면지식/ 37

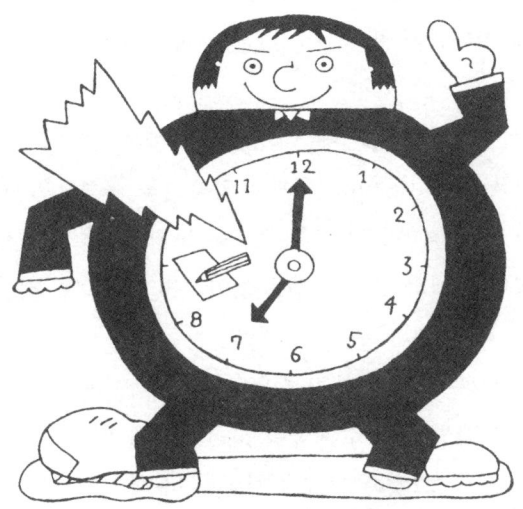

 최근에 와서 곧잘 쓰이고 있는 말이다. 하지만 나의 체험을 돌이켜보면 이 말은 어쩐지 숙면과는 거리가 멀다는 생각이 든다.
 나는 몇 번이나 외국 여행을 할 기회가 있었는데 그때마다 호텔에서 괴로움을 겪어야 했다. 호텔엔 폭신하고 호화스러운 매트와 깨끗한 베개가 준비돼 있어 마치 내가 큰 부자나 된것 같은 기분에 들뜨기는 했지만 아무래도 '깊은 잠'을 청할 수가 없었던 것이다.
 때문에 여러가지로 궁리해 본 결과 다음과 같은 결론을 낼수 있었다.
 옛부터 전해오는 말에 잠자리가 바뀌면 잠들기가 어렵다고 했는데 여기서 말하고자 하는것은 그와는 별개의 것이다. 나는 오히려 여행중에 값싼 여관에 묶으면 잠이 잘 오기 때문이다.
 학생들과 여행을 하면 나는 눕자마자 코를 골며 골아떨어지는 것이 보통이다. 그 때문에 다음날 일찍 학생들을 깨워 이구동성으로 불평을 듣곤 하지만 말이다. 즉, 학생들과 같이 묶을 수 있을 만큼의 보통 여관이면 아무리 잠자리가 변했어도 나는 전혀 아무렇지도 않고 잠잘 수 있게 된다.

이야기의 서두로 되돌아가자. 가령 마룻방에서 잤다고 하자. 판자와 접하는 몸의 부분은 체중이 얹히므로 압박감을 받는것은 사실이다. 그러나 조금만 자세를 바꾸면 그 부분은 이동된다. 즉, 자면서 이리저리 몸을 뒤척이면 신체의 모든 부분은 돌아가며 자유스런 시간을 맛보게 되는 것이다.

또 폭신한 이부자리에 누웠을 경우도 생각해 보자. 폭신하다는 것은 신체의 면적을 감싸 안아서 체중이 얹히는 것을 여기저기로 분산시키는 효과를 갖는다. 그것은 자세를 아무리 바꾸어도 신체의 부위가 압박으로부터 모두 자유로운 상태가 되지 않는다는 것을 뜻하게 된다.

가장 큰 문제는 폭신한 베개이다. 자세를 아무리 바꾸어도 경동맥(頸動脈)의 압박으로 뇌가 쉬지 못한다. 어떤 사람들은 종종 두꺼운 책을 베개 삼아 가수면을 한다는데, 이것은 과연 머리를 쉬게 한다는 점에서 더없이 적절하다고 할 수 있는 것이다.

참고로 내 베개는 겨울철엔 보통의 메밀 껍질로 된 베개이지만 여름철에는 등나무로 엮은 것을 쓰고 있다. 그것은 단단한 데다 머리의 냉각 효과도 뛰어나 실로 기분좋게 숙면할 수가 있다.

이상의 세가지 예에서 알 수 있듯이 이른바 상식 이라는 것은 반드시 진실과 연결되어 있지는 않다. 또한 그런 잘못된 상식에 끌려다니는한 하루 4시간 수면은 불가능하다. 그러므로 하루 4시간 수면을 위해서는 잘못된 수면 상식은 버리라고 말할 수 있다.

제 2 장

누구나 실현 가능한 4시간 수면비법

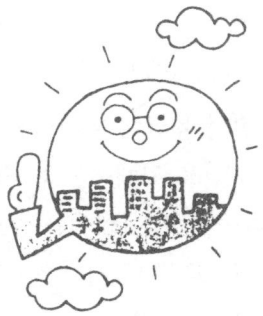

1. 짧게 자고 깊게 자는 수면비법

뇌의 피로가 졸음을 유발한다.

 4시간 수면을 취하면 대다수의 보통 사람들에 비하여 깨어있는 시간이 4시간 더 많아진다. 하지만 이것은 단지 시간의 늘어난 양만을 뜻하지는 않는다. 대다수의 보통 사람들이 휴식을 취하고 있는 시간 속에 끼어들어 4시간의 활동을 하고 있다는 의미이다.
 다시 말하면 보통 사람들이 8시간 자고 16시간을 깨어 있다는 것은, 1시간 동안의 잠으로 2시간 활동할 수 있도록 회복시키는 것에 다름이 아니지만 4시간 수면에서는 1시간 수면에 의해 5시간 활동할 수 있도록, 또 3시간 수면에서는 1시간 수면에 의해 7시간을 활동할 수 있도록 회복 시켜야만 한다. 그러므로 깨어 있는 시간을 늘리려면 그만큼 수면의 효과도 높여야 하는 것이다.
 수면의 유형에 대해서는 이미 도표로 설명한 대로이다. 또한 4시간 수면을 위해서는 (C)형에서 (A)형으로의 전환이 필연적인 것이라는 점도 이해했을 줄로 믿는다.
 그러므로 수면 시간을 단축하기 위해서는 다음의 두 가지 면에서의 검토가 필요하다.

첫째는 깊은 수면을 취하는 것이며, 둘째는 두뇌, 육체, 자율신경의 휴식 시간대의 차이를 제거해가는 일이다.

운동으로 근육을 움직이건 공부를 해서 머리를 사용하건 그 형태는 다르지만 에너지가 소비 된다는 것은 명확한 사실이다.

또한 자율신경은 에너지의 소비에 대응하는 보급을 위해서 필사적인 활동을 계속하게 된다. 그런데 여기서 재미있는 한가지 현상이 나타나는 것을 주목할 필요가 있다.

가령 럭비같은 격렬한 운동을 했다고 하자. 체내의 산소 보급 충족을 위해 숨이 가빠지게 되고, 드디어 게임이 끝날 쯤에는 서있을 수조차 없을 정도로 기진맥진하게 된다. 일단 게임을 마치면 한숨을 돌리기는 하지만, 갈증이 나고 뭐든지 먹고 싶어진다. 하지만 이때 졸음을 느끼는 사람은 거의 없다.

반면에 거꾸로 밤을 새워 놀음을 했을 경우를 생각해 보자. 근육은 크게 놀리지 않았는데도 엄청난 피로를 느끼며 이때는 잠시 눕기만 해도 곧 골아 떨어져 버린다. 우리는 이처럼 럭비를 한 경우와 밤새워 놀음을 한 경우에는 상당한 차이점이 있음을 발견할 수 있다.

격렬한 운동을 하면 그만큼 에너지가 소비된다. 그러므로 그에 상당하는 양만큼의 영양을 필요로 하게 되는 것이다.

자율신경은 당연히 소비에너지에 대한 보충은 물론 전반적인 신체의 고른 균형을 생각하여 활동하지 않을 수 없게 된다.

즉, 운동경기가 끝나면 갈증과 공복을 느끼게 되는데, 그것이 흡족하고 안정된 상태로 진정되기 까지는 졸음을 가져오게 할 여유가 없는 것이다.

그럼 놀음의 경우는 어떠한가? 놀음을 할 때면 몸은 앉은 채이다. 패를 나누고 거두어들이는 것도 과히 심한 동작이 아니다.

그것은 단순한 반복 활동에 불과하다. 즉, 생각외로 근육에너지의 소비가 적다는 것이다. 그러므로 이 때는 자율신경도 절반은 졸고 있어도 된다. 움직임도 별다른 것이 아니고 똑같은 행위의 반복이므로 마찬가지로 근육도 반사적으로 움직이는 것이면 충분하다.

이렇게 되면 뇌의 피로가 최우선이 된다. 어떠한 일을 마쳤을때 신체에 피로를 느끼는 것은 뇌에서 휴식을 요구받는 것으로 인한 자율신경의 작용이지 결코 근육의 피로로 인한 휴식의 요구가 아니다. 그 이유는 근육 자체는 심한 활동을 하고 있지 않았기 때문이다.

오른쪽뇌와 왼쪽뇌를 번갈아 쉬게 하라

앞서 서술한 바대로 수면이란 휴식으로 다음날의 활동에 대비한 태세의 재정비를 뜻한다.

또한 두뇌, 육체, 자율신경의 세가지가 각자의 입장으로 정도에 따라 요구하는 것이므로 실제로는 그 각각에 따라 검토되지 않으면 안된다. 대체적으로 샐러리맨이나 수험생들은 가벼운 운동은 몰라도 심한 운동은 삼가한다. 때문에 이들은 밤새워 놀음을 하는 유형의 에너지 소비 패턴이다.

폭음포식을 삼가하면 자율신경이 분담하는 작업량도 따라서 적어지게 된다. 더구나 검소하고 최소한으로 필요한 양의 식사를 하게 되면 더욱 편해진다. 휴식을 필요로 하는 것은 실제로 두뇌 뿐이라고 해도 틀린 말이 아니다.

 여기에서 두뇌라는 말에 대해 한 번 생각해 보도록 하자.

 최근 갑자기 여기저기서 좌뇌인간이니 우뇌 판단이니 하는 말이 논의되고 있다. 즉, 이말은 인간의 뇌는 오른쪽과 왼쪽이 분담하는 작업의 내용이 서로 상이하다는 것이다.

 좌뇌는 논리성을, 우뇌는 정서성과 종합성을 주관한다고 한다.

 간단히 말해 같은 두뇌 활동 일지라도 일의 내용에 따라 피로해지는 부분이 다르다는 것이다. 이것은 매우 중대한 의미를 지니고 있는데, 그것은 좌.우의 두뇌를 평등하게 사용하여 그것들이 서로 피로가 같아지게 되도록 해야만 된다는 것이다.

 가령 수학공부로 왼쪽 뇌를 혹사 했다고 하자. 좌뇌는 온전히 움직이고 있는 것이지만 오른쪽뇌는 그사이 휴식을 취하고 있는 것이다.

 어느 정도 시간이 지나서 좌뇌가 피로해지면 이번에는 어학, 음악 등 우뇌를 활동 시키는 것으로 바꾸어 좌뇌를 자유롭게 한다.

 이렇게 하면 겉으로 보기에는 쉴새 없이 두뇌를 계속 활동시키는 좌뇌와 우뇌를 번갈아가며 적당히 사용하면 매우 적은 시간으로도 만족한 휴식을 취할 수 있는 것이다.

 나는 1947년에서부터 1952년까지 학위논문으로 숱한 고생을 겪었다. 물론 나폴레옹 수면의 나날이었지만, 나는 그래도 날마다 바이올린을 연주했다. 1951년 1월부터는 어느 교향 악단의 구성원이 되어 연습을 거의 매일 했다. 지금 생각해 보니 그것은 좌뇌와 우뇌의 적당한 사용으로 인한 것이었다.

자신의 신체에 적당한 시간표를 만들어라

 어느 한 사람을 관찰할 때 보면 흡사 슈퍼맨같아 보일 수도 있다. 기술사(奇術師)가 그 좋은 예일 것이다.

 하지만 그들은 필연성을 요령있게 이용하고 있는것 외에 아무것도 아니다. 4시간 수면이나 나폴레옹 수면도 이와 마찬가지이다. 혹 합리적이 아니라면 얼마 지나지 않아 그것은 무너지고 말것이다. 그러므로 우리는 자신의 신체와 생활을 그러한 합리성 위에 스스로 조립해야 한다. 그것이 바로 여기에서 말하는 유형의 고정화(固定化)라는 것이다.

 오른쪽뇌가 무엇을 관장하고, 왼쪽뇌가 무엇을 하느냐 하는 것은 요즘 여러 종류의 책이 나와 있으니 상세한 것은 그러한 책들을 참조해 주기 바란다. 요컨대 잠자지 않고 깨어 있는 20시간 중에 우뇌를 사용하는 시간대, 좌뇌를 사용하는 시간대, 그리고 근육을 사용하는 시간대를 어떻게 배열할 것인가를 연구하여 신체의 각 부분이 동일한 조건의 피로를 느끼게 하도록 시간표를 작성하는 것이 우선 문제이다.

 사람의 신체는 환경조건에 어느 정도의 적응력을 갖고 있지만 변화의 방식이 너무 빠르고 무리한 내용이면 어쩔수 없이 감당해 내지 못하게 된다. 대개는 건강을 해치거나 작심 3일로 끝나게 된다. 이 점을 잘 유념해 두지 않으면 4시간 수면은 시작선서부터 꺽이게 된다.

 시간표를 만든다는 것은 이러한 부담을 줄이고, 4시간 수면을 실천하는데 있어서의 저항을 없애주기 위한 것이므로 시간표대로의 실천을 두려워 한다면 말도 되지 않는다.

바로 여기에 보다 짧고 깊은 수면으로 도달하는 비결이 숨겨져 있다.

시간에 의한 수면법

요즘의 젊은 사람들로서는 감히 상상도 못할 일이지만 앞서 서술한 대로 전쟁중의 수면은 실로 놀라운 것이었다. 언제 적의 공습이 가해질지도 모르고, 더구나 이부자리를 펴고 잘 수 있는 것은 집을 날려버리지 않고 있을 동안 뿐이었다.

나폴레옹은 말잔등에서도 수면을 취했다고 한다. 인간은 극도의 긴박상태가 되면 이처럼 때와 장소에 구애받지 않고 깊이 잠들 수 있는 것이다. 그렇지 못한다면 차라리 죽어 버리거나 미쳐 버릴 수밖에 다른 도리가 없다.

유명인사들 중에는 회의 석상에서의 시간에 수면을 취하는 사람이 꽤 있다. 3~5분 정도에 불과하지만 남의 설명이나 경과보고때 꾸벅 꾸벅 졸고 있다. 그리고 그것이 끝날때 쯤이면 번쩍 깬다. 더구나 이런 와중에서도 제법 이야기의 내용을 알아 듣고 있는 것이니 실로 놀라운 일이다.

이렇게 졸고 있는 것은 머리를 쉴새없이 돌리고 있는 것으로 피로에 대한 휴식의 다름 아니다. 유명인사들이란 본래 그런 사람인 것이다.

반대로 늘 메모를 하는 사람 중에 유명인사가 된 사람은 없다고 해도 과언이 아니다.

이야기를 처음으로 다시 돌려 보자. 4시간 동안 잠자는 것을 실천한다는 것은 잠자리 속에서 세상 모르게 잠드는 시간을 말하는

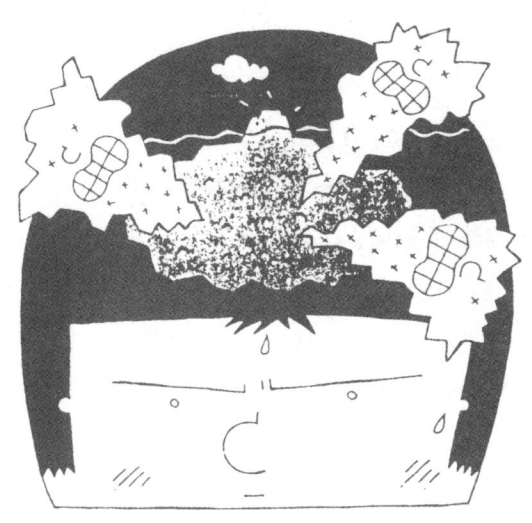

것이다. 그러므로 3분이나 5분의 짧은 시간동안 적당히 존다고 해서 해가 될것은 없으며, 이런 짧은 시간의 효과로 머리가 상쾌해 진다면 그 이상 좋은 일은 없다.

 한창 나이에 직장의 근무시간때 코를 고는 것은 물론 생각해 볼 만한 문제다.

 아무튼 이러한 3분이나 5분 정도의 짧은 시간에 코를 골 수 있다면 굉장한 일이다. 다만 이 때는 적당한 시간에 곧 수면에서 깰 수 있어야 한다.

 그렇다면 3~5분 쯤 순간순간 짬을 내어 잘 수 있는 짧은 시간은 대체로 어떤 시간이 있을까? 그 예를 몇가지 적어보기로 한다.

 1) 전차를 기다리는 동안 역내의 의자에서

러시아워를 빼고는 전차의 운행 횟수가 뜸해진다. 그러므로 가끔은 5분이나 10분 정도 수면을 취할 수가 있을 것이다. 다만 주의할 것은 시간에 맞춰 곧 깨지 않으면 물건을 잃어 버리기 쉽다는 점이다.

2) 복잡한 전차 안에서 좌석에 앉았을때

전차가 매우 혼잡할 때는 책을 펴볼 수 조차 없는데, 이런때 3~5분 정도의 수면은 정말 상쾌한 일이다. 하지만 주위 사람들에게 해를 입히거나 물건을 잃어버리는 일이 없도록 주의해야 한다.

단, 통근차 안에서는 절대로 수면을 취해서는 안된다. 그것이 습관화되면 생활의 리듬 속에 파고들어 고정화되기 때문이다.

3) 4시간 수면에 뜻을 둔 사람이라면 최소한 다른이의 시간도 아껴줄 줄 아는 여유를 가져야 한다.

요즘에는 교통이 혼잡해져서 시간에 여유를 두고 출발하지 않으면 약속 시간보다 늦게 되어 남의 귀중한 시간을 낭비케 할 때가 있다. 또 어떤 경우에는 오히려 약속 시간보다 10분이나 더 먼저 도착하는 수도 있다. 이런 경우에는 10분 정도는 만족하게 수면을 취할 수가 있다.

4) 회사를 방문했을때 응접실에서

약속시간보다 일찍 도착할 경우에 응접실로 안내되면 여비서에게, "약속은 ○○시 ○○분 입니다. 시간에 조금 일찍 도착한 것은 내 사정이니 신경쓰지 마십시오."라고 말하고, 곧 잠들어 버리는 것이다. 무례하다고 하면 어쩔수 없는 일이지만 신경쓰지 않아도 되니 상대방은 오히려 기뻐하지 않을까.

5) 실험이나 작업을 시작하기 전

어떤 실험이나 작업이 있을 때는 타지역으로 출장나가는 일이 대부분이다. 하지만 모든 준비가 마련되고 전원이 다 모이려면 꽤 많은 시간이 소요된다. 만약 이때가 겨울철이면 곤란한 일이지만 따뜻한 날씨라면 어디서든지 수면을 취할 수가 있다. 이때는 3분이나 5분 뿐아니라 그 이상을 잠들 수도 있다. 그러므로 어쩔수 없을 때에는 미리 그것을 수면 시간에 포함시켜 두고 잠자리의 수면 시간을 줄일 수가 있다.

6) 자가용차로 안내를 받을 때

자가용차로 안내를 받을 때 기사에게 얘기를 시키는 것은 과히 좋지 못한 일이다. 때문에 나는 대개의 경우, 수면을 취한다.

이렇게 하면 기사도 차를 몰기가 편해지고, 또 잠을 방해하지 않으려고 느긋한 속도로 달려주기 때문에 교통사고의 염려도 없게 된다.

마음먹은 대로 잠에서 깰수 있다.

이러한 가수면은 역시 반복적인 훈련을 필요로 한다. 그저 졸음이 오니 자는 것이라면 제때에 잠에서 깨어날 수 없기 때문이다.

몇번이나 거듭 하는 말이지만, 수면을 취하는 것이므로 제때에 눈을 뜨지 못해 활동에 장애가 된다면 곤란하다. 제때에 잠을 깬다는 것은 어려운 일이기 때문에 3년간의 훈련이 필요하다는 것이다.

사람이란 대개 어떤 일을 여러번 반복하면 자연히 전혀 다른 종류의 의식이 만들어지기 마련이다. 때와 장소를 불문하고 3분이나 5분의 가수면을 할 수 있으려면 바로 이러한 다른 종류의 의식이 확립되어 있어야 가능한 것이다.
 이런 종류의 의식이 어떤 식으로 형성되고, 또 어떻게 작용하는 것인지는 정확히 알 수가 없다. 그러나 그런것이 존재한다는 것만은 명확하며, 또 그 명확성 이야말로 놀라울 정도이므로 나 자신도 놀라지 않을 수 없다. 역시 훈련의 결과인 것이다.
 참고로 실화(實話)를 하나 소개하기로 한다.
 어느 해의 여름방학때 나는 희망하는 학생들을 데리고 산속으로 수력 발전소 답사를 떠난 적이 있었다. 학생들은 이런 단체 여행이 즐거운지 마냥 좋아했다.
 첫날 저녁식사와 곁들어 술과 맥주가 나왔다. 각자 조금씩 돈을 낸 것으로 파티가 벌어진 것이다. 드디어 9시쯤 되니 그것도 끝이 나고 자유시간이 되었다. 학생들 거의가 놀음을 좋아했고 때문에 나에게도 제의가 들어왔다.
 "내일 아침 기상시간은 4시."라고 공포를 해 둔 후, 드디어 놀음이 시작 되었다 새벽 2시가 넘었는데도 학생들은 그치려고 하지 않았다. 나는 결국 2시 30분에야 손을 털고 화장실을 들러 방으로 돌아왔다. 한 학생이 나의 잠자리를 펴주고 있었는데, 나는 즉시 깊은 잠에 골아 떨어졌다.
 우연히 놀음에 불참했던 한 학생이 3시 40분 쯤에 화장실에 가려고 방을 나섰다.
 "아참!"
 이렇게 외치더니 그는 즉시 몸매무새를 고치고 나의 베갯머리에 앉았다. 그때가 3시 57분이었는데 나는 아직도 잠에 골아 떨어져 있었다. 잠시 뒤에 그는 카운트 다운을 시작했다.

"5,4,3,2,1,0."

 숫자를 다 센 순간 나는 벌떡 일어났다. 카운트 다운을 하던 그 학생은 멍청한 표정이었다.

 나에게는 이와 비슷한 경험이 꽤 많다. 하지만 어떻게 해서 그렇게 되었는지 나 자신도 잘 모른다. 단지 확신할 수 있는 것은 이렇게 정확히 잠을 깰수 있으니 때나 장소에 관계없이 깊이 잠들 수 있다는 것이다. 또한 이러한 가수면이 나의 나폴레옹 수면을 이끌고 간다고 할 수 있다.

 4시간 수면을 실천하려는 사람들도 역시 이런 가수면이 가능하지 않으면 4시간 수면이 몸에 밴 생활은 불가능하다.

 그렇게 되기 위해서는 말할 것도 없이 훈련이 필요하다. 4시간 수면의 생활은 그저 단순히 생각만으로 이루어지진 않는다. 어디까지나 '수행(修行)' 이라는 것을 명심해 주기 바란다.

2. 불필요한 타면(惰眠)은
한시바삐 없애 버려라

시간이 좀더 필요하다는 의식을 갖는게 중요하다

 옛부터 '타면을 탐한다'는 말이 전해져 오고 있다. 그러면 타면 (惰眠) 즉, '게으른 잠' 이란 대체 무엇인가 알아보자.
 간단히 말해 4시간 수면을 취하고 있는 사람의 편에서 생각해 보면 4시간 이상의 수면은 다 이 타면이다. 앞에서 그림의 도표로 설명한 것처럼 (C)형의 수면의 경우에는 8시간 이상의 수면이 타면이다.
 하지만 현실적으로 생각해 보면 (C)형이라도 자신이 어떤 연구나 끈질긴 노력을 하면 잠자는 시간을 8시간 이하로 줄일 수 있다. 때문에 타면은 현상에 푹 빠져 있거나 또는 잘못된 상식에 머물러 있는데서 만들어 지는 것이다.
 이렇게 보면 타면이란 단순한 말 같지만 그 내용을 파고 들면 그리 단순한 것은 아니라는 것을 알 수 있다. 잠을 깨면 도대체 무엇을 할 것인지 막연한 경우라면 구태여 황급히 일어날 필요는 없을 것이다. 막연히 공부를 해야겠다고 마음 먹었더라도 구체적이고 명확한 목표가 없으면 도저히 평범한 이들은 잠에서 깰 수가 없을 것이다.

 나의 경우는 시간이 부족해서 안타까왔고, 때문에 생각해 낸게 바로 나폴레옹 수면이었다.

 그런데 여기서는 4시간 수면을 실천하려 하고 있는 사람들을 대상으로 삼고 있는 것이므로 누구나 시간이 절실하게 느껴지는 상태에 있는 것으로 간주하고 설명을 하기로 한다.

 이렇게 보면 타면 자체가 좀더 확실해 진다. 이런 것을 전제로 하여 타면 일소법을 몇가지 들어보자.

1. 잠에서 깨면 곧바로 일어날 것

 예를 들어 화장실에 가려고 깨어났어도 마찬가지이다. 일어난 김에 세수까지 끝마치면 정신이 들게 된다.

 의사들에 따르면 새벽잠은 얕고 꿈꾸는게 많다고 하는데, 이 말은 다시 말해 잠자는 역할을 맡고 있지 않다고 생각해도 괜찮지 않을까.

 나는 저서인 「나폴레옹 수면」의 본문 중에서 3시간 정도 숙면을 하고 나면 정확히 잠을 깨게 된다는 말을 했는데, 여러 독자들로부터 이런 편지를 받았다.

 "그것은 사실입니다. 그러나 새벽녘에는 좀처럼 이부자리를 박차고 나오기가 힘들어서……"

 3시간 정도의 수면을 하고 나면 저절로 눈이 뜨인다는 것은 비단 나의 경우에만 가능한 것이 아니라, 대체로 여러 사람들에게도 마찬가지의 생리적인 현상이 아니겠는가.
 추운 겨울날에는 느즈막할 때까지 따뜻한 이불 속에서 달콤한 잠을 잔다는 것은 굉장히 기분 좋은 일이겠지만, 이것은 분명히 일종의 타면이다.
 그러므로 이런 타면을 떨쳐버리기 위해서는 과감히 이불 속에서 빠져나오는 용기가 필요하다. 스스로 이불을 박차고 나오는 방법 외에는 다른 것이 없다.
 여기서 한가지 주의 할 점이 있다. 만일 어느날 이불속에서 빠져나와 일찍 일어 났다고 하자. 여느 때보다 수면시간이 부족하기 때문에 그 부담은 하루의 어느 때인가 반드시 나타나게 된다. 그렇다고 해서 그 부담을 겪어 내지 못하면 곤란하게 된다. 인내하고 밀고 나가지 않으면 자율신경이 여기에 따라와 주지 않는다. 이러한 부담을 극복하지 못하면 결국 일찍 깨는 것은 단 하루로 끝나고 만다.
 그러므로 어느정도 시간을 요한다 하더라도 신체의 단련은 꼭 필요한 것이며, 만약 그렇지 않으면 타면을 극복할 수가 없다. 때문에 3년 정도의 노력을 요한다는 것이다.

 2. 수면을 취할때 외에는 절대로 자리에 눕지 말것
 이미 '숙면의 정도' 라는 것에 대해 앞에서도 서술한 바 있지만 수면에 있어서 가장 중요한 것은 어떤 식으로 잠이 드느냐는 것이다. 잠드는 방법이 나쁘면 숙면은 아예 엄두도 낼 수 없기 때문이다. 이불 속에서 늦게까지 몸을 이리저리 뒤척이고만 있고, 좀처럼 일어나지 않으면 그것은 곧 타면의 요인이 된다.

쉽게 잠드는 방법으로서 수면제나 최면술 등이 쓰이고 있는데 보통 널리 사용되고 있는 것이 술이다.

수면제, 최면술, 술 등은 모두 신경을 긴장해서 해방시키는 작용을 한다. 신경이 극도로 긴장된 상태에서는 쉽게 수면을 취할 수가 없기 때문이다. 긴장 상태에 놓여 있다는 것은 신체의 조직이 아직 잠속으로 들어갈 준비가 안돼 있다는 걸 말한다.

숙면을 위해서는 역시 신체의 조직이 수면을 취하기 용이한 상태가 되도록 해주지 않으면 안된다. 여기서 중요하게 나타나는 것이 평소의 생활이다. 평소의 생활은 거의가 습관이 되어 쉽게 몸에 배게 되는 것이므로 그러한 습관을 제대로 활용하고, 한걸음 더 나아가 나쁜 습관을 고쳐 나가는데 힘써야 한다.

인간은 잠잘 때는 대체로 몸을 옆으로 눕힌다. 말은 선채로 수면을 취한다고 하지만 사람들은 도저히 흉내 낼 수 없는 노릇이다. 어떻든 간에 사람은 누구나 잠잘때를 제외하고는 자리에 눕지 않는다고 하는 습관을 가질 필요가 있다.

흔히 방바닥에 배를 깔고 신문이나 TV를 보는 사람이 있는데, 이것은 매우 곤란한 습관이다.

이런 습관을 가지고 있으면서도 4시간 수면을 실천해 보려는 것은 그야말로 어리석기 짝이 없는 노릇이다. 틈만 있으면 눕게 되어 도무지 4시간 수면은 가능치 않게될 것이기 때문이다.

어떤이들은 머리맡에서 잠들기 전에 책을 읽는 것이 좋다고 하는데, 나는 반대이다. 그것은 필요 이상으로 시신경을 상하게 하기 때문에 바람직 하지 못하다.

시신경은 오감(五感) 중에서도 제일 민감하며 뇌에 대한 자극도

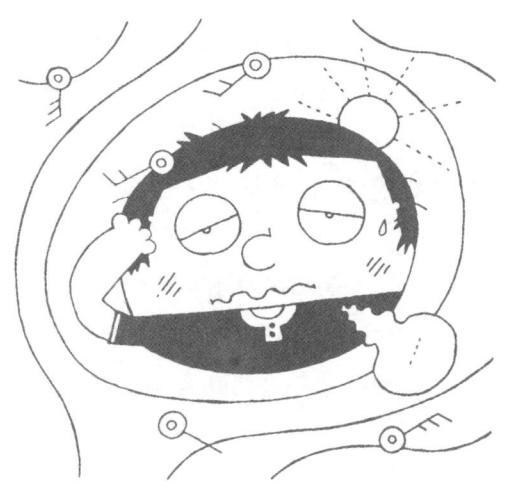

강하기 때문에 자칫 잘못하면 뇌가 받는 부담이 무척 크다. 때문에 불빛도 나쁜 상태에서 시신경을 혹사시키는 것은 피로를 늘릴 뿐이다. 잠자리에서 책을 읽는다는 것이 비록 잠드는 데는 좋다고 할지라도 나는 의문을 갖지 않을 수 없다.

 나는 눕기만 하면 골아 떨어지는 습관이 몸에 배어 있으므로 다른 짓은 일체 할 수도 없거니와 생각지도 않는다.

3. 공복상태로 수면을 취할 것

 공복상태에서는 잠을 잘 이루지 못한다는 이들이 있다. 그 반면에 배가 부를때 잠이 잘 온다는 사람도 있다.

 배부름과 졸음에 대해서는 앞서 서술했기 때문에 여기서는 공복과 졸음에 대해서 설명하기로 한다.

들짐승들은 공복일때는 죽기 살기로 먹이를 쫓고, 반대로 배가 부르면 누워서 잠을 즐긴다. 동물의 일종으로서의 인간을 생각한다면 역시 동물과 같다고 생각하는 것이 자연스러울지 모른다.

그러나 여기서는 4시간 수면의 실천을 전제로 하고 있기 때문에 인간은 별개로 해야 한다. 음식을 먹으면 위로 들어가고 위는 소화 활동을 한다.

그리고 이것은 장으로 이동되어져 흡수된다.

이 동안의 활동을 진행하고 적당한 상태로 움직이도록 조절하는 것은 자율신경이다. 때문에 근육이나 두뇌는 휴식을 취해도 자율신경은 그럴 수가 없는 것이다. 이에 관해서는 이미 앞에서 서술한 바도 있으니 이해 했을 줄로 믿는다.

4시간 수면은 두뇌활동, 육체활동, 자율신경의 활동 휴식을 동일시간대로 맞춰주지 않으면 도저히 실현되지 않는다. 이러한 점 때문에 바로 인간은 동물과는 별개로 생각하지 않으면 안된다는 것이다.

사람은 음식만 있다면 즉, 어느때나 먹을 수 있는 상태에 놓여 있기만 하다면 자연 먹는 것에 대한 불만이 사라진다. 그러므로 잠자리에서까지 구태여 음식을 위 속으로 보낼 필요는 없다.

나는 밤 9시 이후 부터는 일체 음식을 먹지 않는다. 그러므로 잠자리에 들 때는 늘 공복 상태이다. 그러면 누구보다도 틀림없고 빨리 수면을 취할 수 있는 것이다.

인간 생활은 무엇이든 습관성을 지니고 있다. 뱃 속이 비어 있을 때는 자지 못한다는 것은 일종의 자기 암시에서 오는 관념론이지 실제적인 체험으로 오는 것은 아니다. 잘못된 습관은 하루라도 빨리 고쳐나가는 것이 좋다.

4. 가끔은 알콜에 취하는 것도 방편이 된다.

 앞에서 조금의 술은 잠드는데 좋다고 했는데, 가끔은 술에 취하는 것도 한 방법이 된다. 특히 신경질적인 사람이나 과민한 사람은 어떤 흥분 상태가 오래 지속되어 아무래도 잠이 오지 않을 적이 적지 않다. 이런 경우에 권하고 싶은 것이 알콜이다.
 여기서 한가지 중요한 것은 술만을 마셔야지 안주나 다른 어떤 음식물을 함께 들어서는 안된다는 점이다. 술외에 다른 음식물을 섭취하면 자율신경을 혹사하게 되므로 숙면에는 아무런 도움이 되지 않는다.
 알콜 성분은 흡수가 매우 빠르다. 때문에 소화흡수에 그다지 시간이 걸리지 않는다. 즉, 알콜 성분은 자율신경에 주는 부담이 적다는 것이다.
 여기서 한가지 유의할 것은 안주없이 마시는 술이므로 도수가 높은 발효주(發酵酒)쪽을 마시는게 좋다는 점이다. 무턱대고 취하기만 하면 된다는 것은 찬성할 수 없다.
 일단 술에 취하면 근육도 두뇌도 해방된다. 알콜은 체내에서 연소(燃燒)하여 오줌으로 배설 되는데, 이 과정에서 반드시 필요한 것이 물이다. 술이 깰 때쯤 물맛이 좋은 것은 바로 이 이유이다.
 아무튼 술취해서 잠이 들면 갈증이나 소변으로 의외로 일찍 잠이 깬다. 중요한 것은 이때 곧 일어나야 된다는 것인데, 그렇지 않으면 잠을 계속 자게 된다. 그렇게 되며 결국 도로아미타불이 되고 만다.

사람들은 종종 숙취를 걱정한다. 하지만 음식물을 전혀 먹지 않으면 상황은 전적으로 바뀌게 된다. 이때도 마찬가지로 잠재하는 일종의 자기 암시와 습관성을 떨쳐버리지 않으면 안된다.

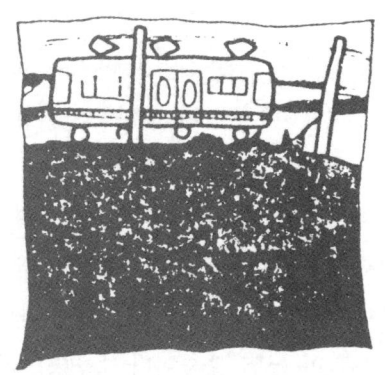

3. 불면증을 없애는 비결

불면증은 사치병이다

 '불면증' 이라는 말을 흔히 듣고 있는데 나로서는 그러한 경험이 전혀 없으므로 이해할 수가 없다. 그러므로, 불면증에 시달리고 있는 사람이 나의 이 말을 듣는다면 바보같은 소리라고 웃어 넘길지도 모른다. 하지만 불면증이라는 고달픈 현실을 뛰어넘고 싶으면 한 번 속는 셈 치고 내 말대로 시험해 보기 바란다.
 본론으로 들어가기 전에 우선 불면증 자체에 대해서 설명해 보기로 하자.

1. 신경의 흥분으로 인해 잠들 수 없는 형
 어떤 근심이 있어도 신경이 흥분되지만, 여행을 떠나는 전날 밤처럼 큰 기대가 닥쳐와도 마찬가지이다. 하지만 수동적인 때에는 기대하는 것이 없는 만큼 그 괴로움도 큰데, 괴로워해도 그것은 모두가 헛된일일 뿐이다.
 100원은 늘 100원이지 10만원이 되지 않는다. 10만원이 모자란다고 괴로와 하는 것은 아무 소용 없는 일이다. 100원을 10만원으로 늘리는 연구와 노력이 모자랐다는 것을 깨달아야만 한다. 마찬가지로 4시간 수면의 생활이란 평범한 사람으로서는 꽤 힘든 것은 물론이고, 보통 사람들에 비해 약 3배의 활동을 하고 있는 것이기 때문에 그만큼의 노력이 필요하다. 때문에 어떤 일이 실현되지 않았다는 것은, 자신의 노력이 모자랐던 것도 아니고, 단지 계산이 벗어난 것일 뿐이라 체념하기도 쉽고 체념하는데 구애받을 아무런 것도 없다. 노력을 쉬지 않고 하늘의 뜻에 따른다는 심정일 뿐이다.

 4시간 수면의 생활을 시작하면 방해물이 끊임없이 엄습해 온다. 때문에 한순간의 방심도 허락되지 않는다. 그러므로 쉴새없이 연구하고, 몸을 움직여야 한다. 머리속에서 주춤 거리거나 생각만으로 괴로와 할 새가 없다는 것이다.

 밤에 잠자리에 들 때도 완전히 지쳐서 이미 내일을 근심할만한 체력과 기력의 여유가 도무지 없다. 따라서, 4시간 수면을 실천하고 있는 사람들에게는 '불면증'과 같은 걱정은 절대로 일어나지 않는다고 생각해도 좋을 것이다.

 직선적으로 말하면 몸과 마음이 함께 피로하여 완전히 지칠만큼 열심인 생활을 보내지 않으므로 즉, 수면과잉의 생활을 하고 있기 때문에 생겨나는 일종의 사치병이 불면증이라는 것이다.

 "졸리울 때까지 깨어서 일하라."라고 말하면, "건강을 해치면 후회해 보았자 소용없지 않은가!" 하고 반발한다. 그러나 확언하건대 후회하고 안하는 문제는 그렇게 앞서 예측할 수 있는 성질의 것이 아니다. 그렇다면 일생동안 '불면증을 걱정하기 보다는 낯는 것이 쉽다.'는 말의 의미는 이해가 안될 것이다.
 4시간 수면을 실제로 실천해보면 잠자리에 들때, '나는 오늘 하루도 열심히 일했다.'는 만족감을 느낄 수 있게 된다. 때문에 신경이 안정된 편안한 잠을 잘 수 있는 것이다.
 이렇게 되면 매일매일을 즐거움 속에서 보내게 된다. 근심도 없고 불안도 없다. 이때 진정으로 행복한 내일의 생활이 마련되는 것이다.

2. 신체의 과로 때문에 잠들 수 없는 형
 한번쯤 경험을 했겠지만 심한 운동을 하고 나면 신체의 마디마디가 아파서 좀처럼 잠들 수 없을 경우가 있다.
 이것은 체내에 생성된 배설물을 없애버림과 동시에 영양분을 보내어 새로운 활동을 준비하려는 자율신경의 작용이 계속되고 있기 때문이다.
 가끔 이러한 작용을 보다 효과적으로 하기 위해 혈관이 넓어지거나 혈압이 올라가고 맥박이 빨라지기도 하며, 또한 미열이 생기는 적도 있다.
 하지만 여기서 기억해 두어야 할 것은, 이런 현상은 정상이 되기까지의 극히 순간적인 현상이지 밤마다 엄습해 오는 것은 아니라는 것이다. 가령, 이런 종류의 피로가 날마다 계속되도 신체에 면역이 생기면 괴로움의 정도는 줄어드는 것이며, 과로로 불면증이 생겼다는 말은 거의 들어보지 못했다.

3. 자율신경의 활동으로 인해 잠들 수 없는 형

꾸벅 꾸벅 존다거나 잠깐동안 잠든다는 표현의 잠이 있는데, 이럴 경우를 생각해 보자.
 이것은 오체(五體)와 신경이 모두 잠들어 있지만 숙면이라는 상태에 까지는 다다르지 않은 것이다. 또한 이런 현상은 그럴듯하게 잠든 것처럼 보일 때에도 발생되는 것이다. 좀 잤다고 생각하면 이미 잠에서 깨게 된다. 또한 이러한 것은 새벽녘까지 몇번이나 되풀이 된다. 때문에 만족감이 따르지 않는다.
 '어제밤에 잠이 부족했어. 계속 이런 상태라면 불면증이 되고 말겠어."라는 자기 관념은 더욱 더 불면증에 부채질하는 것이 된다.
 이런 종류의 나쁜 잠들기는 4시간 수면 중에도 이따금 생기는 법이다. 예를 들면 다음과 같은 것이 있다.
 1) 잠들기 전에 소화가 잘 안되는 음식물을 먹었을 때
 2) 잠자리에 들기 전에 따뜻한 온천에 들어 갔다 나왔기 때문에 비정상적으로 자율신경계의 흥분상태가 계속되고 있을 때
 아무튼 자율신경도 휴식을 시키지 않으면 잠이 든 상태라고 할 수가 없다.
 이제까지의 설명에서 밤늦게 먹는 음식의 해로움을 이해했을 것이다. 또 앞서 서술한 것처럼 두뇌, 육체, 자율신경이라는 세가지가 동시에 휴식을 취하지 않으면 바람직한 수면은 되지 않는다.
 하지만 자율신경은 직접 '아프다' 또는 '지쳤다'는 의사 표시는 도무지 하지 않는다. 태어나서 죽는 순간까지 그저 아무 말없이 일만 하고 있을 뿐이다. 그러므로 그만큼 신경을 써 주지 않으면 균형을 유지하기가 쉽지 않다.
 자율신경의 균형이 심하게 무너져 원래로 돌아오는 힘을 잃었을

때 인간은 병이라는 것을 얻게 된다.
 또한 그러한 상태가 되기까지의 중간 과정으로서 수면을 취하기가 힘들거나, 잠을 깨어도 부족한 느낌이 들거나 하는, 일종의 중간적 증상을 나타내게 마련이다. 불면증도 물론 이러한 증세중의 하나이다.
 그러므로 이러한 상태일때 정상적인 상태로 회복되도록 노력을 기울이는 것이 긴요하다. 특히, 여기서 취급하고 있는, 자율신경계가 균형을 잃은 영향으로 말미암은 불면증일 경우는 곧바로 '병' 이 대기하고 있는 것이니 더욱 유의해야 한다.
 아무튼 자율신경을 쉬게 하기 위해서는 호흡기계, 순환기계, 소화기계 그리고 그밖의 여러 계통이 긴장과 흥분에서 벗어나도록 해 주어야 한다.
 호흡기계는 맑은 공기를 마실 수 있도록 해 주는 것이 우선이며, 순환기계는 늘 알맞은 체온이 유지되도록 해 주어야 하고, 또 소화기계는 소화 작업으로부터 벗어나도록 완전한 공복상태로 유지해 주는 것이 좋다.
 이런 종류의 불면증을 치료하기 위해서는 위와 같이 상세한 신경을 쓰는것이 반드시 필요하다고 여겨진다.

4. 신체의 병때문에 잠들지 못하는 형

 3의 경우가 더욱 심해지면 병으로 발전된다. 머리가 욱씬 욱씬 거린다거나 배가 아프거나 또는 가슴이 답답한 것이 이유가 되어 잠을 이룰 수 없는 형이다.
 물론, 이가 아프다거나 골절한 자리가 아픈 것처럼 그 이유가 명확한 것은 또다른 대처방안이 있으니 너무 걱정하지 않아도 된다. 문제는 역시 자율 신경계의 불균형, 피로 그리고 실조(失調)에서 오는 병인 것이다.

 이것은 완전한 병이므로 자율신경이 원상태로 돌아오지 않으면 안된다. 좋아하건 그렇지 않건 의사의 진단을 받아 그 지시나 처방을 준수 해야 한다. 자기 맘대로의 요법은 병을 오히려 악화 시키기는 해도 절대로 완치시키지는 못한다는 것을 알아야 한다. 이런 의미에서 3의 관계가 매우 중요하다고 할 수 있다.

 불면증이라고 하면, 곧 수면제나 최면술이 떠오른다. 하지만 이런 종류의 것들은 늘 부작용을 동반하는 법이다.

 그러므로, 가령 의사의 처방일지라도 약은 조심해서 복용해야 된다. 하물며, 자기 맘대로 소문으로 들은 말을 믿고 과량 복용한다면 자살행위와 똑같다.

4시간 수면으로 불면증은 완치된다.

불면증이란, 결국 다음과 같은 정의를 내릴 수 있다.

 1) 폭음포식(暴飮飽食)의 결과 발생하는 일종의 사치병

 2) 자의식으로 병을 찬양하는 지식인이 스스로 관념적으로 만들어 버린 일종의 공상병

 3) 잘못된 상식에 빠져서 자신의 자율신경을 혹사시켜 자멸의 구렁텅이에 몰아넣는 일종의 자살병

 이와 같은 각각의 내용은 경우에 따라 다소 차이는 있겠지만 다음과 같은 말을 이해해 준다면 불면증은 고칠 수 있을 것이다.

 가령, 나는 검소하고 최소한으로 필요한 양의 식사를 권하고 있

다. 수면을 취할 때에는 공복이기를 권하며, 술을 마실 때에는 음식물에 손을 대지 말라고 한다.

 지금 술을 마신다고 하자. 알콜은 식도나 위벽에서도 흡수 된다고 하므로 적은 양을 마셔도 시간적 관념이 희미해져 취한 기분이 된다. 즉, 적게 마셔도 알콜분의 효과를 기대할 수 있다는 말이다.

 만약에 어떤 음식을 술과 함께 먹었다고 하자. 섭취한 음식물을 소화하는 분만큼 자율신경은 더욱 활약하지 않으면 안된다. 모처럼의 알콜분은 그 음식물에 혼합되어 버리므로 흡수하는데에 더 많은 시간이 소모된다. 다시 말해, 알콜분에 기대하는 효과가 좀처럼 나타나지 않으므로 아무래도 과다한 양을 마실 수 밖에 없다.

 이처럼 알콜의 양이 늘어나면 음식물을 먹는 양도 늘어난다. 즉, 일종의 악순환이 반복될 뿐이다.

 만약 알콜로 자유감을 원한다면 적당한 양만으로도 충분하며 자율신경에 대한 부담도 많지 않다. 그런데 술과 함께 음식물을 섭취하면 어떻게 되는가. 음식물을 섭취한 양만큼 알콜분의 효과는 떨어진다. 또한 그에 따라 알콜의 양은 많아지고 자율신경의 혹사도 심해진다.

 수단은 목적에 의해 정해지게 마련이다. 하지만 신체 내에서는 여러가지의 부분이 상호연관을 가하고 서로 균형을 이루는 것인데, 부분적인 1대 1의 대응만을 고집하는 것은 아무래도 무리이다. 그럼에도 불구하고 의사의 말은 비교적 단순하다. 가령,

 1) 술을 마실 때에는 음식물을 먹지 않으면 위를 상한다. (간장에는 어떨까?)

2) 동양인은 동물성 단백질의 섭취량이 서양인에 비해 적다.
 (동양인의 체질은 어떨까? 서양인과 똑같다고 할 수는 없지 않은가?)
 3) 운동을 하지 않으면 체력이 제대로 유지되지 않는다. (체력이란 무엇을 말하는 것일까? 힘센 사람만이 체력을 갖추고 있다고 말할 수는 없지 않은가?)
 하는 식이다. 괄호안은 나의 질문의 내용인데, 이것에 대한 해답은 좀처럼 얻지 못한다.
 인간은 신체 전체를 움직이며 살아가고 있다. 따라서, 한쪽에서 얼마만의 불균형이 생겨도 나머지 각 기관들이 그 불균형을 복원하거나 서로 보완하기 때문에 그 이상의 불균형이 되지 않도록 협동한다. 그러므로 어느 정도의 무리는 문제가 될게 없다.
 다시말해 부분적인, 그리고 일시적인 불균형을 너무 확대 해석해서 당황할 필요는 없다.
 이런 논리를 깨닫게 되면 4시간 수면을 실천하는 것만으로도 불면증은 치료될 것이다.

4. 4시간 수면법에 통달하는 길

남들에게 공표하고 실행하면 반드시 할 수 있다는 자기 암시를 만들어라

 앞에서도 서술한대로 4시간 수면의 생활의 실천은 말하자면 일종의 '수행(修行)이다. 그러므로, 관념으로만 빠진다면 결코 될 수 없으며, 또 그것을 실제로 행동으로 옮기지 않으면 아무리 뜻을 세워도 이루어질 수가 없다.
 수도자(修道者)만 해도, 처음 단계에서는 단체로 수행을 하고 선생님의 가르침을 목전에 대하면서 마음의 중심을 멸각(滅却)해야 제구실을 하게 되는 것이지 오직 고고(孤高)하기만을 추구한다고 해서 무엇하나 이득이 될 것은 없다.
 이런 의미로 나는 첫째로 '공표' 할 것을 권하고 싶다. 그것은 느긋해지려고 하는 자신에 대한 자기규제의 수단이며, 또한 갑작스런 사고를 예방하기 위한 방법이기도 하다.
 '공표' 는 자기규제의 유일한 수단이며 많은 사람들의 감시 속에서 실행하는 것이므로 엄청난 수행이라고 할 수 있다.

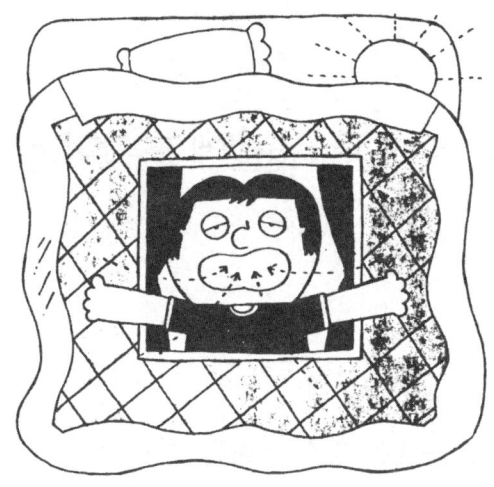

　일단 잘 되면 소리높여 선전하고, 더이상 계속할 수 없을것 같으면 모른체 할 수 있는 '침묵하고 실행하는 것' 과는 근본적으로 그 양상을 달리하므로 보다 효과적이라고 할 수 있는 것이다.
　다음으로 반드시 필요한 것은 자신은 실천할 수 있다는 '자기 암시' 를 갖는 일이다. 반신 반의로 망설이며 해 보았자 되는 일이 아무것도 없다. 기독교에서, "믿으라, 그러면 구원을 얻으리라." 고 말하는 것처럼 몸소 실천할 수 있다고 믿지 않는한 4시간 수면 같이 고달픈 '수행' 은 결코 수행할 수 없다고 생각해야 한다. 또한 그것을 극복하려면 반드시 '자기암시' 라는 것이 필요해 진다.
　요즘 자주 '최면요법(催眠療法)' 이라는 말을 듣게 된다. 수험생에게 최면술은 효과가 있다고 한다. 하지만 최면술에 걸리게 된다는 수동적인 생활태도로는 도무지 4시간 수면의 실행은 어렵게 되고 만다.

또한 더욱 적극적으로 스스로를 최면에 걸어야만 한다.

이것이 자기 최면법이고 암시법인 것이다. 그리고 정신적인 사항이 먼저일 때는 자기 암시가 가장 최선의 방법이 된다.

똑같은 자기 암시라도 전혀 반대되는 현상이 되면 자기를 파멸시킨다. 불면증도 그 한 예이다. 노력을 전제로한 자기 암시만이 그 노력을 키울 수 있다는 중대한 의의를 갖게 된다.

적절한 놀이를 마련하라

그 다음엔 여유있는 시간을 어떻게 이용하느냐 하는 것이다. 시간을 제대로 쓰지 못하면 수행의 의의를 인식하지 못할 것이다.

시간의 이용법으로는 첫번째로 1주일의 시간표를 미리 작성해야 한다. 그러나 과도한 욕심을 내거나 세심한 것까지 시간표를 작성하여 규칙을 정하게 되면, 답답한 생활이 되어 신경적으로 초조감이 일고 정신적인 압박을 느끼게 된다.

역시 틈이나는 대로 즐길 수 있도록 적당한 놀이를 마련해 두어야 한다. 하지만 이 놀이는 물론 자기를 도피시키기 위한 도피처럼 되어서는 안된다.

예를 들면, 어느사람과 약속했다고 하자. 상대가 꼭 정시에 와주는 것도 아니다. 교통이 혼잡하거나 하면 당연히 늦어진다. 또 꼭 필요한 기자재의 도착이 늦으면 의욕은 있어도 작업할 수 없다.

즉 처음부터 이런 상황들을 미리 예측하고, 그 경우에 유효하게 이용할 수 있는 작전을 미리 세워두는 것이 바람직하다. 그러므로 4시간 수면을 실천하려는 사람은 어떤 고정관념에 사로 잡혀서는 안된다. 언제라도 작전을 바꿀수 있도록 모든 면에서 철저히 준비하고, 또 현실적으로 행동할 수 있도록 해 두어야 한다. 간단히 말한다면, 예상 밖으로 주어진 시간에 대해서 곧 대응 할 수 있도록 모든 준비를 갖추라는 것이다.
 나의 경우에 준비물은 메모지와 연필, 계산기였다. 자 대신에 비닐로 된 정기 승차권 케이스도 편리했고, 수첩의 방안지(方眼紙)도 효과가 있었다.

일어나는 시간은 반드시 지켜라

 네번째로, 이제 현실적인 이야기로 되돌려 보자.
 기상 시간을 늘 일정하게 정하는 것은 굉장히 중요하다. 생활의 유형은 무엇보다도 기상으로부터 시작된다고 생각해 주기 바란다. 1시에 잠자리에 들어서 5시에 기상하든, 0시에 자고 4시에 일어나든지 그것은 자신의 맘대로다. 그러나 자신이 정한 규칙은 절대로 지키지 않으면 안된다. 더구나 기상은 하루의 처음 시작이니만큼 절대로 어겨서는 안된다.
 흔히 연회나 놀음 또는 갑작스런 일이나 교통사고 등으로 잠자리에 드는 시간이 늦어질 경우가 있다. 이때도 내일의 기상 시간을 변경해서는 안된다. 출장을 떠나거나 친구집에서 신세지는 경우일지라도 물론 예외일 수는 없다.
 타인에게 해를 입히지 않고 아침일찍 혼자서 깨어있는 쾌감을 즐기기 위해서는, 때와 장소에 관계없이 어느정도의 여유 시간이 주어져도 결코 헛되게 소모하지 않을 만반의 준비가 필요한 것이다. 물론, 조건에 따라서 가수면을 취해도 나쁘지는 않다.
 다섯번째로, 4시간 수면의 생활은 수행을 수반하는 것이므로 강인한 의지를 갖고 있지 않으면 좀처럼 실행할 수 없다. 하지만 사람은 누구나 약한 면도 있다는 것을 명심해야 한다. 특히 고독감만큼 괴로운 것은 없다. 때문에 흘러간 이야기나, 현재 맡고있는 일에 대해 대화를 나누면서 잔을 기울이는 것도 괜찮은 방법이다. 공원을 산책하거나 낚시를 즐기는 것도 마찬가지로 좋은 방법인 것이다.

 그러나 늘 '듣는 역할'을 해야된다는 의식을 갖고, 옳고 그름을 정확히 가리려는 자세로 맞서는 일은 피해야 한다. 긴장을 완화시키려는 것이 오히려 그렇게 하여 긴장을 강화 시킨다면 마이너스의 효과를 초래하기 때문이다.

 여섯번째로 4시간 수면의 실천에 들어서면 점차 고통을 느끼게 된다. 하지만 아무리 고통스러워도 주위 사람들에게 짜증을 내서는 안된다. 짜증을 내면 순간 후련해 지기는 하겠지만, 그들은 자신에게 있어서 최대의 친구이며 이해자이기 때문에 불필요한 부담은 주지 않도록 하는 것이 바람직하다. 더구나 늘 같이 사는 가족이기 때문에 으레 짜증을 내는 것이려니 하고 당연시 하는 경우도 있는데, 그것은 대단히 나쁘다.

 가족을 쉽게 보고 대하는 것은 종종있는 일인데 그것은 습관화되기 쉬울 뿐더러, 그래서는 결코 4시간 수면을 실천하지 못한다. 어디까지나 자신이 세운 규칙은 자신의 책임하에 스스로 지켜나간다는 자세를 취해야 한다.

 이상이 4시간 수면을 실천하기 위한 비결이라고 할 수 있다.

 물론, ① 시간내기, 시간 활용하기 ② 자가용 타지 말기 ③ 검소하고 최소한으로 필요한 양의 식사에 철저하기 ④ 9시가 넘어서는 음식을 입에 대지 말기 ❺ 음주할 때에는 안주나 음식물을 먹지 말기 등, 앞에서 말한 것들의 포인트도 중요한 의미를 지니고 있다는 것을 기억하기 바란다.

5. 단시간 수면 실행의 성공사례

동양 비디오(주)상무이사 카메이씨 46세

 동양비디오(주)는 1967년 설립되어 TV, 라디오 프로그램의 제작을 비롯한 영상(映像),음성(音聲)을 소재로 하는 모든 업무를 취급해 오고 있다. 최근 기업내에서의 교육훈련, 홍보(弘報), S·P (세일즈 프로모우션)용 비디오를 기획, 제작하고 있다. 그리고 비디오나 수중 카메라등을 중심으로 한 시스템의 시공, 설계, 트레이닝 같은 사업도 함께 취급하고 있다. 이 회사에서 매우 바쁜 나날을 보내고 있는 카메이씨의 수면 시간은 하루 4시간이다.

1. 성공하는 비지니스맨은 보통 4시간 수면을 취한다.
 하루는 24시간이며 이것은 결코 변하지 않는다. 바쁜 비지니스맨은 자신이 목표한대로 일하려면 결국 잠자는 시간을 줄이는 수밖에 없다. 보통 사람들의 생활 패턴은 대개 다음과 같다.
 일하는데 8시간, 개인적인 시간에 8시간, 그리고 잠자는데 8시간이라는 식으로 하루를 8시간씩 셋으로 나누어 놓는다. 그러나 진정으로 바쁜 비지니스맨은 8시간만 일하고 귀가할 수는 없을 것이다.

 나도 마찬가지로 남보다 좀더 좋은 작품을 만들고, 훌륭한 일을 하고 싶다는 생각을 한다. 그러자면 이 8시간으로는 많이 부족하다. 때문에 당연한 것이지만 우선 나의 개인적인 시간을 줄이고, 그래도 모자라면 잠자는 시간을 단축하는 수밖에 없다는 결론을 내렸다.

 사람은 하루 8시간 동안 수면을 취하지 않으면 건강에 좋지 않다는 소리를 많이 듣게 된다. 하지만 중요한 것은 수면시간 가운데 몇시간이나 숙면을 하고 있느냐 하는 것이다. 대체로 나는 4시간을 자는데, 숙면을 하기 때문에 그것으로 충분한 것이다.

 잠에 대해 과학적으로 조사해 보면, 그 깊이의 정도가 각각 다르다는 것을 알 수 있다. 이것을 제대로 이용해서 리듬을 타면 숙면이 가능한 것이다. 수면은 결코 '시간' 이 문제가 아니라, '깊이' 가 문제라고 생각한다.

 나의 경우에는 밤 12시 전에 잠을 자는 것은 매우 드문 일로, 대개 12시 30분이나 새벽 1시에 잠자리에 드는데, 밖에서 술을 마시지 않는 날은 잠들기 전에 양주에 물을 탄것을 한 잔 한다.

 또한 나는 약간 저혈압 증세가 있으므로 아침에 깨워달라는 부탁을 잊지 않는다. 기상은 5시다.

 아침시간의 행동은 정해져 있다. 잠을 깨면 우선 이부자리 위에 편안히 앉아서 우유를 한 잔 들이킨다. 그러면 머릿속이 매우 상쾌해지는데, 그 다음엔 두 가지의 조간 신문을 대충 훑어보고 담배를 3개비정도 피우고 일어난다.

5시에서 7시까지의 두 시간은 일을 하게 되는데, 대개 기획서나 교육비디오의 시나리오를 집필한다.

낮동안 사무실에서는 아무래도 마음이 차분해지지 않으므로 글 쓰는 일은 집에서 한다. 다른 사람들은 거의 밤에 하는 모양이지만 나에게는 아침이 제일이다.

머릿속에 아무런 잡념도 없고 주위의 잡음도 없으므로 아침의 이 2시간은 나에게는 깊은 밤의 3시간 이상에 달하는 능률이 오르는 것이다.

이렇게 대충 일을 마무리 짓고난 후에 사무실에서 오전 시간에 여유가 생기면 무어라 말할 수 없을 만큼 상쾌한 기분이 된다.

2. 서서도 가수면은 가능하다.

메모광이라고 할 만큼 나는 무엇이건 노트에 적어 둔다. 나의 노트에 적힌걸 보니, 지나간 1주일 간의 수면시간의 합계가 10시간이었다.

또 이틀 정도를 연거퍼 자지 않은 적도 있는데 별 문제는 없었다. 이것은 이부자리 위에서 누워자지 않은 것일뿐, 다른 곳에서 어떻게 보충 시키느냐에 따라 해결될 수 있기 때문이다.

가령 집에서 근무처까지 전철를 타고 가는 시간이 30분이다. 이 때 잠을 자는 것이다. 하지만 앉았으면 물론 별 문제가 없지만 서 있다고 해도 누구나 수면은 취할 수 있다. 전철의 손잡이를 잡고 잠드는 것인데 만원일 때는 위험하다.

일단 전철를 타서 출입문 옆의 기둥이 확보되면 안심이 된다. 그 곳에 등을 기댄 채 꼼짝도 않고 눈을 감으면 서서도 잠들 수 있다.

두세 군데의 역 안내방송을 듣지 못했는데, 그곳에서는 깊은 수면을 취하고 있었다고 하는 것을 알게 되는 것이다.

 나는 도리어 푹신한 이부자리에서는 잠들기가 힘들었다. 될수 있으면 집에서도 마찬가지로 맨바닥에 담요를 깔아 놓고 잠을 청하고 싶은 마음이다.

 이런 생활을 이제껏 반복해 온 나이지만 병으로 쓰러진 적은 없었다.

 40대 까지는 3시간 수면으로 생활해 왔으며, 지금도 4시간 정도의 수면밖에 하지 않고 있는데, 나는 이것으로 충분하다고 생각한다.

이까리 소독(주) 전무이사 구로자와씨 41세

 이까리 소독(주)은 1959년에 설립되어 현재 종업원이 350명, 연판매액이 30억엔에 달하고 있다. 업무는 유해(有害) 생물의 방제(防除)에서부터 빌딩, 공장, 호텔, 주택, 병원등에서 식품, 축산, 정원수에 이르기까지 다방면의 분야에 걸쳐있기 때문에 기술진은 전문지식을 필요로 하게 된다.

 그런 중에서도 구로자와씨는 5시간 수면을 실천하며 자진해서 면허증 취득에 도전해 왔다. 고압가스 취급 면허를 비롯하여 위생관리자 면허, 자가용 비행기 조종사 면허, 무선자격 면허, 서도(書道), 독극물 취급면허 등 그 수는 무려 50가지를 넘고 있다.

1. 장수가 가능한 인생 4분론(四分論)

 업무 내용이 다방면에 연관되어 있는 관계로 회사 전체가 기술자

집단화의 길을 택하고 있다. 때문에 나는 20년 전부터 각종 면허증을 얻겠다고 결심하고, 5시간 수면을 실천하기 시작했다. 기상 시간은 4시. 보통 사람들이 6시 30분이나 7시에 일어난다면, 남보다 3시간쯤 더 많은 시간으로 사는 계산이 된다.

나는 하루를 아침, 낮, 밤의 셋으로 구분하는 인생의 3분론(三分論)을, 남보다 일찍 일어남으로써 4분론으로 하려고 다짐했다. 이런 이유로 식사전의 3시간은 나에게 있어서의 매우 소중한 것이었다.

현재 보통 사람들의 평균 수명이 76세 정도라고 한다면, 내가 잠자리에서 일어나 일하는 때부터 계산해 보면 그들보다 하루를 4분의 1정도는 더 많이 사는 것이 되며, 결국 백살은 살게 되는 이익이 아닌가.

5시간 수면을 실천 하겠다고 다짐한 20세 전후의 나이가 내 인생의 전기였다고 할 수 있다.

원래 일찍 일어나는 편이었지만, 하루에 7시간의 수면은 취하고 있었다. 내가 시간을 5시간으로 정하고 나서부터 바뀐것 중의 하나가 그때부터는 꿈을 꾸지 않게 되었다는 것이다. 불면증 같은 것과도 거리가 멀었다. 나는 밤에는 11시가 넘어서 잘 준비를 하고 새벽 4시가 되면 어김없이 일어 났다. 그리고 나는 '깨어났다'는 것은 반드시 깨어나야 할 필요가 있기 때문이라는 생각을 지니고 있었다. 그리하여 저절로 깨는 시간이 나의 기상 시간이 되었다. 좀 이른 시간이라고 생각돼도 한 번 깨어났다 다시 잠을 자는 '두 번 잠'은 하지 않았다.

아예 일어난 때가 일어나는 때라고 정해 버린 것이다. 그러면서

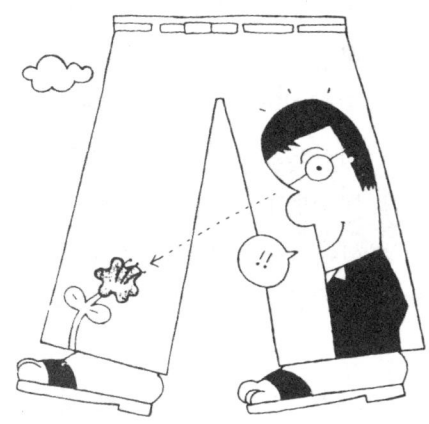

점차로 기상시간이 빨라지고, 드디어는 4시 기상이라는 적절한 습관이 몸에 배게 되었다.

나는 자신의 '필요'에 의해 일어나는 것이기 때문에 자명종은 사용하지 않는다. 캄캄해도, 또는 휴일도 마찬가지로 일어 날 수 있었다.

2. 반복 이야말로 단시간 수면의 포인트이다.

술은 그리 싫어하지 않는 편이어서 친구들과의 교제로 1주일에 2, 3회 정도 밖에서 술을 마실 기회가 있다. 하지만 첫번째 간 술집에서는 맘껏 즐기며 들지만, 술집을 옮겨 가면서 음주하지는 않는다. 술은 1차로 끝내고, 귀가하는 것은 11시 이전으로 정해놓고 있다. 늦게까지 음주하면 피곤하고 건강을 해치게 된다. 자정전에 잠자리에 들면 아무리 마셔도 다음 날 새벽 4시 기상에는 아무런 지장이 없다.

직장인들 중에는 월요일에 지각하는 사람들이 많다. 그것은 긴장이 느긋해진 탓이 아닐까. 두번 잠도 자신에 대한 규제가 미비하기 때문이다. 또한 긴장이 풀리면 감기에도 걸리기 쉽다고 한다.

일요일에도 나는 잠을 깰 때가 기상하는 때이다. 5시간 수면을 시작하고 나서는 긴장을 푼적이 한번도 없고, 감기에도 걸리지 않았다. 그러므로 4시간 수면, 또는 5시간 수면이란 긴장을 느슨히 하지 않는 인생이라고 할 수 있다.

4시에 일어나기로 마음먹은 처음 무렵에도 별로 고통은 느끼지 않았다.

일찍 일어남으로써 오히려 자격증이나 면허증을 딴다는 큰 목표를 정하고 남보다 열심히 공부를 할 수 있다는 생각으로 즐거웠다. 목표를 가지고 산다는 것은 실로 즐거운 일이었다.

또한, 조용한 아침의 시간은 자신의 삶을 찬찬히 음미 할 수 있는 좋은 기회이다. 어떻게 살면 될지를 혼자 곰곰히 생각할 수도 있어 충실된 시간이라고 생각한다.

사람들은 날마다 4, 5시간 밖에 자지 않으면 수면부족으로 건강에 좋지 않을 거라고 종종 말한다.

그러나 도리어 나는 건강이 좋았다. 의혹을 갖을지도 모르지만 이것만은 실제로 해보지 않으면 모른다.

겨우 시험 2, 3일 직전의 정도여서는 곤란하며, 날마다 빼놓지 않고 실행하는 것이 절대적인 조건이다. 일요일이나 휴일에도 마찬가지이다. 어쨌든 지속해야 한다. 그렇게 하면 정말로 건강에 좋다는 것을 깨닫게 될 것이다.

은좌 르노아르(주) 대표이사 고미야야마씨 61세

끽다점 르노아르의 넓은 공간과 깨끗한 내부는 마치 호텔의 로비를 연상케 하는 분위기를 풍긴다.

이런 종류의 끽다점은 시내를 중심으로 이미 130여개의 영업소가 있는데, 그 중의 90여개의 점포가 고미야야마씨의 것이다.

적수공권으로 돈을 모아 전쟁 후에 고생하며 간신히 규모가 작은 과자점을 시작하다, 1957년 요츠야에 '르노아르' 1호 점포를 개업하고 나서부터 현재에 이르고 있다. 젊을 때부터 그는 단시간 수면을 실천하여 지금까지 하루에 잠자는 시간을 5시간으로 하고 있다.

1. 남의 두배로 뛰면 이익도 두배로 늘어나는 것은 당연한 일이다.

30년 세월동안 나는 1시나, 혹은 1시 30분 쯤에 자서 지금까지 아침 6시에 일어나는 생활을 반복해 오고 있다. 탁상 시계가 때르릉 울리면 어김없이 깨어나며, 더구나 오랜 습관인 아침 샤워를 빼놓지 않는다. 다만 오랫동안 욕실에 있진 않고 욕조안에 들어갔다 곧 나오는 정도이다. 이것이 반복되면 혈액순환이 원활해져 감기에 걸리지 않게 된다.

이런 나는 종종 친지들로부터 그렇게 조금 자면 낮에 졸립지 않느냐는 질문을 받곤 하는데, 나는 아무런 탈이 없다. 졸리우면 장소에 상관없이 잠들 수 있는 특기(?)가 있어, 버스 속이나 사람을 기다리는 시간등 극히 짧은 시간에도 수면을 취한다.

군대시절 행군을 하면서도 잠을 잔 체험이 있다. 그 다음부터는 인간은 정말 잠이 올 때는 마음먹기에 따라선 장소에 관계없이 잠잘 수 있다는 것을 깨닫게 된 것이다.
 6시에 일어나서 8시 반에는 직장에 나가는데, 퇴근시간은 10시, 좀 늦으면 1시 쯤이다. 나이로 따지면 어느정도 과다한 근무시간 이라는 느낌이 들겠지만 고통은 전혀 없다. 나는 젊은 나이부터 이런 식이었다. 종종 남들처럼 일찍 퇴근하여 집에서 편히 쉬었으면 하는 생각도 들기는 하지만, 불평을 늘어 놓으면 끝이 없는 것이 아니겠는가?
 나와 비슷한 업종의 경영주들을 보면 거의가 점심때쯤 회사에 나와서 일하다 오후 5시가 넘으면 직원들에게 잘 부탁한다면서 퇴근하고 있는것 같다. 하지만 나는 매일 아침 8시 30분부터 밤 10시가 지나기까지 일하고 있으니 그들의 두 배는 일하고 있는꼴이다.
 처음엔 남같이 한 개의 점포였지만, 100개의 점포를 만든다는 것을 목표로 세우고 열심히 일했다. 시작할땐 꿈같은 숫자였지만 현재는 94개의 점포까지 늘리고 있다. 남의 두 배로 일하면 그들보다 두 배로 신장하는 것은 당연지사이다. 자질의 유무(有無)가 문제가 아니라 남보다 열심히 더 많은 시간을 투자해 일하면 당연히 그렇게 되는 것이다.

 2. 단시간 수면으로도 피로는 회복된다.
 종종 하루에 몇시간 이상의 수면을 취하지 않으면 안된다거나 그 이하가 되면 피로가 풀리지 않기 때문에 건강에 해롭다고 말한다. 그러나 내 상식으로는 잠이란 그 시간이 문제가 아니라, 어느정도의 숙면을 취하느냐가 더 중요하다고 생각한다. 그러므로 단시간

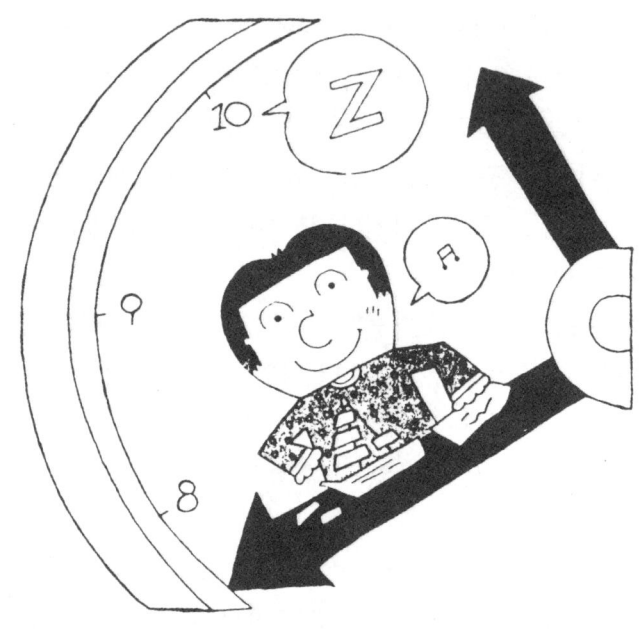

수면으로도 피로는 충분히 풀리며, 아무런 고통도 느끼지 않는것이다.

 나는 일단 집에 오면 일에 대해서는 아무런 생각도 하지 않는다. 그리고 숙면을 취하는 것이다.

 평균 9시 경에 회사에서의 일을 끝내고, 그 다음의 1, 2 시간은 잡지나 필요한 책을 뒤적이며 공부시간으로 하고 있는데, 직원들 모두가 퇴근한 뒤라 매우 조용해서 마음의 여유를 가질 수 있다.

 일이 너무 많아서 몸이 아무래도 피로한 날은 귀가하는 즉시, 30분만 자겠다고 아내에게 말하고 자리에 눕는다. 그리고 깨어나면 목욕을 하고 저녁을 먹는데, 이렇게 하며 피로가 스스로 풀린다.

아침에도 마찬가지로 이렇게 하는 때가 있다. 아무래도 몸이 지쳐 있을 때는 6시에 기상해서 세수를 끝내고 아주 잠깐 동안 다시 한번 눈을 감는다.

이 방법이 나에게는 효과가 괜찮은듯 하다.

잠과 피로의 관계는 흥미있는 것이다. 일로 인한 피로와 운동을 하고난 뒤의 피로는 전혀 다르다.

나는 매주 한번씩 밤마다 유도를 하고 있는데, 몸은 많이 피로하지만 기분은 상쾌해진다. 일의 피로와는 다르기 때문이다. 그러므로 일을 하고 5, 운동을 해도 5, 5+5=10 이 아니라, 운동의 경우에는 6이나 7 정도의 느낌이다.

적당한 피로는 잠에도 좋은 영향을 끼치는 것이다.

단지 너무 심하게 지치면 좀처럼 수면을 취하기가 어려우므로 유의하고 있다.

나의 경우는 새벽 2시 까지가 잠들지 않고 앉아 있는 시간의 한계이므로 무리를 하지 않고 자신의 페이스를 지킨다. 이런 식으로 하면 단시간 수면이라도 건강한 생활을 보낼 수 있다.

제 3 장

더욱 건강해지는 4시간 수면비법

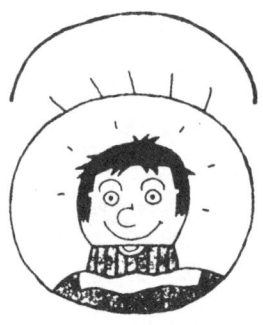

1. 상식을 넘어선 4시간 수면법의 실체

체력과 건강은 전혀 관계가 없다.

　최근 자주 '체력을 보강해서 건강을 증진하자'는 주장들을 듣고 있다. 자신의 체력에 자신이 없는 사람들이 이러한 소리에 우왕좌왕하는 것이 최근의 실태가 아닌가 한다.
　의사들은 무슨 말을 할지 모르지만 나는 도무지 이런 말을 이해할 수 없다. 내 상식으로는 체력과 건강은 전혀 관계가 없다고 생각되기 때문이다.
　곧잘 체력 검정이라는 말이 사용돼오고 있다. 100'm를 몇 초에 달릴 수 있는가? 또 턱걸이는 1분에 몇 번 했는가? 하고 말이다. 이것은 체력이라는 것을 겉에서 보편화 함으로써 평균적으로 나타내는 것인데, 그 보편화된 순서대로 건강 하다고는 할 수 없는 것이다.
　그리고 달리기는 잘해도 수영은 못하는 사람도 있다. 평형감각이 둔해 평균대 위를 걷지 못하고, 자전거나 스케이트도 탈줄 모르는 사람도 있다. 또 종종 고공공포증(高空恐怖症)이 있어 높은데서는 벌벌 떠는 사람도 있다. 이런 사람들은 보고도 보통사람과 동등한 체력이라고 할수 있겠는가?
 그 다음으로 앞서 예로든 사람들도 4시간 수면을 실천할 수 있느냐 하는 것이다. 4시간 수면의 생활은 일종의 '수행'이므로 체력의 소모를 매우 요한다. 때문에 그것을 해내는 사람 쪽이 월등한 체력이라고 할 수 있는 것이 아닐까?
 앞서도 언급한 바이지만 나는 나폴레옹 수면을 오랜기간에 걸쳐 실천해 왔다. 하지만 걷는 것은 언제나 남보다 뒤처졌으며, 무거운 것을 나르는데 있어서도 늘 꼴찌였다. 병을 막 치르고 난 약질이었기 때문에 꼴찌인 것이 오히려 당연했던 것이다. 그러나 이런 약질이라고 해서 나폴레옹 수면을 할 수 없었던 것은 결코 아니다.
 그러므로 체력이란 환경 조건의 변화에 대응할 수 있는 신체의 순응성(順應性), 또는 적잖은 신체의 무리에 대해서도 어느정도 건강의 균형을 유지할 수 있는 지속성을 뜻하는 것이 아닌가 한다.
 그렇다면 건강이란 무엇인가?
 앞에서도 말한 바대로 건강이란 자율신경 전체로서의 균형, 또는 조화성(調和性)이다.
 환경조건은 수시로 바뀌고 있다. 또는 모든 자율신경은 서로 관계를 가지면서 그 변화에 대응하고 있다. 그 대응 능력이 바로 체력인 것이다.
 또한 부분적인 불균형이 생겨도 다른 부분이 도와 줌으로써 지탱되어 원상태로 복귀하는 힘이 바로 건강이라는 것이다. 즉, 건강이란 힘 자체를 의미하는 것이 아니라 자율신경 전체의 조화를 잘 유지시키면서 환경조건의 변화에 순응시켜 가는 능력으로 생각 된다.

그러므로 복원력이 커지지 않으면 당연히 체력은 커지지 않는다. 때문에 '체력을 보강해서 건강을 증진하자'고 하는 말은 아무런 의미가 없는 이야기라고 하지 않을 수 없다.

두뇌와 자율신경의 계속되는 긴장

4시간 수면의 실천생활은 모든 자율신경을 혹사시킨다. 또 그러한 훈련에 의해서 자율신경이 강인하게 될 뿐더러 상호의 연계가 긴밀해 진다. 그러므로 전체로서의 복원력(復元力)이 당연 증가한다.

보통 말하기를 4시간 수면은 건강을 해친다고 불안해 할지 모르나 그러한 것들은 망상(妄想)이다. 4시간 수면이야말로 오히려 건강을 유지하는 비결인 것이다.

나이가 웬만큼 들면 어떨지 모르나 의사들의 말로는 젊을 때는 만 3년에 한번씩 세포가 전부 교체 된다고 한다. 그러므로 젊을때 4시간 수면생활을 실천하면 새롭게 교체된 세포는 이 4시간 수면에 적응하도록 만들어지고 정리된다는 것이다. 즉, 이것이 건강한 신체를 만든다고 볼 수 있다.

만 3년이 되면 이제 완전히 4시간 수면에 순응할 수 있는 신체가 되는 것이다.

건강이나 체력도 인간에겐 반드시 필요한 것이다. 하지만 그것을 보편화시켜 한 쪽이 떨어져 있다고 말할 수 있는 성격의 것은 아

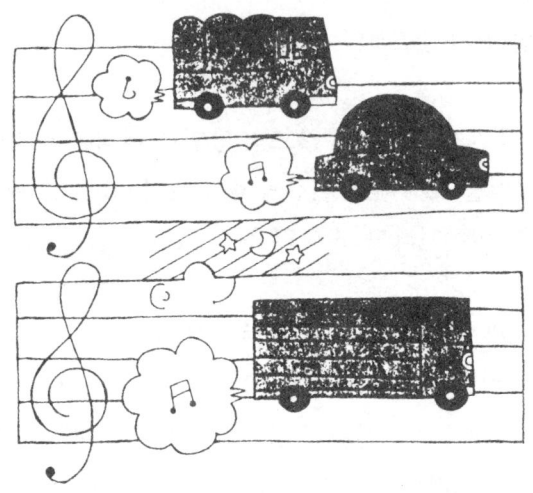

니다.

 꼴찌라도 병에 걸리지 않고 쉽게 피로해 하지 않는 쪽의 체력이 월등하다고 볼 수 있는 것이다.

 몸집이 비대하다거나 힘이 세다거나 또는 빨리 달린다고 해서 반드시 체력이 있는 것은 아니며, 더구나 건강하다고 단언할 수도 없다.

 아무튼 4시간 수면의 생활을 계속하면, 두뇌나 자율신경이 늘 긴장된 상태가 되어 한창 젊을 때가 아니라더도 신경 상호간의 연계가 밀접해 진다. 또한 이것을 3년에서 중단치 말고 쭉 계속해 나가면 몸 안의 세포는 모두 새로운 것으로 바뀌는 것이다.

 또한 머리의 회전도 빨라지고 약질이라도 병에 저항할 수 있게 된다. 그러므로 4시간 수면을 실천하는 일은 곧 건강을 만드는 일이라고 할 수 있는 것이다.

건강은 자신이 만드는 것

4시간 수면의 실천으로 건강을 창조한다고 해서 걸음걸이가 빨라지거나 힘이 센 사람이 되는 것은 아니다. 그러나 환경조건에 따라서는 반사동작이 빨라지며 평형감각도 예리해 진다. 환경에 대한 순응성의 발전인 것이다.

그러므로 여기서 우리가 알 수 있는 것은 자율신경의 원활한 연계는 생활에 의해 만들어지는 것이지 보약이나 특정한 건강법에 의해 만들어지는 것은 아니라는 것이다. 다시 말해서 상호연계의 부조화를 초래하지 않는한 약의 신세를 질 필요도, 의사의 진단을 받을 필요도 없다.

4시간 수면 자체가 신체에 부담을 크게 주는 것은 부인할 수 없다. 그러므로 앞서 서술한 것처럼 4시간 수면을 실천하는 당사자가 '수면부족으로 병이 되는 것은 아닌가?' 하고 의심을 갖게 되면 곤란하다. 자신을 스스로 신뢰하지 않는한 4시간 수면은 실천될 수가 없다. 체질의 개조 또한 마찬가지로 이 체질의 개조 없이는 4시간 수면이 몸에 배지를 않는다. 그렇게 되면 결국 작심 3일이 되고 만다.

최근 건강에 관해 관심이 높아진 탓으로 다방면에서 논의가 이루어지고 있다. 그런데 모두가 마치 건강이 생명을 보증하는 것같이 말하고 있다. 그러나 식물인간이 되어도 건강만 하면 살고 싶다고 생각하는 사람이 있을까?

자율신경의 모든 움직임이 활발하고 상호의 균형이 유지되면 신체는 건강하다고 할 수 있다. 그렇다면 자율신경을 혹사하는 것은 바로 본인이라는 말이 된다. 즉, 자신이 살려고 하는 힘이 바로 건강을 만들어 내고 있는 것이다.

 인간이란 자신이 마음먹기에 따라서는 신체를 자유자제로 할 수 있다. 또한 움직일 수 있는한 움직이는 것이고, 그 결과 마지막으로 죽음에 도달하게 되는 것이다.

 이런 표현을 쓰면 어딘가 종교적인 기분을 느낄지 모르나, 적어도 생활을 유지해 나가고 또한 살아 있는한 활약하고 싶다고 한다면 역시 자기 스스로 자신을 단련하는 수밖에 없다.

 건강이란 이러한 결과로 만들어지는 것이므로 종교와는 무관하지만, 확신은 가져야 된다는 점에서는 서로 유사점이 있다고도 할 수 있다. 모름지기 자신의 건강은 스스로가 만들어 내는 것이다. 아침운동을 하는 것도 좋고 테니스를 치는것도 무방하겠지만, 자기 체내의 자율신경을 무시한다면 백해무익(百害無益)이 되고 만다. 바로 이것에 4시간 수면의 의의가 있는 것이다.

2. 생활리듬을 만들어 가는 4시간 수면법

각자에 따라 서로 상이한 생활리듬

이미 서술한 바이지만 4시간 수면의 실천 생활을 작성하고 있다면 일단 1주일을 하나의 주기로 삼은 생활패턴, 즉 시간표를 작성해야 한다.

또한 우뇌와 좌뇌의 적절한 활용이나 근육에 대한 노동, 또한 자율신경에 대한 부담을 일정하게 만들어 주지 않으면 안된다.

이렇게 하여 하루 20시간의 활동이 비롯되는 것이다.

하지만 이미 누구나 경험하고 있는 바처럼 20시간을 계속해서 전력투구를 한다는 것은 전혀 가능하지 않다. 하물며 그런식으로 1주일을 되풀이 한다면 자멸하게 될 것은 당연하다. 그 예방책으로서 특별히 중요한 것이 바로 '리듬' 이다.

여기서의 '리듬' 이란, 힘을 내는 방식을 바꾸는 것을 일컫는다.

즉, 100퍼센트 또는 120퍼센트의 힘을 필요로 하여 그것을 모조리 써버린 후에는 80퍼센트의 긴장도라도 충족된 일로 대상을 변화시켜 주는 것이다.

좀더 쉽게 설명하기로 한다.
 나의 본업은 전기공학이다. 그러므로 100퍼센트, 120퍼센트의 힘은 나에게는 전기공학의 분야에서 필요한 것이다. 하지만 내가 현재 수강하고 있는 인도네시아어는 그것과 좀 다르다. 오늘은 몇 개의 단어를 외우지 않으면 안된다는 법도 없으며, 꼭 몇 페이지를 해석해야 된다는 법도 없다. 그렇다고 해서 긴장을 늦추고 있어도 된다는 말은 아니다. 다만 80%의 긴장도라도 충분하다는 것이다.
 이렇게 각자의 판단에 의해 어떤 일들의 경중(輕重)의 평가가 내려지고, 그런 것이 적당히 만들어짐으로써 각자의 리듬이 생기는 것이다.
 한편 이 리듬은 개개인의 가치관이나 인생관에 따라서도 달라진다. 다시말해 개인생활에 있어서의 리듬은 각자마다 독립된 것이지 결코 보편성을 지닌 것은 아니라는 것이다. 그러나 그렇다고 해서 그냥 방임해 두자는 것은 아니다.
 이 점에 대해서 한마디 덧붙이기로 한다.
 음악의 3요소는 리듬, 멜로디, 하아모니이다. 이 3요소가 어떻게 구성되어 있느냐에 따라 명곡이냐 아니냐 또는 명연주냐 그렇지 못하냐가 정해지는 것이다.
 인간도 전적으로 이와 같다고 할 수 있다. 음악에 있어서의 멜로디란 재능이고 소질이다 그리고 리듬은 행동이며, 하아모니란 환경에의 조화라고 할 수 있다.

하 - 모니가 없인 재능이 발휘되지 않는다.

사람의 재능이나 소질은 부모로부터 물려 받는 것이다. 그런데 부부는 원래 남남 사이였으므로 두 사람은 당연히 각자의 특유한 유전자를 많이 지니고 있다. 그러므로 자식들 간에도 유전자의 결합에는 차이가 생긴다.

즉, 같은 아버지와 어머니에게서 태어난 자식이라도 재능이나 소질이 서로 다른 것은 당연한 일이다. 그렇기 때문에 인간은 개성이 있다고 할 수 있는 것이다.

이처럼 재능과 소질은 개인에 따라 서로 다른 독자적인 것이며 부모로부터 물려받은 특유의 재산이라고 할 수 있다. 때문에 이 소질과 재능을 뜻대로 펼칠 수 있으면 인생의 성공자가 되는 것이고, 그렇지 못하면 인생을 실패로 끝내고 마는 것이다.

그러나 자신의 재능이나 소질이 과연 어떤 것인지는 누구도 가르쳐 주지 않는다. 따라서 그것을 찾아내는 것은 각자에게 맡겨진 의무이며 사명인 것이다.

옛부터 '금강석도 갈지 않으면 빛나지 않는다.' 는 말이 전해오고 있다

이 말은 실제로 갈아 보지 않고서는 유리알인지 다이아몬드인지 알 수가 없다는 말이다. 마찬가지로 자신의 재능을 갈아보지도 않고 쉽게 체념하거나 포기하는 사람이 적지 않다. 4시간 수면의 생활은 바로 이 자신을 갈아보는 것에 속하는 일인 것이다. 그러므로 '리듬' 은 생동하는 생활 가운데서 자신의 재능이나 소질을 발견하고 발전시키기 위해서는 반드시 필요한 것이라고 할 수 있다.

단언하건데, 자신의 재능이나 소질을 발견하고 키워나간 사람은

진취적인 생활을 할 수 있으며, 또 때가 오면 사회에서도 그것을 인정받게 된다.

 또한 이 재능이나 소질은 사회를 배경으로 모아졌을때 비로소 훌륭한 성공을 이룰 수 있는 것이다. 이것이 하-모니이다.

 이 하-모니가 제대로 이루어지지 않으면 멜로디나 리듬도 무슨 역할을 하고 있는 것인지 통 모르게 된다. 그 예로, 하-모니가 제대로 이루어지지 않았기 때문에 특출한 멜로디나 뼈아픈 생활의 리듬이 아무 쓸모없이 되고만 이들이 많다.

 멜로디를 찾아내지 못한 사람은 그나마 체념할수도 있겠지만, 리듬을 발견치 못한 사람은 자신의 책임이니 어쩔 도리가 없다. 그러나 하-모니가 없었던 사람들은 실로 비극의 주인공들이라고 할 수 있다.

 그러므로 하-모니는, 자신의 생활이 펼쳐진 장소의 환경이라고 정의 내릴 수 있다. 그것은 작게 말하면 가정이고, 보다 넓게 말하면 국가이다.

 마찬가지로 아무리 열심히 4시간 수면의 생활을 원한다 해도 가족들에게 무시를 당한다면 도무지 실현 시킬 수 없다. 4시간 수면은 가족들의 이해가 있어야만이 비로소 가능한 것이다. 개인의 재능과 능력도 제대로된 환경 속에서만 옳게 평가 받는 것이기 때문에 환경을 무시할 수 없다.

 즉, 하-모니가 요구된다.

리듬의 지속 위에서 인간은 성장한다.

 여기서 재차 리듬이라는 것을 서술해 보기로 한다. 앞에서도 언급했지만 리듬은 멜로디와 하-모니를 이어주는 입장에 있다.
 누구나 환경 조건이 제대로 갖추어질 때까지는 인내하고 참으면서 힘을 배양하는 것이 절대로 필요한 것이다.
 이 역할을 맡고 있는 것이 바로 여기서 말하는 리듬인 것이다.
 리듬은 살아 움직이는 것에 대한 상징이며 이 리듬이 있는한 커나간다. 또한 리듬을 타고 있는한 사람은 보다 더 건강해질 수 있다.
 그러면 리듬을 적절하게 하는 것은 관연 무엇인가. 하루 4시간 수면의 생활을 실천하면 다른 잔재주를 피우지 않아도 개인의 리듬은 자신도 모르게 생기게 마련이다. 그것은 물론 3년간의 수행 기간 동안 많은 고통을 경험하고 나서부터 해당되는 이야기이다.
 그러므로 2, 3년 동안에 어려움이 생길 때마다 다음의 5가지를 반드시 유념해 주기 바란다.
 첫째, 남의 흉내는 절대 금물이다. 물론 위인전 같은 것에서 읽은 위대한 인물들의 생활 태도를 받아 들이고, 그것을 자기 방식대로 개조시켜 사용하는 것은 매우 바람직하다.
 둘째, 자신이 내린 결론에 대해 자신이 주춤거리면 안된다. 모든 방법을 시도하고 다시 시도해야 한다. 제대로 시도해 보지도 않고 이론만 내세울 바에는 시작부터 안하는 편이 낫다.
 세째, 형편이 나빠졌거나 또는 무리라고 여겨지면 즉시 바꿔나가라. 4시가 수면을 실천하겠다는 커다란 목표만 바꾸지 않는다면 생활을 아무리 변화시킨다 해도 전혀 부끄러운 일이 아니다. 오히

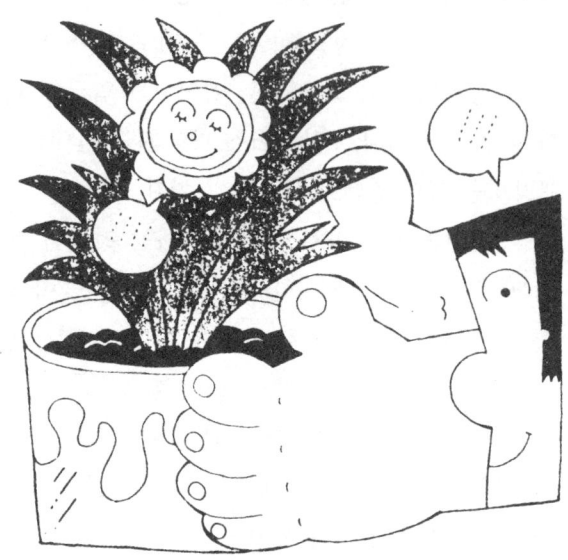

려 이러한 용기와 순응성이 결여되 있다면 이 목표 달성 자체가 힘든 일일 것이다.

  네째, 항상 가족이나 남에게 폐를 끼치지 않도록 주의해야 된다. 자신은 사회의 일원이라는 깨달음이 없으면 하-모니로부터 결국 멀어지게 되는 것이다.

  다섯째, 자신감을 잃지 말고 생활하라. 남들에게 떳떳이 자기의 목표를 공표하고 실행하는 것이야말로 자기 완성을 이룩하는 밑거름인 것이다.

3. 검소한 식사와 얇은 옷으로의
숙면과 건강

신진대사를 원활하게 해 주기 위해서는 얇은 옷이 좋다

 4시간 수면의 실천에 있어 제일 중요한 점은 자율신경이라는 것은 잘 알았으리라 믿는다.
 이 자율신경을 적절히 피로케 하고 휴식시키는 것이 숙면의 포인트라는 것도 이미 몇 번이나 거듭 말해 왔다.
 4시간 수면법에 있어서의 큰 전제는 숙면이다. 그러므로 앞에서 여러가지로 서술해온 숙면의 비결을 여기서 다시 한 번 정리해 보기로 한다.
 ① 검소하고 최소한으로 필요한 양의 식사를 한다.
 ② 저녁 9시가 지나면 음식은 일체 먹지 않는다.
 ③ 술을 마실때는 안주를 곁들이지 않는다.
 ④ 약을 복용하는 일은 피한다.
 ⑤ 부드러운 베개나 요는 사용하지 않는다.
 위의 다섯가지 요점은 어느것을 보아도 인색한 이야기 뿐이다.

말이 나왔으니 한가지 더 인색한 이야기를 하고 넘어가자. 4시간 수면의 생활에서는 얇은 옷만으로 일관해야 한다. 자율신경의 균형을 생각한다면, 피부를 강화해 줄 필요도 있다.

우선 얇은 옷을 입었을 때의 효과를 들어 보기로 한다.

1) 기온이 변함에 따라 피부호흡의 정도를 적당히 조절해 주므로 감기를 예방할 수 있다.

2) 피부의 활동이 활발해지므로 신진대사가 촉진된다.

3) 수면시 땀의 흡수가 빠르고 그만큼 숙면하기 쉽다.

등이다. 그리고 얇은 옷을 입었을 때의 효과에 해당하는 수행(修行)의 종류는,

4) 폭포를 맞는다.

5) 냉수 마찰을 실시한다.

6) 건포 마찰(乾布摩擦)을 한다.

등 여러 가지인데 이런 수행을 날마다 실행으로 옮기는 것은 좋지만 후에 두꺼운 옷을 걸치지 않을 수 없게 되거나, 난방에서 지내는 것은 아무 의미가 없다.

이런 수행을 수행하지 않고서도 늘 얇은 옷으로 지내는 편이 자율신경에는 훨씬 효과적이다.

보통 인간은 나약한 존재라고 일컫는다. 그러므로 수행이라고 하면 거의 단체로 참가하기 마련인데, 이 수행은 한편에선 군중심리도 작용하게 되기 때문이다.

추운 날씨에 수영하는 한중수영(寒中水泳)같은 것도 제법 참가자가 많은데, 그것은 날마다 본인의 의지대로 되는 것이 아니라 극히 순간적인 것일 뿐이다. 이렇게 되면 도무지 4시간 수면을 수

행하는 만 3년 간을 견디기가 힘들게 된다.

 때문에 날마다 할 수 있는 얇은 옷을 착용하는 쪽이 훨씬 손쉽고, 또 언제나 실천할 수 있다는 이점이 있다. 더구나 옷값도 절약된다.

 피부를 단련한다는 것은 달리기를 잘한다거나 힘을 세게 하는 것과는 달리 누구라도 가능한 일이다. 그것은 피부의 두께를 늘리는 것도 아니며, 또 단순히 강인한 강도를 키워주는 일도 아니다.

 그것은 환경 조건의 변화에 대한 적응 속도를 높게해줄 뿐이다. 그 때문에 나의 경우에는 매우 얇은 옷을 입고 자도 아침에 일어나 보면 땀에 젖어 있는데, 그것은 피부 호흡으로 인한 배설물이 쌓인 탓이다. 이것을 없애 버리지 않으면 윗옷을 입어도 어딘지 불쾌한 감은 없어지지 않는다. 그러므로 아무래도 냉수마찰이나 건포마찰을 하고 싶어진다. 나는 날마다 하의를 갈아 입기 전에 건포마찰을 힘껏 하고 있다. 물론 나폴레옹 수면을 하겠다고 마음먹은 후부터 줄곧 되풀이 해오고 있는 일이다.

 얇은 옷은 신진대사를 촉진시키는 작용을 한다. 그런데 4시간 수면자들은 일반인들보다 깨어 있는 시간이 길기 때문에 노폐물도 많이 생긴다. 그래서 수건으로 세게 밀어대면 몸 여기저기에서 때가 떨어지며 피부도 새빨갛게 된다. 그러나 이상하게도 그 다음날도 여전히 많은 때가 나온다.

 이처럼 신진대사가 활발히 촉진되는 것은 '얇은 옷'의 효용이며 4시간 수면의 덕택이라 할 수 있다.

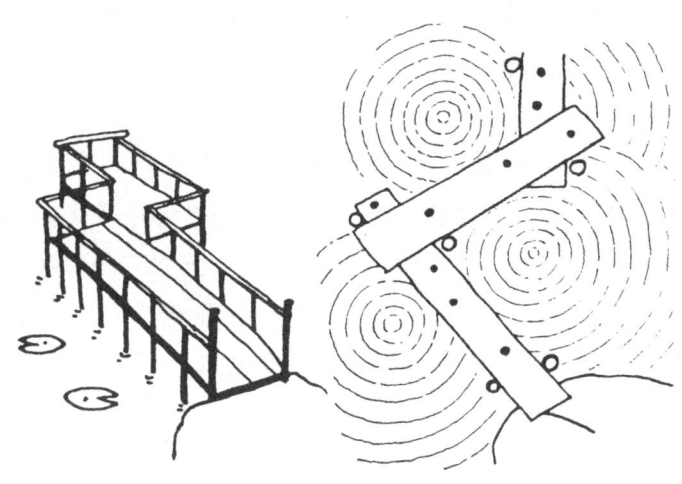

'인색' 함은 보다 나은 인생을 만든다

 4시간 수면의 생활이란 결국 다른 문제들과 따로 분리시켜 실천될 수는 없다.
 여지껏 설명한 것처럼 따뜻한 옷이나 배부른 식사로는 결코 실천할 수 없는 것이다. 4시간 수면의 생활은 아무래도 검소하고 최소한으로 필요한 양의 식사나 얇은 옷을 착용하는 등의 생활과 밀접한 관계를 맺고 있는 것으로 생각해야 된다.
 얇은 옷을 입고 지냈다고 하자. 이 때 피부에서 열을 내보내는 것은 필연적으로 많아진다. 이렇게 되면 전표면(全表面)에서 잃어버린 열량에 상당한 분만큼의 흡수작용을 요하게 된다. 그러므로 소화기계는 물론이고 모든 자율신경이 서로 조화를 이루어 균형을 유지하기 위해 활동하게 된다. 그것이 신체의 건강을 만들어 낸다.
 예를들어 먹음직한 요리로 포식했다고 하자. 소화기계는 아무런 고통도 받지 않고 요구되는 규준량을 다할 수 있다. 다시 말해 전체적인 균형의 유지를 위한 일까지는 무리하게 요구받지 않으면서 충분히 규준량을 유지할 수 있다는 것이다. 이렇게 되면 건강의 본질은 없어져 버리고 만다. 이와같이 평상시엔 전력으로 움직일 일이 없던 소화기계가 갑작스런 사태로 돌발했을때 제대로 응답할 수 있겠냐는 의문이다. 옛부터 전해오는 말에 부자는 약질, 가난뱅이는 건강이라는 말이 있다.
 부자에 비해서 가난한 사람이 더 건강한 생활을 할 수 있다는 것은 다음과 같은 이유에서이다.
 1) 일하지 않으면 식생활을 유지할 수가 없기 때문에 잠자는 시간도 최대로 절약할 수 밖에 없다. (3~4시간 수면)
 2) 의생활에 신경을 쓸 여유가 없다. (얇은 옷)
 3) 먹고 사는 것만으로 족하다. (검소하고 최소한으로 필요한 양의 식사)라는 3박자가 갖추어져 있기 때문이다. 더구나,
 4) 기후같은 자연환경을 극복하지 않으면 안된다.
 5) 노력만 하면 현재보다 더 나은 생활을 할 수 있는 가능성이 있다.
 라는 즉, '난관은 극복하며 생활해 가는 것이다' 라는 적극적인 개척정신을 깨달았기 때문인 것이다. 이런 뜻에서도 인색으로 일관할 필요가 있으며, 또 이것의 의의가 있다.
 돈이 없으므로 쓰지 못한다는 것은 어쩔 수 없는 일로 인색한 것

은 아니다. 돈을 갖고 있으면서도 움켜쥐고 있는 것이 인색하다. 더 나아가면 바로 구두쇠인 것이다.

가난하면 늘 참고 인내하는 것에 익숙해지며, 매우 소극적인 성격이 된다. 발등에 불이 떨어지면 임시 변통으로 때우려고 한다. 또한 열등감에 사로잡혀 있기 마련이다.

하지만, 구두쇠는 다르다. 다소의 여유가 있다해도 그것은 최후의 수단으로 삼으면서 아무일도 없었던 걸로 간주하고 맨주먹으로 대응하려 한다. 그러므로 드디어는 그리 다급해질 일도 없으며 임시 변통도 하지 않는다. 엄연히 목표를 세우고 그것을 위해 노력한다. 물론 열등감도 없으며, 오히려 우월감에 빠져 있을 수도 있다.

나는 이런 의미에서 구두쇠로 일관할 것을 적극 권하고 싶다. 그렇게 함으로써 새로운 인생이 마련되기 때문이다. 또 건강도 유지해줄 뿐만 아니라 생활상의 신념도 확립해 준다. 또한 구두쇠 작전은 월부나 대부금의 압박에서 피할수 있는 길이기도 하다.

4. 속박과 공포로부터의 해방이 장수를 약속한다.

건강은 자기 암시와 자신감이 만들어 낸다

'불면증'의 치료에 자기 암시법이 적절하다는 것은 앞에서 이미 언급한 바이다. 마찬가지로 4시간 수면법도 자신이 '할 수 있다' 또는 '해내고 말겠다'고 작정하고 실천하지 않으면 결코 성취할 수 없다.

마찬가지로 검소하고 최소한으로 필요한 양의 식사나 구두쇠 같은 얇은 옷도 일종의 자기 암시 없이는 결국 작심 3일로 끝나고 말 것이다. 그러므로 건강도 역시 자기 암시가 만들어 낸다고 볼 수 있는 것이다.

나는 중학교 3학년때 이런 체험을 한 경우가 있다.

어느날 체육시간에 높이 뛰기를 했는데, 30cm부터 시작되었다. 그런데도 발동작이 맞지 않던 나는 장대에 걸려 넘어지고 말았다. 그때 30cm를 넘지 못한 학생은 나 혼자 뿐이었다. 그날의 우리반 학생의 최고 기록은 135cm였는데, 나는 정말 억울했다.

그래서 곰곰히 궁리한 끝에 검도를 생각해 냈다. 나는 국민학교 5학년 때부터 검도를 배웠다. 검도에서 점프는 왼쪽발이다. 그런데도 높이뛰기는 오른발로 뛰어 오르지 않으면 안되는 것으로 나는 생각하고 있었다. 따지고 보면 발동작이 맞지 않아 30cm를 뛰어오르지 못한 것도 당연한 일이었다.

 학교수업이 끝나고 나는 혼자서 다시 연습을 해 보았다. 과연 50cm 정도 까지는 전혀 힘이 들지 않았다. 나는 그때부터 우리 반에서 최고 기록인 135cm를 뛰어넘으려고 날마다 한시간 정도씩 연습을 거듭했다. 역시 가능한 일이었다. 하지만 내가 그렇게 되기 까지는 3달이 넘게 걸렸으며, 그것은 또한 검도 실력에도 발전을 가져다 주었다.

 이 일은 그 후로 내 인생에 있어서 놀라울만한 하나의 교훈이 되었다. 그야말로 나의 발전의 토대가 된 셈이다.

 다시 말해 '자기가 굳게 믿고 노력하면 꼭 만족할만한 해결은 주어진다' 라는 자기 암시를 거는 것이다.

 나는 의학엔 문외한이며 더구나 한때는 의사에게 소외를 당했던 생명의 주인공이다.

 그러므로 지금까지 해오고 있는 생활이나 내가 철칙으로 믿고 있는 양생훈(養生訓) 같은 것은 거의다 자신의 체험에서 발견해 내어 체계화하고, 자기암시를 걸어 왔던 것이다.

 나는 늘 이런말을 한다.

 "인간은 실로 천차만별과 같다. 그러므로 자신에게 가장 적합한 규칙을 스스로 찾아 내는 수 밖에 없다."

 그만큼 자기 암시가 맡고 있는 역할은 매우 엄청난 것이다.

어릴때 나는 심하게 자주 앓는 허약한 약골 이었다. 체력은 물론 병에 대한 저항력도 미비했다. 그런데 나폴레옹 수면을 만 3년 되풀이한 후 부터는 병의 저항력을 키울수 있게된 것이다.

때문에 나는 해군 기술 중위로서의 의무도 아무 꺼리낌없이 다른 사람과 동일하게 마칠수 있었다. 그것만이 아니라 전후의 심한 세파에 고통을 받으면서도 나의 인생을 꿋꿋하게 지켜갈 수 있었다.

또한 나는 죠오지대학(上智大學)에서 교편을 잡은지 만 19년이 되었고, 이젠 안주의 터전을 얻어 미래의 큰 꿈을 펼치고 있다.

더구나 나는 혈압이나 체중도 전과 똑같아 자가용기(自家用機)의 면허를 딴지가 꼭 10년, 이젠 내 맘껏 하늘을 날고 있다.

대개의 사람들은 나를 나이보다 10년은 젊게 본다. 어릴때 몹시 허약했던 나는 환갑을 맞을 나이가 된 지금 건강이 양호한 노인측에 들게 되었다. 나이가 들어 보이지 않는다는 것은 신진대사가 늘 똑같은 리듬으로 되풀이 되고 있다는 증거이다.

늙어서도 건강이 좋을 수 있다는 것은 자기 나름대로의 암시 속에서 리듬을 유지해 가고 있다는 것을 뜻한다.

나의 이제까지의 생활을 떠받쳐 주고, 나의 생명을 유지해온 것은 거의 자기 암시였다고 말할 수 있다. 절망 일보직전 이면서도 나쁜 건강에 그런대로 아무일 없이 커온 것은 자기 암시의 덕분이다.

언제는,"인간들에게 짓밟힌 떡갈나무의 열매가……" 하고 탄식하던 적도 있었지만, 지금의 나는 한 그루의 나무가 되어 건강히 살고 있다. 떡갈나무는 물론 떡갈나무일뿐 소나무나 자작나무는 되지 못한다. 그래도 그런대로 좋은 것은 아닌가. 이리저리 짓밟힌

채 산짐승의 먹이나 되었을 때를 생각하면 그런 사치스런 말을 하고 있을 처지가 못되는 것이다.

건강이란 자신이 갖고 있는 재능과 능력을 늘 100퍼센트 발휘 하는것

 앞서도 서술한 것처럼 몸의 조화가 깨지면 의사의 진단을 받고 그것을 따라야 한다. 때문에 무너지기 까지의 과정에서 자율신경으로 원래대로 회복시키는 것이 가장 바람직하다.
 내가 강조하고 싶은 말은 의사의 신세를 지지 않도록 평소에 자율신경을 제대로 조정해 두라는 것인데, 이런 점으로 미루어 봐도 자기 암시의 의의가 있다.
 인간은 암시에 걸리기 쉬운 동물이다. 예를 들어 신문에 소금기를 과잉으로 섭취하지 않는 것이 좋다는 기사가 나왔다. 하면,
 '나는 지금까지 너무 짜게 먹었기 때문에 멀지 않아 암에 걸릴지도 모른다' 고 생각한 나머지 날마다 고민하다 일찍 세상에 뜨는 사람도 있다는 것이다.
 늦건 그렇지 않건 어떤 암시에 걸릴 바에는 아무래도 자기 암시에 걸려버리는게 훨씬 낫다.
 '나는 이런 생활을 하고 있다. 때문에 늘 건강하게 살 수 있다.' 고 믿으면서 그런 생활을 되풀이해 나가면 그리 쉽게 병에 걸리지 않는다. 이건 당연한 일이다. 자율신경의 균형 복원력(復元力) 의 속에서 살아가고 있기 때문이다.
 어떤 유명한 의사가 추천한 것이라도 그것이 자신의 생활 리듬을 갑자기 바꾸어 버리면 도리어 건강에 나쁘다. 역시 자신의 신세에

맞고 관습화된 생활 속에서 편히 적응해 나가는 편이 건강에도 좋다.
 종종 건강한 신체를 위해서는 운동을 해야 한다고들 한다. 그말에 혹해서 조깅이나 테니스를 하는 사람이 있다. 그러나 나는 부럽게 생각하지도 않고 칭찬할 만한 일이라도 생각지 않는다. 본디 몸이 약하고 체구가 작았던 나로서는 운동에 합당하다고 생각지 않았기 때문이다. 야구나 축구를 할 때에도 늘 응원석에 앉아 있는 신세였다.
 그러므로 내가 열심히 맞붙은 것은 검도 뿐이었다. 국민학교 5학년 때부터 여순공과대학 예과(旅順工科大學 豫科)를 수료할 때까지 만 10년간 검도를 했는데, 지금 2단을 땄다. 하지만 시합성적은 조금도 좋지 않았다. 체력의 문제가 작용했는지도 모르지만 내 생각으론 나폴레옹 수면이 아직 몸에 배기 전이었기 때문인듯 하다.
 그러나 나는 현재 그때의 훈련을 고맙게 생각하고 있다. 실제로 나는 치고받고 하는 연습보다는 마루에서의 훈련이나 예법에 의해 대단히 귀중한 것을 얻었다.
 건강이라고 하면 누구나 몸집이 비대하고 힘이 어느정도 센 사람을 떠올리기 쉽다. 하지만 그것은 참된 건강이 아니다.
 올바른 의미의 건강은 늘 그 능력을 100퍼센트 발휘할 수 있도록 유지하는 것이며, 순간 순간의 적응력을 표출해 내는 것이다. 그러므로 겉만 보고 남을 부러워하는 것은 잘못이다. 자신감을 갖고 좀더 자기 자신의 건강을 유지하는 것이 마냥 부러워만 하는것 보다는 월등히 낫다. 이런 뜻에서 자기 암시가 맡는 역할은 실로 큰 것이라고 할 수 있다.

스스로 살아가는 스스로의 인생

요즘은 보통사람들의 평균 수명이 길어졌다고 한다. 그것 자체는 분명 훌륭한 일이라고 생각한다. 하지만 의학의 이러한 놀라운 발전이 있는 반면 식물인간으로 오로지 삶을 누리기만 하고 있는 사람들 역시 늘고 있다고 한다.

대체 삶이라는 것, 또 인간의 수명이라는 것은 어떻게 생각하면 좋은가. 나로서는 도무지 알 길이 없다. 이 문제에 대해서는 윤리와 종교적인 면을 합하여 앞으로도 그 논의를 그치지 않을 것이다.

하지만 나는 그런 논의에 빠지고 싶진 않다. 실로 놀라운 체험을 하고 있기 때문에 나는 가능한한 다방면에서 열심히 일하고 '어느날 갑자기'라는 식으로 죽는것을 원하고 있다. 수면은 죽어있는 것과 마찬가지라고 단언하면서 그것을 생활 신조로 삼고 있으므로 깨어 있어서 행동하기 위한 수면이 아니면 차라리 언제나 잠들어 버리는 편이 낫다는 생각이다.

「나폴레옹 수면」이라는 책의 본문에서 나는 57세가 되는 때가 대체로 보통사람들의 124세와 맞먹는다고 적었다.

그 이후로 만 3년이 더 흘렀으니 보통사람들의 나이로 환산하면 130세가 다된 셈이다. 그런데도 나는 남들로부터 50세로 밖에 보이지 않는다는 말을 종종 듣는다.

장수(長壽)라는 것에는 두 가지의 의미가 있다. 하나는 호적상의 나이의 연장이며, 또 하나는 깨어 있는 시간을 보통사람들과의 비

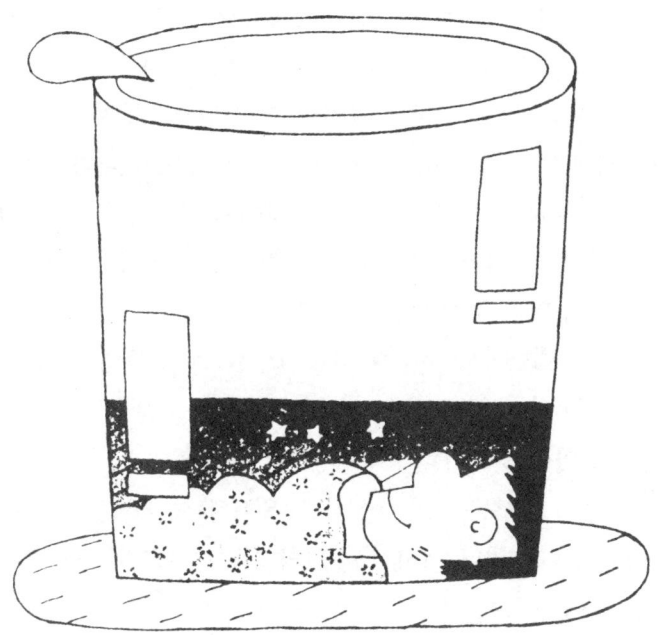

교로 얻은 나이, 또는 작업량을 모두 합한 것으로 환산된 나이라는 의미이다. 물론 자질구레한 논의를 하자면 끝이 없을 것이다. 4시간 수면의 생활을 실천하면 어느 쪽도 발전 한다는 것은 확실하다는 의미로 받아들여 주기 바란다.

 4시간 수면은 첫째, 자율신경을 조정하고 건강을 좋게 해준다. 건강하면, 그만큼 병이 없게 된다. 때문에 장수를 누리는 것은 오히려 당연한 일이라고 할 수 있다.

 그 다음엔 숙면에 의해 흡족한 휴식이 주어진다. 이것도 앞에서 언급했으니 새삼스레 반복할 필요는 없을 것이다.

그 이하는 생략하기로 한다. 다만 한가지, '스스로 살아가는 스스로의 인생' 이라는 것에 대해서 서술해 보고자 한다. 손오공(孫悟空)은 아니지만 사람도 제아무리 으시댄다고 할지라도 결국 관음보살의 손바닥 안에서 놀고 있는 것과 다름 아니다. 그러므로 예를 들어 자유를 원한다해도 그런 것에 주어질리가 없다. 법률가는 종종, 사람은 법앞에 평등하다고 하지만 현실적으로 보면 누구나 동일한 수명이 주어져 있는 것은 아니다.

또한 그렇다고 해서 누구나 감옥살이를 하고 학대를 받는 것도 물론 아니다. 늘 싱글벙글 웃고 있으면서 즐거운 인생을 살고 있는 사람도 있는 것이다.

결국 어떻게 해서든 각자 나름대로 유쾌한 생활을 찾아내는 수밖에 다른 도리가 없다. 4시간 수면의 생활은 그것을 위한 유일한 방법인 것이다.

'깨달음이 있는 날마다의 생활습관'

미리 서술한 바이지만 4시간 수면생활을 실천하면 혼자서 맘대로 쓸 수 있는 시간이 많아지게 된다.

이 자유시간은 부족했던 일의 보충을 위해 쓰여도 좋고, 새로운 꿈의 달성을 위해 쓰여도 좋다. 요컨대, 돈을 벌기 위한 시간이 실로 고역이라고 치면 이런 종류의 시간은 자신의 단점을 메우기 위한 것이 되는 셈이다. 그리고 평소엔 방치해 두었던 일도 몇번씩 가다듬어 제대로 끝을 맺을 수 있을 뿐만 아니라 알지 못하는 세계에 대한 도전에도 활용된다. 이 점이 제일 중요한 것이다.

대다수의 사람들은 봉급을 받기 위해서 죽기살기로 일을 한다. 그런 나날을 줄곧 보낸다면 청년이 되서는 몸도 마음도 지쳐 완전히 숨통이 막히고 말것이다. 하지만 여전히 "먹고 살기 위해서는 일해야지……"하고 사회로 나오게 된다. 이 지경이면 이제 지긋지긋 하다거나, 죽어버리는 편이 나을 것이다. 그를 위해서는 이제부터라도 늦지 않았으니 4시간 수면을 실천해서 심리적으로나 체력적인 여유를 갖도록 해야한다.

4시간 수면의 생활이란 수면을 취하고 있는 4시간을 문제 삼는 것이 아니라 깨어 있는 나머지 20시간을 문제 삼자는 것이다.

물론 시간만을 문제 삼는다면, 4시간 수면을 실천하는 사람의 깨어있는 20시간이나 8시간 수면자의 16시간에는 그리 큰 차이가 없을 것이다.

하지만 돈을 벌기 위한 징역생활과 마찬가지인 8시간, 출퇴근 하는데 소요되는 3시간, 그리고 자유시간인 2시간을 빼고 나면 결국 4시간 수면자는 7시간, 8시간 수면자는 3시간이 남는데 그 차이는 실로 큰 것이다.

그러므로 자유로운 삶을 위해서는 이 시간을 어떻게 잘 활용해 가느냐가 중요하다.

자기의 인생을 스스로 살아 간다는 문제에 있어서 반드시 전제가 되어야 할 것은 자유이다. 또한 시간에 여유가 있으면 자질구레하게 생각되던 일까지도 충분히 반복할 수 있으므로 생활의 구석구석까지 일체의 불안 요소는 없어지게 된다. 그것은 즉, 단순한 속박에서의 해방 뿐만 아니라 여러 불안에서도 해방되는 것을 뜻한다. 불안에서의 해방은 곧 깨달음인 것이다. 번뇌와 방황속에서

구제받기 위해 일생을 투자하는 사람이 적지 않은 이 세상에서 깨달음을 간직한 인생을 지닐수 있다면 그것은 곧 이상적으로나 현실적으로 최악의 장수라고 할 수 있을 것이다. 부부관계도 마찬가지로 늘 서로 미워하고 지낼 바에는 애당초 부부가 되지 않는 것이 낫다. 한 형제 사이도 한평생 서로 협력하고 존경하며 지내야 한다.

 아무튼 평생을 위한 인생이라면 이 '깨달음'의 경지에서 오래 삶을 누려야 한다. 불안이 사라지면 병도 생기지 않는다. 화목한 가정에는 항상 복이 있다. 부자가 아니어도 남과 나누어 가질수 있으면 흡족함을 맛볼 수 있다. 다시말해 이러한 이점들은 4시간 수면이기 때문에 가능한 것들이라고 볼 수 있는 것이다.

제 4 장

발상의 전환을 만드는
4시간 수면비법

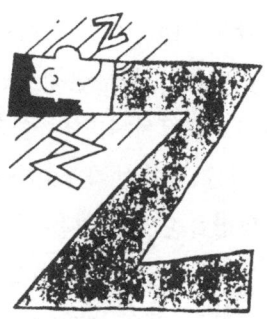

1. 발상전환의 기본은 유연한 머리이다.

두뇌를 합리적으로 이용하는 것이 첫걸음

 발상(發想)이란 도대체 무엇인가? 그 계통의 책을 보면 이론적인 면은 왼쪽뇌가 작용하고, 종합적인 결론을 얻어 그것을 동작으로 나타내는 것은 오른쪽뇌가 관여한다고 되어 있다. 아무튼 발상(發想)이란 여러형태로 좌뇌와 우뇌가 얽혀서 작용한다는 것은 분명하다.
 그러므로 잠이 이 뇌를 쉬게 하는 역할을 맡고 있다는 것은 엄연한 사실인데, 나는 더 나아가 여러가지로 신경을 피로케 하는 환경에 대응하도록 전체적인 판단을 하여 자율신경에 어떤 명령을 내리는것 역시 수면의 중요한 기능 중의 하나라고 생각한다.
 그 이유는 이런 대응이 만약 무시된다면 수행(修行)같은 것은 결국 생명을 단축시키는 것에 지나지 않기 때문이다.
 발상의 목적이 욕심을 쫓는것에 있느냐 아니면 호신(護身)에 있느냐 하는 것은 제쳐 두고라도, 그것이 어떤 형태로 자기 자신과

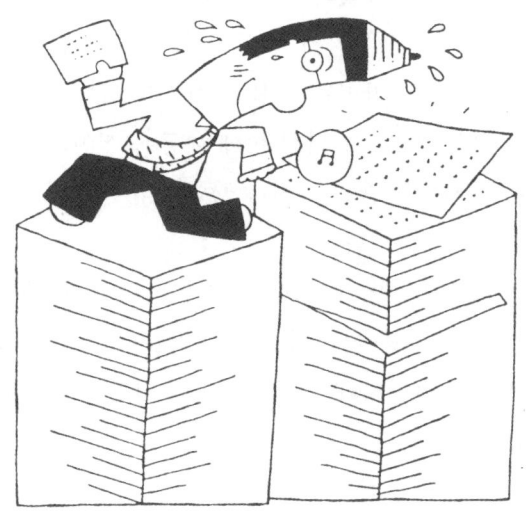

연관되는 사항에의 대응으로서 발생된다는 것만은 분명하다.
 그러므로 수면이 뇌의 작용에 의존하는건 두말할 필요가 없다. 때문에 뇌의 대응이 늦어지면 자연히 발상의 전환도 늦어진다.
 전에는 노인들 가운데 남의 의견은 아예 들으려 하지 않고 자신의 의견만을 고집하는 사람들이 적지 않았는데 요즘에는 젊은층에도 그런 사람들이 많아지고 있는 듯하다. 이러한 사람들에게 발상의 전환같은 것은 도무지 기대할 수 없다고 봐도 과언이 아니다.
 뇌의 전환은 뇌를 합리적으로 혹사시킬 때에만이 가능하다고 할 수 있는데 그 방법은 아무래도 짧은 시간 수면법을 들지 않을 수 없다.
 나는 이런 이유에서 단시간 수면을 일종의 수행이라고 표현하면서도 수도자나 참선의 그것과는 전혀 다른 것이라고 생각하는 것이다. 수도자의 수행이나 참선이 일종의 몰아(沒我)의 상태를 추구하고 자신의 욕심을 버리는 것을 목적으로 하고 있다면 단시간 수면은 자신을 발견하고 그 의식 속에 행동을 실현하기 위한 수단이라고 본다. 공통점은 단지 자신을 끊임없이 단련시켜 안주에 머물지 않도록 한다는 것이다.

앞서 언급한 이야기지만 단시간 수면의 이점은 다음과 같다.

① 수마(睡魔)와 싸우는 자신의 의지의 강도가 늘게 된다.
② 신체의 회복이 가능하게끔 자율신경이 활동을 충분히 하게 된다.
③ 건강을 유지할 수 있다.
④ 수마와 싸우다 보면 작업량도 당연 늘게 되고 그만큼 긴장 시간도 늘어나게 된다.
⑤ 심(心), 신(身), 지(知)가 모두 축적이 많아지므로 환경에의 대응도 빨라지게 된다.

등이 있다. 그리고 위의 ⑤야말로 발상과 직접 연관을 지닌 내용이라고 할 수 있을 것이다.

발상의 전환(轉換)이란 무의식중에 일어나는 환경변화에의 대응이며 순응이다. 그러므로 '밀어서 안되면 당겨보라'는 사고 방식이 가능한 것이다.

나는 전환이라는 것이 과연 의식적으로 될 수 있는 것인지 그렇지 않은지에 대해 많은 생각을 해보았지만, 그것은 무의식적 이라는 생각이 든다. 발상이라는 발이 의미하는 바와 같이 오히려 그것은 자연 발생적으로 만들어지는 것이 아닌가 한다.

아무튼 단시간 수면으로 뇌나 신경을 합리적으로 혹사시킬 수 있고, 또 대응 속도를 높여 넓은 범위의 대응을 요구할 수 있다면 이것이 역시 제일 효과적인 방법이라고 할 수 있다.

자율신경과 오감을 민감하게 움직여라

종종 '머리가 비었다'거나 융통성이 없는 사람을 가리켜 '돌대가리'라는 말을 많이 한다. 이것은 물론 그렇게 타고 났다는 뜻도 있겠지만 반드시 그것만을 말하고 있는 것은 아닌듯 싶다. 종교에 열성인 신자의 경우처럼 때로는 가치관이 바뀌는 것으로 생겨나는 것도 있다.

사람은 오감(五感)을 통하여 주위의 변화를 알게 된다. 이처럼 정보는 몇가지의 경로로 오른쪽 뇌에 모이고, 왼쪽뇌의 판단의 도움으로 상응(相應)한 결론을 유추해 내는 것이다.

또한 그 결론이 각각의 정보에 대응한 것이라면, '머리가 잘 돌아간다'고 하는 것이다. 그런데 여기서 만약 그 결론이 이미 잠재돼 있던 관념이거나, 어느 특정한 정보로 기울고 있으면 '돌대가리' 라는 소리를 듣게 되는 것이다.

이와같이 결론이 각각의 정보에 충분히 대응하지 않는 것은 꼭 연령만의 문제는 아니다. 가령 다음과 같은 예도 생각할 수 있기 때문이다.

1) 사관학교와 같이 정해진 사고 방식으로 고정화되도록 하는 훈련을 받으면 반사적으로 훈련된 것과 마찬가지의 결론을 얻게 된다.

2) 지식이 부족하면 이해가 가능한 정보만을 택하고, 그 안에서

결론을 얻게 된다.

 3) 가령 계산같은 것이 포함되면 계산을 위해 소모되는 시간이 길어지거나, 혹은 계산이 틀리게 되면 결국은 자신의 편파적인 결론을 얻게 된다.

 4) 이렇게 해주었으면 하는 바램을 갖고 있으면 아무래도 한쪽으로 치우친 결론으로 흐를 수 밖에 없다.

 5) 여러 정보 정리에 시간이 소모되면 결론을 내리기까지 다소 시간이 걸리고 '피의 순환이 늦어진다'고 하며, 또한 제대로 재촉에 대응하지 못해 잘못된 결론을 이끌어낼 수도 있다.

 그러므로 만약에 순환이 빠른 머리의 소유자가 되고 싶으면 이런 점에 주의해야 한다. 그렇게 하면서 오감이 빨리 작용해 줄수 있도록 유지하는 것이 제일 중요한 것이다.

 물론, 운동선수처럼 훈련에 의해서 실현 하는것은 가능하다. 하지만 그보다 앞서 더욱 보편성이 있는 방법을 고려해야 한다. 즉, 오감과 자율신경을 늘 긴장시켜 두는 것이 필요하다.

 그러자면 검소하고 최소한으로 필요한 양의 식사법을 유지하고 항상 다소 공복의 상태가 되도록 하는 것이 좋으며, 얇은 의복을 착용하는 것도 효과가 있음은 더 말할 필요가 없다. 4시간 수면생활을 실천하면 잠시만 긴장이 풀려도 수마가 엄습하게 되기 때문에 깨어 있는 20시간 동안은 긴장을 조금도 늦춰서는 안된다. 또한 계속적인 긴장을 위해서는 공복상태나 얇은 옷 등이 큰 효과가 있는 수단이 될 수 있는 것이다.

다방면의 지식과 경험을 쌓고 실제로 활용시켜라

둘째로 언제나 지식을 쌓아두고 이 축적된 지식은 기회 있을적마다 다시 이용하며, 언제라도 스스럼없이 활용될 수 있도록 해 둘 필요가 있다.

지식이란 책을 읽는 것에 의해서 뿐만 아니라 지식이 많은 사람들로부터의 가르침을 얻기도 한다. 하지만 어떤 식으로든 쓸모없는 지식은 없는 것과 다름아니다. 그것은 활용할 때만이 비로소 그 가치가 생겨나고 평가의 대상이 되는 것이다.

간단한 예로, 바둑에서의 정석(定石)에 대해서 논해 보자. 바둑에서는 어떤 정석도 상황에 따라 적용되는 법이 바뀐다. 가끔은 굉장히 큰 집같이 생각되는 데도 프로는 그것을 태연히 버리고 만다. 역시 프로인 것이다. 반면에 아마추어는 깊이나 시야를 넓게 가지지 못하고 있는데 아마가 아마인 이유는 여기에 있다.

가령, '밀어서 안되면 당겨보라'는 속어가 있다. 한대의 트럭을 움직일때 시작할때는 조금도 움직이려 하지 않다가도 어느 순간에 적당히 밀거나 당겨보면 이윽고 차가 움직이기 시작하는 것을 경험할 수 있다. 문제는 그러한 호흡이다.

이런 호흡은 몇 번씩 실패를 맛본 후에 거듭해서 경험하지 않으면 좀체로 터득하지 못한다. 때문에 기회가 있을 적마다 다시 도전해볼 필요가 있는 것이다.

또한 정량성(定量性) 이전에 정성적(定性的) 판단이 가능하도록 하는 것도 중요하다.

정량성이라는 것은 계산과 같이 왼쪽뇌에 의해 지배되고 있으며 정성이라는 것은 오른쪽뇌에 의한 총괄적인 판단이다.

그러므로 오른쪽뇌는 양부(良否)를 판단하고 그것의 정도를 나타내는 것이 왼쪽뇌에 의해 판단되는 정량성인 것이다.

경우에 따라서는 정량성이 앞서고 그 결과에 의해 총체적 판단이 생겨나는 수도 있지만 보통은 정성적 판단 쪽이 앞서고 정량성이 그것을 잇따른다고 생각하면 될 것이다.

총체적 판단이라는 것은 꼭 현재 문제시 되고 있는 사항에만 적용되는 것이 아니다. 어떤 한 분야의 대가라 하더라도 그의 성공 비결을 질문해 보면 대부분이 비슷한 말을 한다. 그것은 자신이 고생하며 노력해온 것에 대응시켜서 유추할 수 있기 때문이다.

반대로 말하면 즉, 그만큼 경험이 많고 정보에 대한 인식도 월등하다는 것이 된다.

다음은 폭넓은 지식과 경험을 쌓아가는 것을 요하게 된다.

학자들은 대부분 세상사와는 거리가 멀다는 것은 옛부터 들어오는 말이다. 즉, 이런 말은 사용하는 뇌가 고정화 됨으로써 비롯되는 결과이다.

하지만 그것은 하나의 사회인으로서는 아주 바람직하지 못하다.

모든 뇌와 신경이 똑같이 혹사당하고 단련되지 않으며 안된다. 그러므로 '폭이 넓은' 것이 요구되는 것이다.

나의 경우에는 전공인 전기 공학의 분야에서 발전이 없어 답답할 때는 음악이나 바둑에서의 감각이 해결의 요점이 될 적이 종종 있다. 나는 이런 점에서 사람의 '두뇌작용'이 경이로움을 느낌과 더불어 그 필요성을 인식하게 되는 것이다.

이처럼 여러 가지의 지식이나 경험은 그것이 함께 섞여 있을 경우에만 새로운 세계를 열어 주는 것이다. 충분한 정서와 교양이 명확한 결론을 만든다는 것은 아마도 이런 점을 두고 하는 말일 것이다.
 마지막으로 또한 중요한 것은 환경 여건을 있는 그대로 깨닫고 이해할 수 있게 마음의 여유를 가질 필요가 있다는 점이다.
 가령, A씨라면 이렇게 말하고, B씨의 경우에는 저렇게 말할 것이다 라고 하는 식의 나름대로의 잠재의식을 갖는 것은 곤란하다.
 잠재의식대로 맞아 떨어지면 물론 문제가 없지만, 그것과 전혀 상이한 이야기가 되면 대응할 수 없게 될 뿐더러 나름대로의 편견을 초래하기 쉽기 때문이다. 머리가 빨리 돌아간다는 것은 내용을 제대로 파악하고 순응할 수 있다는 뜻이다. 때문에 의식을 잠재시키는것 자체부터가 잘못이라는 것이다.
 기대를 갖고 있으면 자칫 오감까지도 해치기 쉽다. 또한 첫번째의 잘못은 그 다음번의 잘못을 가져온다. 그러므로 더더욱 어리둥절해지고 초조감이 생긴다. 이와는 달리 마음에 여유가 있다면 충분히 진정해서 대처해 나가는 것이 가능하다.

머리가 굳어지면 시기는 이미 늦어진다

 앞에서의 설명으로 미루어 보면, '머리가 굳어진다'는 말의 의미가 어느정도 뚜렷해 진다. 그것은 꼭 나이만의 문제는 아니라는 것이다.
 서서 걸어다니는 것이 부자연스런 고령의 서예가는 붓을 쥐면 힘있게 자신의 몸을 놀려 대작(大作)을 만들어 낸다. 음악가도 마찬가지이며 검도의 대가도 또한 그렇다. 즉, 늘 혹사시키면서 오랫동안 단련한 신경은 나이와 함께 더 세련되면 세련되었지 나이가 들어서 별볼일 없다는 상태는 초래되지 않는다.
　마찬가지로 아무리 하찮게 생각되는 것이라도 한가지씩 열심히 이루어 가는 사람은 늘 생동감이 넘친다. '젊어서는 미친척하고 열심히 하라. 그러나 어느 정도의 나이가 되면 젊다고 해서 바보 취급을 받을 수도 있으니 적당히 속이면 된다'는 말이 있는데 여러분의 견해는 어떤지?
　적당히 알아서 속이는 한 신경도 적당히 감싸돌게 된다. 일단 한번 그렇게 하는 것을 깨달으면 신경은 더욱 그 쪽으로 나아간다.
　또한 퇴화가 시작된다. 경우에 따라 다르겠지만 심한 때는 이미 30대에 노화가 시작되는 사람도 꽤 많다.
　"자네는 충분히 알 나이인데도 여지껏 그런 말을 하고 있는가? 아무튼 자네는 중역이 되기는 틀렸어, 눈치로 처세하면 되는데 뭘 그래."라고 말하는 사람도 있다. 하지만 이런 말을 듣고도 아무 대꾸를 안한다면 발상의 전환같은 것과는 언제나 인연이 먼 불쌍한 사람이라고 할 수밖에 없다.
　머리가 굳어지면 때는 이미 늦다. 대다수의 보통사람들이 볼때는 흡사 헛수고로 보일지도 모르지만, 4시간 수면을 중지하지 않는 이유가 바로 여기에 있다. 머리를 굳게 하지 않기 위해서는 4시간 수면이 가장 적절한 수단이다. 또 그것은 젊음을 유지하는 단 하나의 방법이며 발상의 전환을 원활케 하는 모체가 되는 것이다.
　다시 반복해서 설명한다. 신경은 당사자가 자발적으로 혹사시키는 한 크게는 될 망정 결코 파괴되는 일은 일어나지 않는다. 또한 모든 신경을 똑같이 혹사시킴으로써 **빠르게 시의(時宜)에 적합한 반응을 보여주는 것이다.**

2. 다방면으로 갖춘 지식이 발상의 전환을 빠르게 한다.

참된 지식이란 스스로의 판단으로 운용될 수 있는 것이다.
 지식에 대한 것은 앞에서 잠깐 설명한 바 있는데, 여기서 두세가지의 설명을 더하기로 한다.
 대다수의 보통사람들은 대체로 어느 정도의 나이가 되면 현상에 불만족하게 되어, '어떻게 몸을 좀 바꾸고 싶다!' 고 호소하는 사람들도 많다. 하지만 구체적으로 무슨일을 하길 원하느냐는 물음을 던져보면 아무런 대답도 못한다. 현상에 대한 불만과 서글픔, 또한 미래에 대한 이상적인 이야기로 일관할 뿐이다.
 그들은 사물을 전혀 알지 못한다. 꽤 많은 국가 시험제도(國家試驗制度)가 있다는 것이나, 단 세 명만으로 회사를 꾸려가고 있다는 사실도 전혀 알지 못하는 것이다.
 올바른 지식이란 당사자 자신이 판단해서 활용할 수 있는 내용의 지식이어야지 그렇지 못하면 전혀 아무런 도움도 되지 않는다. 독서량이 아무리 많아도 그것이 즉시 올바른 지식으로 이어지지는

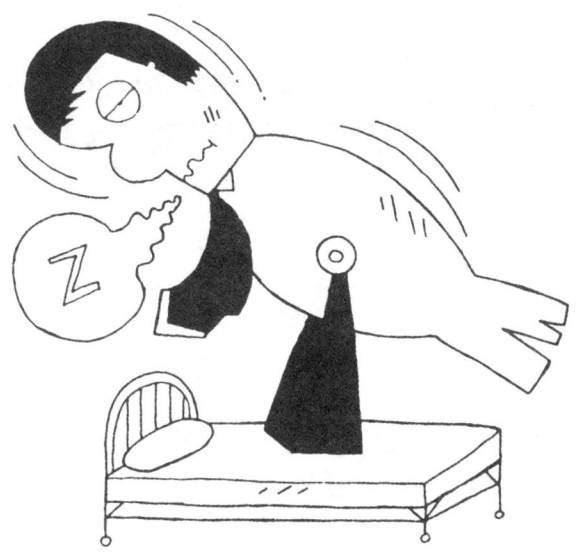

않는다. 그러므로 지식이란 늘 자신이 운용할 수 있도록 정리하고 보충해 두어야 한다. 주간지에서 대충 읽은 기사도 올바른 의미에서의 지식으로 끌어올리자면 어떤 경우에는 몇년이나 소모되는 수가 있는 것이다.

  나는 때때로 자가용기로 하늘을 난다. 이것은 기분전환에는 최고다. 기상에 관한 지식도 물론 조금은 갖추고 있다.

  비행을 할 때는 여러 지방의 날씨 정보를 수집할 수도 있다. 하지만, 제일 중요한 것은 현재 하늘을 날고 있는 시점에서의 바람의 방향, 바람의 속도, 구름의 양과 방향이다.

  아무튼 나의 비행은 기분전환으로 인한 것이므로 몇 시까지 어디에 착륙해야 한다는 강박관념은 없다. 그러므로 구름이 흐르는 방향 여하에 따라선 서쪽지방으로 생선을 먹으러 가려던 것을 불현듯 다른 지방으로 바꾼다든지 하는 식으로 방향을 돌린다고 해서 잘못될 것은 없다. 본인이 납득하기만 하면 충분한 일이다.

 발상의 전환이란 대체로 이런 점에 중요한 의미가 내포되어 있다. 즉, 다음과 같은 점을 들수 있다.

 1) 어떤 선입관에 상관없이 자신에게 가능한 범위로 목표를 정한다.

 2) 비행기에 대해서 스스로를 대응시킬 수 있는 목표를 발견해 낸다.

 3) 여러가지의 목표가 있을 때는 자신이 한 가지씩 스스로 확인해 본다.

 위와 같은 것들은 터무니 없이 불현듯 출현하는 것이 아니고 자신에게 있어서는 일종의 필연적인 결과인 것이다. 전혀 모르는 주위 사람들의 시점에서 보면 생각밖이었다고 얼떨떨해 하겠지만 말이다.

 그러므로 충분한 지식을 가지고 있고, 그것을 활용할수만 있다면 목표는 아무래도 관계가 없으며 오히려 주위에서 보기에는 훌륭한 발상의 전환으로 보이게 된다.

 모름지기 발상의 전환이란 선입관을 없애버리고 잠재관념을 과감히 떨쳐버리는 것인데, 이를 위해서는 충분한 지식이 반드시 필요하다. 그러므로 내가 얻었던 몇가지 지식을 예로 들어 그 구체적인 유형을 소개해 보기로 하자

나는 이런 방법으로 지식을 쌓았다.

 현재 나는 죠오지 대학 이공학부 전기전자공학과의 교수로 일해 오고 있는데 이 대학에서만 만 19년째 근무해 오고 있다. 전에는 몇 과목을 가리켜 왔지만 최근에는 거의 전력계(電力系)로 치우치고 있다. 하지만 그것은 어떻든 좋다고 생각한다. 제일 중요한 것은 졸업생으로, 나는 졸업생들을 매우 귀중하게 생각하고 있다는 것이다. 물론 죠오지 대학에 근무하기전 5년간 조교수로 있던 대학의 학생들이나 시간 강사로서 봉직했던 중앙 철도학원, 또는 그 외의 다른 졸업생들도 모두 나에게는 스승이나 마찬가지이다.
 최근에는 교통편이 괜찮은 곳에서 근무하는 이유로 졸업생이 찾아오는 수가 많은데 도오쿄에 오는 길이었다거나 근처에서 세미나가 있었다거나 또는 주례를 부탁한다거나 신부감을 구해달라거나…… 아무튼 졸업생들과 밤을 함께 지낼적이 적지 않다.
 그들은 나에게 대게 자신들의 근황 보고를 해 준다. 최첨단의 과학 이야기로 시작해서 인척들에 대한 것, 친구의 일, 직장동료의 일, 등 나에게 있어서 그 모든 것들은 공부이다. 그들은 나에게 지식을 줄 뿐더러 교훈도 주고, 또 새로운 발상의 계기도 바련해 준다. 나로서는 실로 고마운 일이다.
 그리고 현재 나는 기술사와 제 1 종 전기주임(電氣主任) 기술자의 자격을 따놓고 있다. 또한 미국의 전기전자 공학회(電氣電子工學會)의 회원으로 있으면서 이 학회에서 주최한 국제회의에도 참석해 오고 있다.
 이런 것들은 대학 교수로서는 취득할 수 없는 또다른 지식과 자극을 나에게 가져다 준다.

「나폴레옹 수면」에서도 언급한 바이지만, 나는 서예에 지대한 관심을 가지고 있으며 많은 시간동안 연습을 거듭했다. 이것은 내가 서예 부문에서 대가가 되기 위해서가 아니며, 다만 스스로가 납득할 수 있는 괜찮은 작품을 만들기 위해서이다.

서예를 하게 되면 자연히 여러 방면의 사람들과 교류를 갖게 된다. 작가들은 물론이고 정치가나 실업가 등등이 그들이다. 따라서 이런 거물들과 이야기하는 때는 그야말로 경험에서 얻어진 인생교육을 얻게 되는 기회가 되는 것이다.

나는 서예를 한 덕분에 실로 많은 득을 보았다는 생각이 든다. 좌뇌를 전문적인 일로 혹사시킬 뿐더러, 서예와 같은 일들을 통해서 우뇌에도 마찬가지로 짐을 주어 왔다. 내 경우엔 여기에 좌·우뇌가 조화를 이루는 도순(道順)이 있었던 것이다.

서예를 통해서 얻은 또 하나의 이득이 있는데, 그것은 얼핏 생각하면 도무지 관계가 없다고 생각되는 고대중국사(古代中國史)를 가까이 할 수 있었다는 것이다. 때문에 나는 「서법(書法)」, 「한자(漢字)의 근원」, 「고대중국인의 수관념(數觀念)」을 출간할 수 있었던 것이다. 서예에 대한 나의 관심은 머릿속에 전혀 새로운 세계를 하나 더 마련해준 셈이라고 할 수 있을 것이다.

취미로부터 시작해서 새로운 지식의 근본·술집까지

내가 바둑에 취미를 두게 된것은 여순 공과대학 예과에 막 입학했을 때부터였다.

나이가 많은 한 동급생이 "너는 머리가 꽤 비상한듯한데 제대로 사용할줄 모른다. 사물을 넓게 보지 못하기 때문이다. 내가 가르쳐 줄테니 바둑을 둬 바라! 또 좀더 넓은 안목을 지녀라. 그렇게 하면 꼭 큰 인물이 될 수 있을 것이다." 라고 하면서 바둑을 가르쳐 주었던 것이 계기가 되었다.

 바둑의 장점은 뭐니뭐니 해도 여러가지의 수를 끝없이 펼칠수 있다는데 있다.

 바둑은 승부를 내는 시합이면서도 한편 예술미가 있다. 프로가 못되기 때문에 그런 한가한 말을 하고 있다고 나무래도 어쩔수 없다.

 또한 나는 딱지놀이를 즐겨한다. 가루다란 백인일수(百人一首)를 뜻한다. 초등학교때, 같은 반 친구의 집에 초대되어서 그 친구 누이의 친구들과 함께 처음으로 딱지놀이를 하게 되었는데, 나는 한 장도 집을 수 없었다. 평소의 내 생각은 딱지놀이는 어른들만의 놀이라고 여겨왔기 때문이다.

 하지만 참패를 당하고 나니 억울한 마음을 도저히 참을 수가 없었다.

 때문에 나는 그 딱지놀이에 대한 책을 사다 닥치는 대로 외어 버렸다. 덕분에 그 이후에는 그 놀이에서 패해 본 적이 없을 정도였다.

 그런 나는 중학교에 입학하면서 고전(古典)을 배웠을때, 비로소 백인 일수의 의미를 깨닫게 되었다.

 내가 술을 시작하게 된 것은 여순에 있을 때부터였다. 하지만 술의 진미는 군복무시절에 터득하게 되었다.

 전쟁이 끝나고 나는 어엿한 기술자로서 일했지만 생활은 궁핍했다. 소주건 뭐건 닥치는대로 마셨고, 나는 그 기운으로 3시간 수면을 하면서 공부를 했다.
 1945년 12월에 나는 결혼식을 올렸다. 결혼 후로 술 종류는 맥주로 변하게 되었는데, 다른 술에 들어있는 방부제는 체질에 맞지 않았으므로 맥주로 바꾼 것이다. 집에는 늘 맥주 밖에 준비해 두고 있지 않았기 때문에 20년 이상이나 줄곧 마신 맥주는 나에게 있어서 더할 수 없이 친근한 생각이 드는 술이다.
 내가 자주 찾는 술집은 생선구이집과 닭꼬치집 또 초밥집이다. 그곳에서 나는 맥주 몇잔을 들며 편안한 마음으로 몇 시간을 지낸다. 술을 들면서 정치가의 이야기도 나오고, 옆자리에 앉은 노동자와도 대화를 나눈다. 신문이나 TV가 아무리 스포츠 경기를 광고해대도 현실은 또 다르다. 현실엔 늘 새로운 지식의 원천이 있다.
 나는 커피는 마시지 않고, 과자도 전혀 먹지 않는다. 더구나 밤 9시가 지나면 음식은 일체 입에 대지 않는다. 내 즐거움의 벗은 오직 맥주일 뿐이다. 때문에 나에게는 맥주를 마시는 장소가 중요한데, 어떤때는 강의실도 되고 몸을 수련하는 도장이 되기도 한다.
 그리고 음악도 내가 좋아하는것 가운데 하나이다.
 중학교때, 시간만 있으면 하-모니카를 불던 것이 음악과의 인연이 되었다. 여순으로 가서는 기타와 만돌린, 첼로등의 기초를 배웠다. 그리고 지금까지 계속하고 있는 바이올린도 배웠다.

갖가지 방면에서 얻은 지식들을 서로 연관시켜라

비행기 조종면허를 딴지도 벌써 13년째가 된다. 더구나 나의 경우는 적십자 비행대원이니 비행기 조종에 더욱 신중을 가하지 않으면 안된다. 나는 비행곡예에 뜻을 둔 적은 없었기 때문에 오로지 수평비행 뿐인데 비행시간은 300시간을 초과하고 있다.

비행기 조종면허를 따려면 항공 신체검사를 통과한 후에 40시간 이상의 실기 훈련을 받고, 다시 학과 시험에 합격해야만 한다. 시험의 과목은 항공공학(航空工學), 항공법규(航空法規), 항공기상(航空氣象), 항법(航法), 통신시설(通信施設) 등이 있다.

비행기 조종면허 외에도 나는 1급 소형선박(小型船舶), 조종사의 자격도 따놓고 있다. 이 면허를 취득하기 위한 훈련은 비행기와 비슷한 것이지만 비행기만큼 어렵지는 않다.

나는 전에 자주 낚시를 하러 다녔는데, 그 고장 남자들은 대개가 원양어업에 종사하고 있으므로 낚싯배 조차도 여기선 면허가 있어야 했다. 때문에 나는 한달씩이나 걸려 이 면허증을 땄던 것이다.

바다 낚시를 즐긴다는 것은 그만큼 바다에 관심이 많다는 이야기이다. 때문에 낚시나 낚싯배를 통해서 취득한 지식은 결코 적지 않다.

지금까지 나의 경우를 예로 들었는데, 이런 각방면의 지식들은 결코 서로 무관하지 않다. 하지만 그런 각방면의 지식들을 서로 잘 연관시켜 놓지 않으면 실제 활용은 전혀 불가능한 것이 되고 만다. 이런 점에서 같은 지식이라는 이름이 붙여진 것일지라도 내용적으론 매우 달라진다고 볼 수 있다.

비행기 조종면허만 보더라도 사업용과 자가용의 차이는 있을지언정 실제 비행에 있어서는 소형기이면 다른게 없고, 기상의 변화나 항법쪽에서도 현실적으로는 아무런 차이가 없다.

 이 점을 각별히 유념해야 한다. 프로가 아니므로 아무렇게나 해도 된다는 식의 안이한 생각을 한다면 시작도 말라는 것이다. 기술이나 자격은 비록 프로는 못되더라도 프로와 같은 진지성을 지니지 않으면 시간과 경비가 헛수고가 되고 만다. 다시 말해 프로와 같은 의식을 가질 때만이 새로운 지식을 살려서 실제 활용할 수 있다는 것이다.

3. 여유로운 시간이 능력을 보다 향상 시킨다.

목표를 가지고 늘 활동하라

 세상을 살다보면 늘 능력이라는 말이 쓰인다. 학생의 시험점수나 회사에서의 개인의 평가 또는 서류의 작성 등에서 능력이라는 말이 거론되고 있다. 하지만 그 정의에 대한 시비가 있을 때면 의외로 복잡하고 종합적이란 사실은 그다지 알려져 있지 않다.
 능력이란 말은 실은 사용하는 사람에 따라서 그 내용이 복잡하기도 하고 매우 불분명할 때도 많다.
 능력이란 간단한 말 같지만 사실 그 자체는 총체적인 것이고, 매우 복잡한 것이다. 가령 내가 즐겨 쓰는 유형으로 하면 다음과 같은 내용이 된다.
 ① 기력(氣力)…보기만 해도 금방 질겁해서 물러나지 않고 '무엇인가 해 보이겠다' 는 준비이다.
 ② 행동력(行動力)… '무엇인가 해 보이겠다' 에서 한 걸음 더 발전해 실제 행동으로 옮기는 것이다.

③ 정신력(精神力)…중도에서 포기하지 않고 끝까지 해 내고야 마는 지속력이다.
④ 체력(體力)…목표로 삼고 있는 일에 신체를 대응시켜 가는 힘이다. 때문에 체력검정 같은 것과는 근본적으로 그 질(質)이 다르다.
⑤ 노력(努力)…사람은 누구나 각기 나름대로의 장단점이 있다. 그러므로 자신의 지식과 ①~④항을 어떻게 조화시켜 나갈지를 연구해야 하는 것이다.
⑥ 능력(能力)…⑤까지의 결과로 인해서 어떤일이 이루어 진다. 또한 그 일의 내용에 의해 판단되는 것이 능력이다.
 그러므로 능력이 있으면 이룰 수 있다는 것은 잘못된 생각이다.

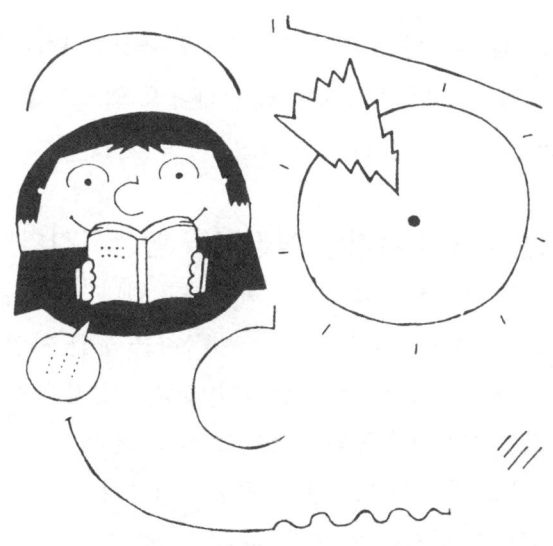

성과로서 비로소 어떤 일이 평가됨으로써 종합력으로써의 능력이 판단되는 것이다.

 이처럼 능력을 만들거나 향상시키거나 늘 움직이는 것을 전제로 삼을 필요가 있다. 또한 그 움직임 속에서 자신의 목표와의 차이에 주목하고 어느 때나 그 코-스 위에 있도록 수정해야 한다. 그리고 한가지 덧붙이면 헛수고를 하지 않도록 하는 것이 중요한 요점이라는 점이다.

 하지만 경험이 부족하면 자신이 코-스에서 이탈해 있어도 깨닫지 못할 때가 많다. 이럴 경우에 제일 중요한 것은 '초조해 하지 말라' 는 것이다. 젊어선 몇 번씩 실패해도 재도전 할 수 있다는 강경한 자세가 때로는 필요한 것이 아닐까? 이런 뜻에서 '마음의 여유가 없으면 발상의 전환은 기대할 수 없다' 고 말할 수 있는 것이다.

 마음에 여유를 지닌다는 것은 시간을 충분히 투자한다는 것을 뜻한다. 여유가 있으면 초조할 필요는 전혀 없으므로 젊은이에게 적극 권하고 싶은 것이 4시간 수면법이다.

실패했던 과거의 체험이 직감력을 향상시킨다

 경찰에 몸담고 있으면 직감력이 강화된다고 한다. 이것은 왼종일 신경을 곤두세워가며 쓰디쓴 경험을 반복하는 동안 자연히 그렇게 되는 것이다. 그러므로 이 직감력이 좋고 그렇지 않음은 발상의 전환과 직접적인 연관을 맺고 있다고 볼 수 있다.

 그 이유는 선뜻 내키지 않으면 누구나 노력하려고 하지 않을 뿐더러 결과라는 것은 일을 마친 후에야 나오는 것인데, 선뜻 내키고 그렇지 않다는 것은 결과를 평가하는 것이므로 직감력에 의해서 판단이 가능하다는 성격의 것이라는 말이다.
 하지만 신중하게 따져 보면 직감력에는 두 가지가 있다는 것을 알 수 있다. 이른바 주사위 놀음같이 갖가지의 경험이나 자료가 마련돼 있어도 아무런 도움이 되지 않는때 즉, 주사위를 던지는 숫자 대로의 결론 밖엔 이끌지 못하는 사람의 직감력과, 오늘은 어디에서 교통사고가 발생했으니까 도착시간은 30분 정도 늦을 것이다와 같은 논리적인 사고 뒤에 나오는 직감력이다. 전자는 스스로의 사고능력이 결여되어 있기 때문에 직감력은 영영 개선되지 않을 것이다. 하지만 후자는 많은 체험과 그 정리 방식에 따라서 직감력을 얼마든지 키울수 있는 타입인 것이다. 다시 말하면 앞에서 제시한 경찰들이 갖는 직감력은 바로 이런 유형의 것이다. 아니, 보다 중요한 것은 일반인들에 비해 그들은 앞이 매우 잘 보인다는 것이다. 즉, 이렇게 직감력이 강화된 사람들의 눈에는 사실 아무것도 아닌 당연한 결론인데도 일반인들이 볼 때는 정통을 파헤친, '발상의 전환'이나 굉장한 폭탄성명으로도 들리게 되는 것이다.그러므로 직감력은 발상의 전환에 반드시 필요한 것이라고 볼 수 있다.
 한편 이런 '직감력'은 거의가 체험이 바탕이 되어 커가는 것이다. 또한 그 체험이란 대개 실패의 체험이라는 데에 새로운 문제가 출현한다. 하나의 결론은 이 사회에 관한한 굉장히 많은 인자가 유기적으로 결합됨으로써 드디어 비롯되는 것이다. 때문에 내가 인터뷰를 하는 아나운서는 종종, "성공한 이유가 어디에 있었다고 생각하십니까?"라고 묻는데, 그럴때마다 "노력한 덕분입니다. "라고 대답하는 것은 조금도 이상할게 없다. 그밖에는 그리 적절한 말이 없기 때문이다.

 이와는 반대로 누구나 실패가 반복되면 실의에 빠지기 쉽기 때문에 그 원인에 대해 자기 비판을 한다. 이때 당사자가 열심히면 열심인 만큼 애석함도 늘어나기 때문에 자기 비판은 더욱더 날카롭기 마련이다.

 또한 '흔치않은 기회이니 조금이라도 더 많은 것을 알아두자'고 다짐한다. 즉, 이러한 다짐이 바로 '직감력'을 키우는 것이다.

 개도 길거리에 돌아다니다 무엇에 부딪쳐 넘어져도 그냥 벌떡 일어나진 않는다는 말이 있듯이 이런식의 관찰로 칠전팔기(七顚八起)를 되풀이하면 누구라도 얻는것이 많아지고 '직감력'도 크게 된다. 이것은 모름지기 거물이 되기 위한 첫걸음이라고 할 수 있는 것이다. 이런 경과 속에서는 당연히 고생과 괴로움이 따르게 마련이다. 그것을 극복하려면 필사의 노력이 필요하다. 그러므로 대다수의 보통 사람들처럼, "나만 사서 고생할 필요는 없다."든지, 남의 실패를 보고서, "허, 그것보라구"라는 식의 사고방식으로는 언제까지나 직감력과는 도무지 인연이 없다고 해도 과언이 아니다.

 실패는 마지막 성공을 위해 존재한다는 것을 믿고 날마다 열심히 노력하면 무슨일이든 성공한다. 또한 그것이 여의치 않다면 자신의 노력이 충분치 않았다고 깨달아야 한다. 내가 「나폴레옹 수면」에서 '장님의 총질도 백번 이상이면 명중한다.'는 말을 인용한 것도 사실은 이런 진의를 밝히자는 의도에서였다. '뜻이 있으면, 마침내 길은 열린다.'는 말과도 같은 맥락이라고 볼 수 있다.

기회만 있으면 어느 것이든 모두 기억하라

 이제 '직감력'을 키우는 구체적인 방법 몇 가지를 소개하기로 한다

 첫째, 직감력은 되풀이 되는 실패의 거듭에서 얻어지는 것이므로 시간적으로나 심적(心的)인 여유가 필요하다. 때문에 4시간 수면의 생활을 실천해야 한다. 보통의 시간은 남들처럼 사용하면 된다. 다만 4시간 수면으로 인해 여유로워진 시간을 자기 단련으로 이용하면 된다. 또한 절대로 황급해지지 말고 하루하루를 음미하며 지내야 한다.

 4시간 수면을 실천하면 낮동안 하루에 몇 번씩 수마가 엄습해 온다. 그러므로 절대로 방심은 금물이다. 즉 우뇌와 좌뇌를 적절히 사용하고, 전혀 의미가 없고 자질구레한 일도 기억해 둘 필요가 있다. 가령, "A군은 붉은색 계통의 색을 좋아한다." 거나, "B씨는 수수한 옷이지만, 제법 맵시가 있다."는 것처럼 하찮은 일도 뒤에는 제법 도움이 되는 수가 있기 때문이다. 말하자면 이런 개인의 취향이나 생활 유형의 바뀜은 생활 자체의 변화를 입증할 때가 적지 않기 때문이다. 더구나, 여성은 결혼말이 오고가면 갑자기 감수성이 예민해 진다거나 아름답게 보이고, 남성은 회사의 상사에게서 칭찬을 받으면 대담해 진다는 보편적인 경향이 있다.

 이런 종류의 기억은 단지 일시적이고 순간적인 자극이 목적이며, 진지한 내용을 포함하고 있는것은 아니기 때문에 다만 후에 마음에 담아두기만 하면 된다. 날마다 거의 변함이 없는 직장이라도 출근할 때는 무엇인지 보통 때와는 다르다는 감각을 충분히 피부로 느낄수 있기 때문이다. 그것이 바로 '직감력'인 것이다.

일이나 생활에서 국면의 타개를 꾀하려 할 경우에는 이 '발상의 전환'이 필요하지만, 결과를 도무지 예측할 수 없다면 위험하기 짝이 없다. 이런 점에서 '직감력'이 필요한 것이다. 예를 들어 일의 경우, 처음부터 끝까지 일에 구애를 받고 그 영역에서 벗어나지 못한다면 발상의 전환은 기대하기 어렵다. 직감력이란 즉, 모든 것을 끌어모아 그 안에서 하나의 줄기를 발견하고 만들어 내는 것이다.
 모든 기회를 통틀어 귀로 들을수 있는 것과 눈으로 볼수 있는 것은 무엇이든지 기억시키도록 한다. 또한 여유가 있을때 전문서나, 물리 상수표, 또는 공식집(公式集)같은 것으로 기억을 확인하면서 어느때든 바르게 이용할 수 있는 형태로 정리해 둘 필요가 있다. 한가지 일이 만 가지 일이 되기도 하기 때문이다.
 무슨 지식이든 바르게 쓰이면 낭비가 될게 없다. 오히려 기억 부족으로 인해 고심하는 때가 있을 뿐이다.
 그러므로 직감력이란 앞서 말한 여러가지의 기반 위에서 비로소 생성되고 키워지는 것이다. 자신의 노고를 아끼면 직감력은 좀처럼 양성되지 않으며, 또한 사회적으로도 그만큼 남보다 처지게 되는 것이다.

제 5 장

천재가 될수 있는
4시간 수면비법

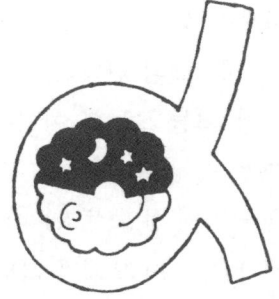

1. 당신의 능력은 무한히 향상될 수 있다.

남보다 월등한 기억력은 어떻게 생기는가

 사람의 능력에 대한 평가는 갖가지인데 능력이란 결국 기력, 행동력, 체력, 정신력, 노력등의 여러 요소가 서로 복잡하게 얽혀 하나의 형태를 이루어 나타나는 것을 말한다.
 이 책에서는 편의상 기억력(멜로디), 집중력(리듬), 창조력(하아모니)의 세가지로 좁혀서 서술하기로 한다.
 첫째, 기억력인데 사람은 일단 한 번 기억을 하면 화제로 자주 튀어나오는 것이므로 음악으로 말하자면 멜로디라고 해도 좋다.
 여러 사람들과 만나다 보면 월등하게 기억력이 뛰어난 사람들이 있는데, 그들 모두가 어머니 뱃속에서부터 가지고 나온 소질이라고는 할 수 없다. 옛부터 '다섯살 때는 신동, 열살 때는 천재, 스무살을 넘기면 범인(凡人)' 이라는 말이 내려져 오고 있기 때문이다.
 말이 나왔으니 오해가 없도록 또 한가지 중요한 사실을 덧붙이기로 한다.

요즘 매스컴에선 '영어는 어릴 때부터' 라는 말로, 유아기 때부터 아이들에게 공부를 강요하는 부모들을 적잖게 볼 수 있는데 이건 잘못된 일이다.
 나의 경우에도 외국에 오랫동안 머물일이 있어 가족과 함께 가게 될 적이 있는데, 애들은 거의 언어나 생활습관에 있어 부모보다 훨씬 쉽게 적응한다. 그러나 몇 년이 흘러 다시 귀국하면 대부분을 잊어버리게 된다. 어린이는 어른에 비해 그만큼 순응성을 갖고 있다는 말이다. 적어도 영어는 고교생 정도가 아니면 실제로 몸에 배기가 힘든 것이다.
 기억은, '빨리 외운 것은 쉽게 잊어버리고 오랫 동안 외운것은 오래 기억한다.' 고 한다. 때문에 사람은 역시 나름대로 특유의 기억술이 있다고 볼 수 있다.
 나의 경우를 보면 숫자를 외우는 일엔 자신이 있다. 특히 전화번호에는 더욱 그렇다. 물론 나는 외울때 어떤 기본을 갖고 있다.
 예를 들어, 다음과 같은 식이면 전화번호를 외우기가 쉽다.
 1) 집이나 연구실의 전화번호
 2) 친척을 포함한 생년 월일
 3) 집이나 연구실의 주택 약도
 4) 좋아하는 숫자등을 기본으로 하고 여기에,
 5) 지역에 따른 특이성(特異性)
 6) 대표 번호의 특이성(特異性)
 등을 합하면 된다.
 이렇게 설명해도 쉽게 납득이 가지 않을 수도 있으니 좀 더 구체적인 예를 들어보자.

가령 국철(國鐵)의 기술 연구소를 하나의 예로 들면, 구니다짜에 있으니 지역번호는 (425)이고, 72-2151 번인데 나의 기억에는 7,2,5 만으로 충분하다. 그 대신 기억할 경우엔 몇 명의 연구 실장에게 다이얼을 돌려, "이쪽의 전화번호는 ××××로 바뀌었습니다."라고 말하고, 불필요한 전화는 전혀 하지 않는다. 이렇게 전화를 한 번 걸면 다시는 잊지 않으니 다시 한번 확인하지 않아도 된다.

7,2,5 만으로 충분하냐는 것은 설명할 필요가 없고, 오히려 그 점에서는 바둑쪽이 흥미로울지도 모른다.

전문 기사는 몇 점씩이나 미리 깔아 주고 지도 바둑을 둔다. 지도 바둑이므로 다 두고 나면 반드시 복시를 하고 잘못을 꼬집어 주는데, 대개 아마추어들은 이것을 보면 거의 놀라게 된다.

"선생님, 선생님은 그렇게 많은 것을 어떻게 외울 수 있습니까?"라고 물어오면, "이 정도를 못한다면 어떻게 프로가 될 수 있겠습니까?"하고, 일소에 붙인다.

일반인들의 입장에서 보면 굉장한 초인들이라고 생각할지 모르지만 프로기사들에게는 그리 엄청난 것은 아니다. 바둑엔 부분에 따라 몇 가지의 유형이 있는데 그런 것이 제대로 정리되어 있을 뿐이다. 그러므로 돌의 형태를 보기만 해도 어떻게 그런 순서가 되었는가 하는 수의 변화를 짐작할 수 있다는 것이다.

1국만 가르침을 받은 사람은 '프로들은 정말 굉장하다' 고 깜짝 놀랄지 모르지만, 실은 프로기사가 되려면 거의 무한과 같은 몇 가지의 유형을 모두 정리해서 머리속에 정리해 두지 않으면 안된다는 현실을 늘 기억해야 한다.

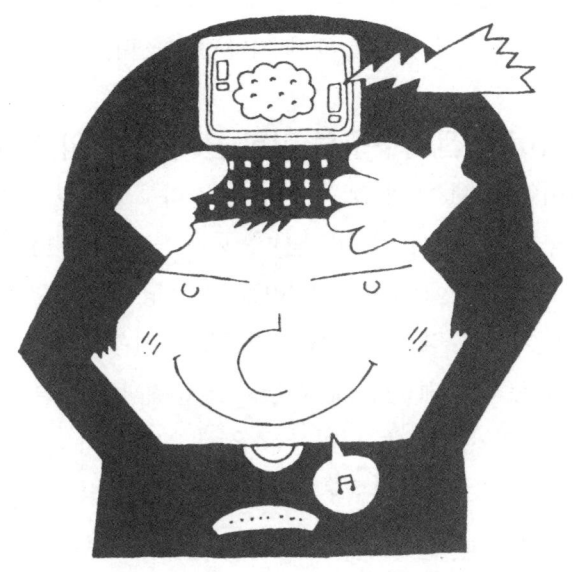

 나의 수치(數値)만 하더라도 매우 많은 데이터와, 그것을 기반으로한 계산의 과정에서 정확히는 말할 수 없지만, 몇 가지의 기본 유형으로 정리되어 있는것이 전화번호 암기에 결부되어 있다고 말할 수 있는 것이다.
 어떤 특별하고 굉장히 친밀하고 중요한 요점과 잘 결부되면 기억은 그리 어려운 일이 아니며, 또 한 번 기억한 것은 오랫동안 잊지 않게 되는 것이다.
 때문에 진지하게 고생을 한 적이 없는 사람의 입장에선 마치 신기한 기술에 가까울 정도로 여겨지는 것이 당연하다. 그러므로 기억력이란 그다지 이상한 능력이라고 말할 수 없다.

앞에서 서술한 종합력이 하나의 형(型)으로 정리되어서 그것이 사람의 인상에 강하게 남는 것에 지나지 않는다.

집중력이란 전력투구로 인한 몰아(沒我)의 상태

집중력이란 신체 내의 모든 부분이 전력투구(全力投球)하려는 의지를 중심으로하여 일체(一體)가 되는 집약력(集約力)을 뜻한다. 그러므로 생활에 있어서의 '리듬' 에 해당한다고 볼 수 있다.

야구가 인기있는 경기 종목이 되면서부터 전력투구(全力投球)라는 말이 종종 사용돼 왔는데, 이것과 집중력과는 깊은 관련이 있어서 집중력의 설명에는 더이상 좋은 비유가 없다고 할 수 있다. 가령 야구에 있어서 전력투구란, 다만 던지는 볼의 속도를 높이는 것을 말하진 않는다. 공을 던지는 순간에, '상대(타자)의 폼에서 그가 계획하고 있는 방향을 알아낸다' 거나, '상대의 기세로 시간을 포착해 내고 그것과 벗어나게 던질 것을 연구한다.' 또는, '상대가 볼을 그냥 흘려보내 스트라이크 되는 것같은, 어떠한 볼을 던질까를 택한다.' 고 하는 것을, 극히 짧은 시간 내에 판단하지 않으면 안된다. 또한 그러한 판단의 결과와 똑같은 성질의 볼이 던져질때 비로소 전력투구가 가능해 지는 것이다. 집중력도 이와 동일한데, 이것은 전적으로 단순히 말로 설명될 수 있는 것이 아니다. 여기서 한가지 예를 들기로 한다.

나는 일요일은 거의 원고를 쓴다. 새벽 4시나 5시에 일어나서 일을 시작하는데, 어느 날엔가 아내가 친정으로 갔다. 그때는 신혼초였으므로 집에는 나혼자 남게 되었다. 이렇게 되자 나는 더욱 기분이 느긋해져서 오로지 일에 몰두할 수 있었다. 그런데 느닷없이 아내의 목소리가 들렸다.
"다녀왔어요. 아니 이게 어떻게 된 거예요, 방에 불도 켜지 않고서 ……"
"뭐 잊은 거라도 있어?"
"무슨 말씀을 하시는 거예요. 지금은 저녁 9시가 지났어요."
 나는 주위가 밝고 어두운 것도 모르고, 두끼를 굶은채 스탠드 불빛 아래서 하루종일 일만 한 것이었다.
 이렇듯 어떤 한가지 일에 몰두할 수 있도록 해 주는 것이 바로 집중력이란 것이다. 마치 술에 젖은 표본같이 자기 자신을 흠뻑 적실수 있느냐, 그렇지 못하느냐는 바로 이 집중력이 있고 없는 것에 달려 있다.
 또 한가지 다른 사례를 소개하기로 한다.
 한때 나는 교향악단의 단원이었던 적이 있다. 제 2 바이올린은 어렵지 않다고 생각할지 모르지만 리듬도 하아모니도 훠스트 바이올린과 동일하다. 단지 멜로디가 적다는 것이지 그 테크닉도 실은 어렵다.
 시작할 때는 악보에 쫓긴다. 그 다음에는 지휘봉에, 그리고 연습에 연습을 거듭하면 거의 악보를 보지 않고서도 그 분위기 속으로 점차 젖어들 수 있게 된다. 즉, 집중력에 의해 젖어 들어가는 몰아(沒我)의 경지인 것이다.
 남보다 뒤쳐지면 안된다거나 따라잡지 못하면 어쩌나 하고 근심만 한다면 집중력은 생기지 않으며 동화(同化)도 가능하지 않다. 오히려 욕심이 없게 되어 동화를 위해 힘쓰는 동안에 집중력이 생기고 동화가 가능한 것이다.

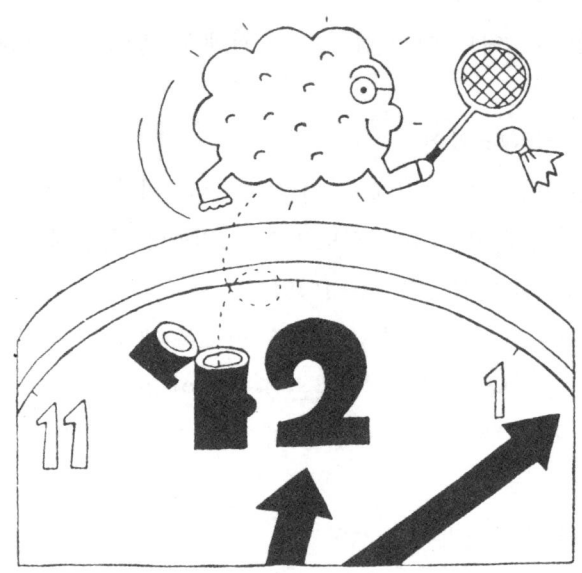

　이제까지의 설명으로 집중력을 어느 정도는 알았으리라고 짐작한다. 어느 일정 수준에 다다르지 않은 초심자에게는 제아무리 설명을 해봐도 집중력은 조금도 보여지지 않는다. 그것은 당사자가 늘 의심하기 때문이다. 그러므로 조금이라도 빨리 그 영역에서 벗어날 필요가 있다. 이를 위해서는 연습 뿐이다. 이처럼 기반이 튼튼한 자기 단련을 거치지 않으면 무슨 일도 집중하지 못하는 것이다.
　비행기 조종을 배울 적에 교관은 늘 나에게, "몸으로 익혀라!"고 주문했다. 이론만으론 가능치 않다는 것이다. 몸으로 익히는 훈련을 쌓아야 이론적인 뒷받침도 비로소 쓸모있게 된다. 비전문가는 필요하지 않을 때에 힘을 주고, 매우 급할 적엔 힘을 뺀다는 말이 있는데 이것은 바로 몸에 익지 않았다는 말이다.

또 한 가지 실례를 더 소개 하기로 한다.

예를 들어, 서예 연습을 이틀에 2절지 100매의 연습을 했다고 하자. 처음에는 보고 써야 되므로 20매가 넘으면 우선 싫증이 나기 쉽다. 그래도 열심히 연습하여 30매를 넘을 쯤에는 더 이상 견본을 보지 않고도 어느정도 쓰기가 가능하게 된다. 그러다 이제 50매를 넘으면 글씨에 의식이 없어지게 된다. 사고(思考)가 순간적으로 경화되기 때문이다. 처음 시작때에는 "이 자(字)가 무슨 자였지?"라는 상태였는데, 그래도 쉬지않고 써 내려가 이윽고 90매가 넘으면 마치 흰 바탕에 검은 빛의 무늬처럼 생각된다. 또한 그 무늬속에 아름다움을 추구하는 리듬과 하-모니에서 비로소 운필(運筆)이 이루어진다는 것이다.

100매의 연습도 여간 힘이 드는 것이 아니다. 먹을 벼루에 갈고 똑바로 앉아서 반복해 쓰면 여러 시간이 걸린다. 나는 200매가 넘게 해 본적이 있는데, 12시간 이상이 소모됐다. 연습이 끝난 후에 신문을 보니 눈이 희미해져서 활자가 보이지 않을 정도였다.

집중력을 방해하는 것은 갖가지의 의심이다.

"이런일로 하루를 다 보내도 괜찮을까?" 또는, "저 선생님은 괜찮다고 했는데 괜히 말뿐이 아닐까?"라거나, "이 참고서를 익히면 글씨를 정말 잘 쓸수 있을까?"하는 등등의 무엇이건 다 마찬가지이다. 이런 근심이 늘 마음속에 존재하는한 집중력은 기대하기 어려우며 기량의 성장도 바라볼 수 없다.

4시간 수면은 재창조의 근원이다.

'필요는 발명의 어머니' 라는 명언이 있다. 창조는 환경조건에 대한 일종의 응답이다. 때문에 창조는 음악에서의 하-모니와 같다고 말할 수 있다.

창조(創造)란 전혀 새로운 것을 만들어 내는 행위이다. 그러나 그것은 아무것도 없는 것에서 불현듯 튀어나오는 것은 아닌데, 창조의 과정의 순서를 매겨 보면 대체로 다음과 같다.

1. 새로운 것에 대한 필요성을 자각한다.
2. 그 인식에 대해 자신의 지식을 대응시켜 본다.
3. 부족한 지식이 있으면 즉시 보충한다.
4. 요구와 동일한 유형으로 정리해 본다.
5. 형편이 좋지 못한 점을 고친다.
6. 최후의 결론을 낸다.

실제로는 5에서 1로 돌아가고 다시 돌아가고 하며 몇 번씩이나 거듭될 때가 있다.

어떻든 적극성이 가장 중요하다. 또한 그것을 명확히 포착할 만한 힘이 필요한데, 여기서 창조력이라는 말이 생겨나게 되는 것이다.

다음으로 중요한 것은 단계로 전환되는 사이엔 늘 연구가 따라야 한다는 것이다. 연구해서 사물을 만든다는 뜻이 아니라, 그 요구에 자기 자신을 어떻게 대응시켜 나가느냐 하는 의미에서의 연구이다.

세째로 반드시 필요한 것은 중간에 포기하지 않는다는 것이다. 비록 몇 년이 걸려도 6에 까지 도달시키겠다는 강한 의욕이 있어야 한다.

 그 때문인지 창조력이 충만한 사람은 보통 과묵하기 마련이고, 늘 무엇인가를 하고 있다. 또한 눈빛이 빛나고 맑다. 일반적으로 보통 창조력이라고 하면 종종 초능력과 함께 생각하기 쉬운데 실제는 그렇지 않고, 적극성, 연구, 지속력으로 이루어진 것이다. 또 행동력이나 판단력, 지속력으로 이루어진다고도 할 수 있다.

 아무튼 앞에서 서술한 2,3을 중심으로 요구에 대항하는 현실을 산출해 내려는 것이므로 단순한 착상만으로는 안된다.

 창조력이 풍부한 사람은 언제나 무의식 속에서 발상의 전환을 되풀이 한다. 그 좋은 예가 나폴레옹 수면일 것이다. 나는 종종, "어떤 계기로 그런 일을 시작하셨습니까?"라는 질문을 받는데, 그때마다 "단지 시간이 필요해서……"라고 대답한다. 원래 몸이 약하고 어설픈 운명으로 출생한 나로서는 오로지 시간이 구원의 수단이었던 것이다. 하지만 직감에만 의지한 것은 아니다. 똑같이 주어진 하루 24시간을 나름대로 시간표를 만들고 그것을 지키려고 노력한 것이다. 그러므로 모든 것은 계획위에 존재했다고 할 수도 있다. 그 결과 몇가지의 창조가 가능했는데, 나폴레옹 수면을 발견한 것도 하나의 창조력이라고 할 수 있다.

인간의 한평생을 결정짓는 것은 무엇인가?

 너무 지루한것 같으니 이쯤에서 총괄해 보기로 한다.

 보통 능력이란 기억력이나 창조력과 같은 형태로 설명되고 있지만, 근본적으로는 기력, 행동력, 정신력, 체력, 노력이 모여진 결과 겉의 형태로 만들어지는 것을 간접적으로 입증하는 것이라고 할 수 있을 것이다. 극단적으로 말하면 이 능력이란 자신이 스스로 만들어 내는 것이지 부모에게서 물려 받는것도, 스승이 만들어 주는 것도 아니다. 이런 것에 대한 견해의 차이가 결국 그 사람의 일생을 결정짓게 되는 것이다.

"나의 사전에 '불가능(不可能)'이라는 말은 없다."고 나폴레옹은 말했다. 대다수의 보통사람들은 나폴레옹의 이런 생각을 비판하면서, "결국 그는 러시아 원정에서 패배하고 일생을 유배생활로 마치지 않았느냐."고 힐난한다. 하지만 나의 생각은 그것과 다르다. 나폴레옹은 비록 속령(屬領)이기는 했어도 이탈리아인이었다. 그런 그가 프랑스의 황제가 되었다는 사실은 그의 능력을 입증한 결과이다. 나는 그처럼 황제가 되려고 생각한 적은 없고, 다만 몸이 약하고 어설픈 숙명을 바꿔보려고 생각했을 뿐이다. 그때로부터 40여년이 지난 현재의 나는 건강한 노인(벌써60세다)측에 속하며, 비행기를 타기도 하고, 서른살엔 학위를 받았으며 대학 교수로 20년간 근무해 오고 있다. 즉, 현재는 강하고 크고 단단한 인간으로 변해 있는 것이다. 그러므로 이제 나는 이런 말을 하고 싶다.

"뜻을 세우고 노력만 한다면 어떤 일이던 실현할 수 있다. 그렇기 때문에 불가능이라는 말을 염두해 둘 필요는 없다. 만약에 일의 결과가 시원치 않으면, 자신의 의지가 약했고 노력이 충분치 않았으며, 시간도 제대로 들어맞지 않았기 때문이라고 자각해야 한다. 그것을 원래부터 불가능한 일이 아니었느냐고 생각 해서는 곤란하다. 이렇게 불가능으로 생각하는한 모든 생각은 이상(理想)으로 끝나기 쉬우며 모든 노력은 의미가 없을 뿐이다."

나폴레옹이나 유방(劉謗)과 같은 산 중인들이 있다. 그들과 마찬가지로 나도 사람인 것이다. 그런 의미에서 나의 사전에도 불가능이라는 말은 없다고 주장하고 싶다.

 '능력이란 끝없이 신장할 수 있다'고 나는 믿고 있다. 예순이 넘은 고령이 된 지금도 나는 날마다 노력을 되풀이 해오고 있다. 나 스스로 자신의 능력을 키워가기 위해서이다.

2. 이 시간 철학은
끝없고 무한한 활력을 가져온다.

시간에서는 구두쇠 작전으로 밀고 나가라

시간은 돈이라고 했다. 시간이란 매우 중요한 것이니 함부로 낭비하지 말라는 뜻이다. 이 말은 서양의 격언인데, 동양에도 동일한 의미로, "청춘은 두 번 다시 오지 않는다."또는, 소년은 늙기 쉽고……뜰 앞에는 이미 오동잎이 가을 소리를 내는구나."라는 말이 있다.

하지만 현실적으로 대개의 사람들은 돈에는 끈질기게 집착하면서도 시간에는 전혀 관심이 없는 것을 볼 수 있다. 더구나 자신의 시간을 스스로 낭비하는 것은 자유라고 하더라도 남의 귀중한 시간까지 빼앗는 일을 서슴지 않는 일도 종종 있다. 예를 들어,

1) 약속을 지키지 않는다.
2) 한 두시간의 지각은 당연한 것처럼 여긴다.
3) 필요 없다는데도 끈질기게 치근덕 거리면서 돌아가지 않는다.
(보험이나 물품구입의 권유때)

이와같은 일은 정말 불쾌하여 견딜 수가 없다.

나는 원래 가난한 말단 관리의 집안에서 성장해 와서 그런지 남들 앞에서는 그렇지 않지만, 혼자가 되면 지독한 구두쇠이다.
 검소하고 최소한으로 필요한 양의 식사, 단벌 신사의 생활등 구두쇠로 일관해 오고 있다. 또한 시간에 대해서는 더욱 그렇다.
 늘 메모 용지를 휴대하면서 누구를 기다리거나 하는 짧은 시간에 생겨나는 것을 적으면서 볼펜을 놀린다. 그것이 후에는 논문이 되기도 하고, 특허가 되기도 하며 학생들에게 가르칠 강의 내용이 되는 것이다.
 우선 나는 지각을 하지 않는다. 상대에게 어떤 빚을 진 것 같은 기분이 들기 때문인데, 그 대신 상대가 정확히 5분을 넘기면 매우 중요한 용건이 아닌 이상 기다려주지 않는다. 그것은 좀 너무하는 게 아니냐고 할지도 모르겠지만 나는 이것을 철칙으로 삼고있다.
 사람은 자기 멋대로여서 자신에게는 관대한 시간적 관념도 남들에게는 제법 엄격해지는 법이다. 때문에 남들의 신용을 얻으려면 다음의 사항을 철저히 지켜야 한다.
 1) 약속은 반드시 지킨다.
 2) 절대로 지각은 하지 않는다.
 사회 생활에서의 신용이나 부하직원에게서의 신뢰도 이것 없이는 가능할 수 없다. 특히 4시간 수면을 하려는 사람은 이런 의미에서도 시간에 대해서는 되도록 철저한 구두쇠가 되어 주기 바란다.
 그래도 시간적 구두쇠는 경제적인 구두쇠보다는 나은 평가를 받는다. 시간적 구두쇠는 오히려 생동감으로 충만한 활동력을 보증하는 것으로 여겨져 남들로부터의 경의와 신뢰를 동일시한 인간

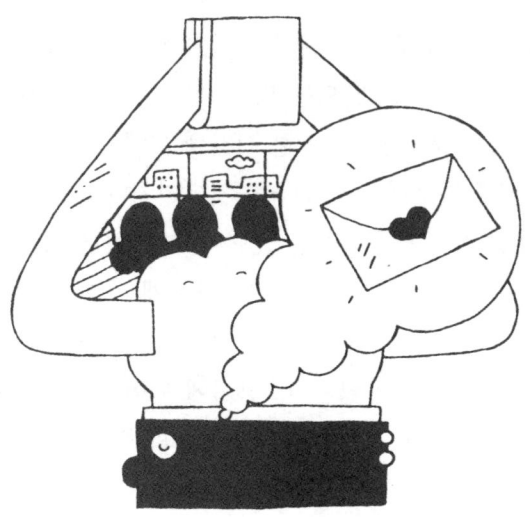

으로 취급받게 된다. 그러므로 동일한 구두쇠일지라도 경제적인 구두쇠와 시간적 구두쇠는 전혀 별개의 것이다.

 옛부터 시간을 중요시 여기지 않는 사람은 큰 인물이 못된다는 말이 있다. 물론 이것은 서양이나 동양이나 마찬가지이다. 지금까지 출세하고 거물이 된 사람들은 누구나 무슨 형태로든 시간적인 구두쇠짓을 한 것이다. 4시간 수면은 이런 의미에서도 큰 역할을 맡고 있다. 더구나 앞길이 구만리같은 젊은 사람에게는 반드시 해보라고 권하고 싶은 것이 바로 이 '4시간 수면' 이다.

 세계의 인구는 엄청난 숫자로 늘고 있다. 그 반면 기계화와 문명화는 쉴새없이 진행되어 직장은 연이어 줄고 있다. 언젠가 다가올 것으로 짐작되는 세계적 불황에 대비해서 젊은이들은 어떤 생활을 해야만 하겠는가?

어떤 시대이건 악인은 있었으며 낙오자도 있었다. 그것은 어제 오늘만의 이상 현상이 아니며, 멀지 않은 날엔 지금까지보다도 더 많은 이상 상태가 일어나지 않는다고는 아무도 단정짓지 못한다. 나중에 후회해봤자 때는 이미 늦게 되는 것이다.

'일관한다'는 것은 4시간 수면 생활을 실천하는 것이다.

'일관한다'는 말을 설명해 두기로 한다. 나는 나폴레옹 수면의 생활을 실천해 오면서 스스로에 대해 지나칠 정도의 엄격함을 요구해 왔다. 남 앞에서는 늘 싱글벙글 웃는 얼굴을 잃지 않으면서도 자신에 대해서는 늘 엄격했다.

4시간 수면 생활 자체가 수행인 이상 그러한 엄격함은 오히려 당연한 것이다. 마찬가지로 적당주의나 자신에 대한 철저하지 못한 마음이라면 차라리 애당초 실행하지 않는 편이 낫다. 그 이유는 오히려 건강만을 해칠 뿐이기 때문이다.

이런 점에 '일관한다'는 말의 진정한 의미가 있다. 무슨 일이건 한 가지가 만 가지이다. 어떤 한 가지 일에 일관하면서 다른것 까지도 적당히 거든다는 것은 어지간히 특수한 예가 아니면 도저히 가능하지 않다. 다시말해 '일관한다'는 것은 몰입(沒入)하는 것이므로 그밖의 일은 안중에도 없는 것을 말한다.

그러므로 한 가지가 만 가지가 된다고 단언할 수 있는 것이다.

어떤 사람들은 제대로 알지도 못하면서 다음과 같이 말한다.

"4시간 수면 생활을 실천하더라도 시간을 의미없이 써버리고 있으면 아무뜻도 없다. 그럴 바에는 8시간 수면으로 해서 불필요한 시간을 만들지 않는 편이 차라리 낫다."

하지만 그런 관념론에 신경쓸 필요는 없다. 실제로 4시간 수면의 생활을 하다 보면 쉴새없이 수마가 엄습하기 때문에 긴장을 조금도 늦출 수가 없기 때문이다.

그래서 4시간 수면의 생활이 수행이라고 하는 것인데, 자연히 그만한 긴장 가운데 살면 시간적 구두쇠가 된다. 때문에 구두쇠로 일관하는 것도 역시 필연적이라고 할 수 있는 것이다. 또한 무슨 일이건 일관해서 할 생각이 없으면 수마를 도저히 이겨낼 수 없다. 그러므로 다시 한번 구두쇠로 일관한다는 것을 생각해 보자. 그러기 위해서는 다음과 같은 것을 늘 염두해 두지 않으면 안된다.

1) 남과 자신을 비교하지 말것…구두쇠로 일관한다는 것은 오히려 절대적인 것이지 상대적인 성질의 것이 아니다.

2) 자신의 몸차림에 신경쓰지 말것…남들이 빈정대는 소리나 뒷말을 마음에 둘 정도라면 4시간 수면 같은 것은 시작도 않는 편이 낫다. 그런 상태라면 도저히 4시간 수면 생활의 실천은 불가능하다.

3) 남에게는 관대하고 자신에게는 엄격할 것…대다수의 보통사람들과 자신을 동격으로 생각할 정도라면 아예 그냥 '보통사람'으로 남아 있는 쪽이 낫다.

4) 남에게 의지하지 말것…부모나 아내에게 '몇 시에 깨워달라'고 부탁할 정도라면 우선 가망이 없는 것이 된다. 자신의 일은 언제나 자기가 대처하는 기개가 없으면 곤란하다.

위와 같은 예에서도 볼 수 있듯이 시간적 구두쇠로 일관한다는 것은 결국 4시간 수면 생활을 실천하는 제일의 비결인 것이다.

3. 일생의 설계는
과연 어떻게 만드는가

4시간 수면 생활은 일생 설계의 가장 근본이다

 최근 사람들은 '일생의 설계'라는 말을 자주 쓰고 있다. 하지만 솔직히 말해 50세 전후가 되어서 허둥댄다고 해서 될일은 아니다. 뜻을 세우는 것은 역시 젊을 때가 아니면 불가능하다. '타협(妥協)'을 적당히 이용하는 나이가 되면 어떻게 할 도리가 없기 때문이다.
 자유업이나 자가영업(自家營業)에 종사하고 있는 사람은 다르지만, 샐러리맨에게는 누구나 정년(停年)이라는 것이 있다. 다소 나이에 차이는 있어도 후진을 위해 길을 터 주는 것이 연장자로서 당연한 의무처럼 돼 있는 제도이다. 정년이 되어서, '나는 열심히 일하면서 살았다. 이제부터는 좀 편히 쉬어야지'라는 생각이라면 별 문제가 아니지만, '집에서 그냥 빈둥빈둥 놀지도 못하겠고, 쥐꼬리 만한 퇴직금으로는 도무지 살아갈 수 없으니……'라고 한다면, 그야말로 이건 비극이다. 때문에 목숨이 다할 때까지 자신은 어떻게 살 것인가 하는 인생의 설계를 세워야 한다. 그리고 이 설계는 그런 궁지에 몰리기 전에 언제나 할 수 있는 것이다. 그렇다면 인생의 설계란 되도록 빠를수록 좋은 것이다.

 한편 일생의 설계란 자신이 직접 작성해야 한다. 젊었을 때라면 어떤 희망을 세워도 자신의 노력여하에 따라서는 실현할 수 있다. 하지만 늙으면 몸이 말을 듣지 않게 된다. 더구나 때로는 나이에 제한을 받을 때도 있다.

 뒤늦게 자유업이나 자가영업을 하는 쪽이 부럽다고 생각해 보았자 아무 소용없는 일이다. 대개 국가시험에 의한 자격이 필요하기 때문이다. 자가영업도 역시 마찬가지로 물건의 운반이나 수금등 샐러리맨은 감히 상상도 할 수 없는 고생이 수반되게 마련이다. 하지만 나이가 들어 정년을 넘기면 자유업이나 자가영업을 하는 수밖에 없다.

 이렇게 치면 국가에서 실시하는 자격증을 따두거나 푼푼히 저축을 해서 여생을 위해 축적해 두어야 한다. 자격증을 따는 것은 시간을 필요로 하고, 저축에는 절약이 필요하다. 다시말해 일생을 설계하는 바탕은 시간적 구두쇠나 경제적 구두쇠가 되는것 이라고 할 수 있다. 그렇다고 하더라도 부모의 밑에서 한창 공부하고 있을적에 금전적 구두쇠로 일관하는 것은 곤란하다고 할 수 있을 것이다. 그러므로 일생의 설계를 뜻한다면 4시간 수면을 이 때부터 시작해야 한다. 즉 4시간 수면은 일생의 설계에 있어 제외될 수 없는 필수 조건인 것이다.

현실적 행동을 기본으로 하여 활동하라

국가에서 주는 자격증 이야기가 나왔으니 몇 가지를 덧붙여 자세히 설명해 두기로 한다.

국가에서 주는 자격증이란, 법률에 의해 보장되어 있는 범위안에서 여러 가지의 일을 직업으로 삼을수 있는 권리를 뜻한다.

의사, 검사, 공인 회계사, 변호사, 전기주임 기술자, 세무사, 사법서사……이루 따져보면 끝이 없는데 이들 전부가 국가시험을 통과해야만 한다. 하지만 일단 합격을 하면 부(富)와 지위가 동반되는 것이므로 시험을 보는 것은 쉽겠지만 합격하기는 그만큼 어려운 것이다. 어떤 이들은 자격증을 목표로하고 몇 년씩 공부해도 낙방하고 마는 사람도 있다.

만약 샐러리맨이 그 중의 어느 하나를 따기로 마음 먹었다고 하자. 샐러리맨은 직장에서의 일도 다른 사람과 똑같이 처리해야 하기 때문에 보통 사람같이 공부해서는 안된다. 때문에 일반인들의 두세배로 인생을 열심히 살아야만 된다.

이런 의미에서 4시간 수면의 의의가 있다. 그러나 그것만으로 충분하다고 안이해 하는 것은 안된다. 가끔은 남과의 의리를 어기는 일이 있어도 자기 노력을 게을리 하지 말아야 한다. 뜻을 위해서는 의리를 등질 각오까지도 할 정도의 노력을 연마하는 엄격함도 때론 필요하기 때문이다.

국가적인 자격증은 돈주고 살 수 있는것도, 학력으로 대처할 수 있는 것도 물론 아니다. 시험에 낙방하면 영영 무자격으로 있을 도리 밖에 없다.

그와 반대로 때로는 남들에게 비판을 받거나 뒷말을 듣더라도

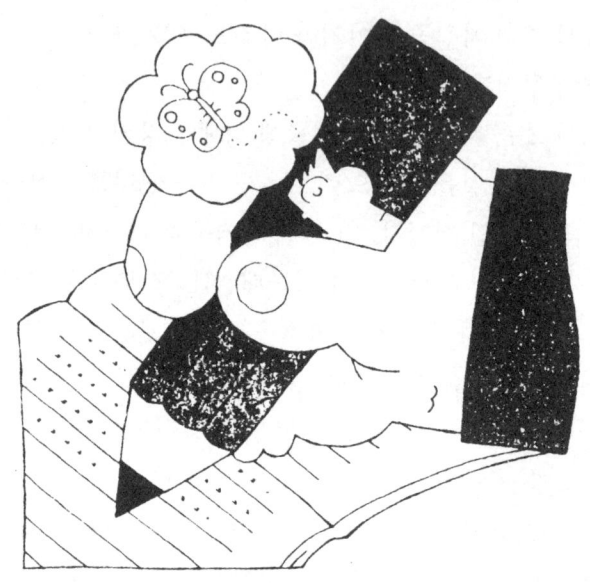

자격을 얻기만 하면 그러한 것은 다 없어져 버린다. 이런 점에 의미가 있다는 것을 깨닫지 못하면 4시간 수면은 다만 심신(心身)에 고통만 줄 뿐이다. 그래서는 모처럼의 인생도 무엇 때문에 사는지 모르게 된다.

 가령 회사같은 하나의 조직 내에서 생활하다 보면 조직의 일원으로서의 자격이 문제가 되고, 개인의 자격은 별로 문제시되지 않는 경향이 있다.

 이것은 다시 말해 조직 속에서는 개인으로서의 자격이 없어도 조직이 갖고 있는 자격만으로도 일을 충분히 해낼 수 있다는 것이다. 이러한 점이 바로 잘못된 생각을 갖게 하는 주요 원인이 된다.

즉, 정년으로 샐러리맨을 그만두게 되었다면 제아무리 활발한 활약을 한 실적을 올렸다 해도 개인적인 자격이 없기 때문에 무슨일 하나도 할 수 없게 되는 것이다.

샐러리맨들에게 있어 가장 큰 함정은 이런것이 아닌가 한다. 일생의 설계를 생각할 때면 그것에 필요한 자격은 전부 자신이 갖추고 있지 않으면 안된다. 그것도 정년이 되기 전에 말이다.

그러므로 '이랬으면 좋았을 텐데' 하는 식으로 편한 이상이나 동경을 그려보았자 전혀 소용이 없다.

'정년이 되기 전까지는 적어도 이런 저런 자격을 따고 말테다' 라는 현실적인 행동이어야만 한다. 가령, 조직 속에 몸담고 있으면서 승진을 하고 있을 때는 아무런 주춤거림도 없이 활발한 생활을 할 수 있을지 모른다. 하지만 결국 그러한 것은 남의 힘으로 씨름을 하는 꼴이 되고 만다. 때문에 나는 이러한 사람들을 '프로인 척 하는 아마추어' 라고 칭한다.

'대다수의 보통사람'을 넘어서려면 이렇게 하라

매우 실례된 말 같지만 내가 지칭하는 '보통 사람들'이란 '프로인척 하는 아마추어'라고 생각하면 될 것이다. 얄팍한 지식을 내세워 많이 아는척 하고, 자기 연마는 뒤로 미룬채 윗사람의 비위만을 맞추어 이익을 얻는 것으로 일관하면서, 겉만 뻔지르한 말들에 혹해서 샐러리맨 생활을 끝마치는 사람들이다. 이런 상태에서 일생의 설계를 생각해봤자 도대체 무엇이 이루어 지겠는가. 때문에 나는 '그것으론 안된다' 고 단언한다.

4시간 수면을 실천하는 사람은 학력이 낮거나 아무리 가난해도 이제 '대다수의 보통사람들'일 수는 없다. 그들에겐 언젠가는 행복한 일생이 약속되는 이유에서이다. 이점이 바로 일생의 설계 속에 꼭 '4시간 수면'을 포함시켜야 한다는 것이다. 즉 '4시간 수면'은 멋진 일생을 약속해 주는 성공의 바이블과도 같다.

부록 1

수험생을 위한 수면비법

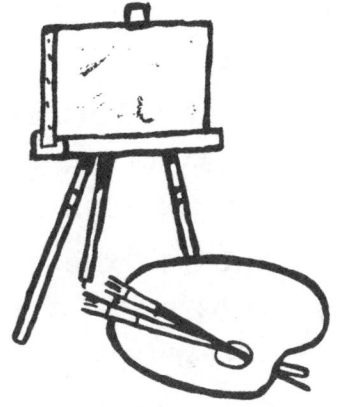

1. 수험생들에게
반드시 필요한 수면법

아침형과 밤형의 두가지 유형

수험생들 간에는 4급 5락(4시간 자면 붙고 5시간 자면 떨어진다)이라는 말이 통용된다고 한다.

이것은 수험공부에서는 잠자는 시간이 차지하는 비중이 그만큼 크다는 것을 뜻한다. 그러나 공부는 시간 못지 않게 그 내용이 보다 중요하다. 무턱대고 오랫동안 앉아서 공부만 한다고 되는 일은 아닌 것이다.

공부의 효과는 다음 사항들에 의해 좌우되는 것이다.

1) 집중력(集中力)
2) 우뇌(右腦)와 좌뇌(左腦)의 적절한 활용
3) 몰입(沒入) 시간의 양(量)

우선 이러한 요소들이 적절히 조화를 이룬 후면 다음의 문제는 수면 시간이 아니겠는가?

사람에게는 아침형(型)과 밤형(型)의 두가지 유형이 있다는 것은 일반적인 사실인데, 보통 밤형이 많은데 비해 아침형은 드물다고 한다. 아마도 이것은 사람에게 있어 잠재적인 '나태성' 때문이 아닌가 한다. 나는 어느 쪽이냐 하면 '아침형' 쪽을 권하고 싶다. 밤에는 갖가지 소음이 많다. 더구나 심야방송은 곤란한 문제여서 좀처럼 그 방송의 소음을 피하기가 쉽지 않지만 아침은 반대로 아주 조용하다. 더우기 잠을 자고 난 후이기 때문에 머리도 매우 상쾌해 진다.

이왕 말이 나온 김에 심야 방송에 대해 몇 마디 덧붙여 보자.

한밤중의 방송도 주위의 소음에서 해방되려고 듣는 것이라면 굳이 나쁘다고 할 수는 없지만, 집중력이 굉장히 떨어진다는 것만은 긍정해야 한다.

이렇게 집중력이 떨어진 상태라면 정상적인 공부는 도무지 기대할 수 없으며, 제 아무리 오랫동안 노력해도 손에 잡히는건 별로 없다. 즉, 가장 비효율적인 공부법인 것이다. 이렇듯 효율적이지 못한 사용이라면 무리해서 4시간 수면에 도전할 필요는 없는 것이다.

4시간 수면에 가감(加減)된 1시간

그리고 또 한 가지 시간에 관한 문제가 있는데, 계획적인 시간표 작성이 그것이다. 대개의 경우 이러한 시간표는 제대로 지켜지지 않을 경우가 많다. 의지가 약해서 그렇다기 보다는 의욕만 앞서고 자칫 인간성은 외면한 채 시간표가 만들어지는 경향이 있기 때문이다.

극도로 긴장된 상태이며 비정상적인 건강상태에 있더라도 인간

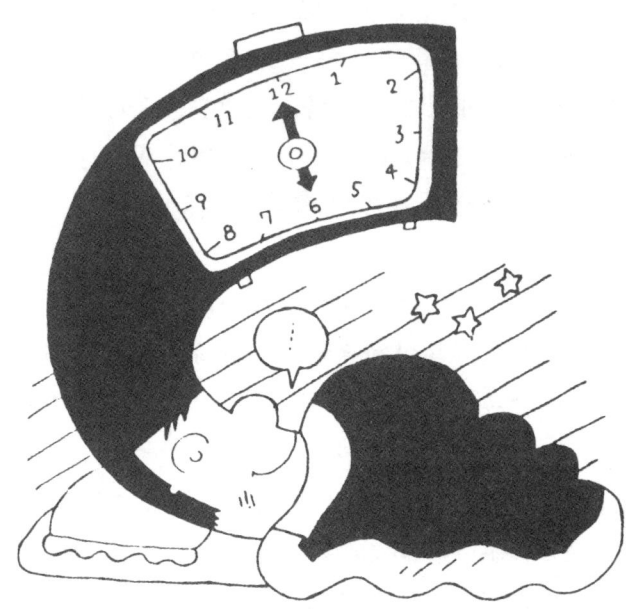

은 역시 살아있는 존재이다. 하루를 통해 보아도 리듬이 변화한다. 더구나 1주일, 1달, 1년 동안의 고정 유형을 결정한다는 것은 거의 가능하지 않다. 그러므로 동일한 시간을 할당할 지라도 여유를 좀더 느낄 경우가 있을 것이며, 또한 힘에 부쳐서 절반도 실천하지 못할 때도 있을 것이다.

때로는 억지로 인내하고 견디며 계획을 실행에 옮길 수도 있겠지만, 그렇게 무리한 짐을 지고 공부를 해 봤자 그 공부는 절대로 머리속에 들어가지 않는다.

잠자는것도 마찬가지로 자고 싶은 욕구대로 맘껏 수면을 취한다면 아무것도 할 수 없을 것이다. 그렇다고 4시간 수면을 실천한다는 구실로 희미한 머리로 한밤중까지 깨어 견뎌보았자 전혀 도움이 되지 않는다. 어디까지나 살아있는 존재로서의 자신을 깨달을 필요가 있다. 다시말해 한편으로는 의지를 단련하고 또 다른 한편으로는 자신을 습관화 시키는 쪽으로 노력해 나가야 한다는 것이다. 좀 더 정확히 말해 두자면 4시간 수면에 가감(加減)된 1시간 정도의 사이를 두면서 습관화시켜 나가야 한다. 신체의 건강상태나 그날의 사정이나 형편에 따라서 자신에게 제일 적절한 수면법은 자신이 만들어 나가야 하며, 이를 위해서는 1시간 정도의 플러스 마이너스 범위 안에서 어느 정도의 신축성이 필요하다.

 원래 잠을 잔다는 행동은 신체의 각 부분에 걸친 고른 휴식을 전제로 한 것이고 또한 그 휴식은 새로운 생명활동을 위한 것이다. 그러므로 잠자리에서 일어난 다음에도 상태가 나쁘다거나 머리가 흐릿해서 공부에 지장이 된다면 그것은 옳은 휴식을 취했다고 볼 수 없으며, 또한 적절한 수면이라고도 할 수 없다. 다시 말해 잠을 자는 시간과 함께 수면 자체의 질(質)도 문제가 되는 것이다.

 여기서 한 가지 양해를 구해 두어야 할 것이 있는데, 잠의 질 이라는 것은 언제나 똑같지 않아서 도무지 일률적인 결론을 내릴 수가 없다는 것이다. 그러므로 각자의 개성에 의한 선택이 필요하며 자신이 그것을 발견하고 발전시킬 의무가 있다고 말할 수 있다.

 그럼 어떤 수면법이 적절한 것인가? 그것은 자신의 건강상태나 자라온 환경 조건, 부모의 생활 습관 또 개개인의 개성에 의해서 판단해야 한다.

사회에 나가기 전에 자기 나름대로의 개성을 살려 확고한 수면법을 습관화 시키느냐 그렇지 못하느냐는 시험에서의 지름길을 좌우함은 물론 장래의 성공까지도 판가름하는 길인 것이다.

남보다 월등한 기억력을 키우는 4시간 수면법

 나는 매우 신기한 현상을 직접 경험해 왔는데, 여기서 그것을 소개하기로 한다.
 예를 들면, 극히 전문적인 분야의 원고를 쓸 때는 아무리 열심히 해도 하루에는 완성 시키지 못한다. 전문적인 분야이므로 자료수집 관계도 있고 해서 도중에 중단했다 쓰고 또 중단했다가 다시 쓰고 하는 식이 아니면 안된다. 그러므로 다시 써 내려 가야 할 때는 으레껏 첫부분으로 다시 되돌아가서 내용을 대충 훑어보고 써야 한다.
 그런데 새벽 2시까지 원고를 써 가다가 잠을 자고 5시에 깨어 다시 볼펜을 잡으면 앞부분을 다시 읽을 필요가 없게 되는 것이다. 수면을 취하고 있는 동안의 3시간은 명확히 원고 쓰기를 그만둔 공백이지만, 줄곧 원고를 써 온 것처럼 의식의 단절현상을 일으키지 않는 것이다. 나의 이 3시간 동안의 수면은 육체 두뇌나 자율신경의 휴식은 되었을지라도 의식의 단절은 아니었다는 것이다.
 이와같은 현상은 일단 체험해 보지 않은 사람이면 이해하지 못한다. 나의 경우엔 3시간 수면이었지만 똑같은 현상은 4시간 수면 때도 다르진 않다. 이렇게 해서 결국 다시 한번 시간을 번 결과가 되는 것이다.
 4시간 수면법은 누구에게나 똑같이 주어진 하루 24시간을 자신만이 그 몇 배로 하려는 굉장히 어려운 수행이다. 마음가짐도 뒤따라야 하겠지만 끊임없는 노력이 필요하다.

실패를 겁낼 필요는 없다. 다만 앞으로의 도약을 위한 하나의 발판으로 삼아 늘 새로운 국면을 만들려는 다짐이 필요한 것이다.

기억은 매우 중요한 것이다. 개나 돌고래라도 제대로 가르치기만 하면 어떻게든 기억이 가능하다. 그러나 그것은 먹이를 던져 줄때만 가능한 일이다. 인간도 마찬가지로 먹고 살기 위해서는 우선 기억해야 한다.

사회에서 한 사람의 판단력이 평가받는 것은 대개 어느 정도의 연령이 되고난 뒤이다. 아무래도 그때까지는 기억력 쪽이 우선일뿐더러 그 자체만으로 인물이 평가받는 경향도 때론 있다.

기억이란 확실히 젊어서는 왕성한 상태이고, 나이가 들면서 차츰 감퇴되는 것만은 어쩔 수 없다.

때문에 늘 반복 훈련으로 기억력을 키워가지 않으면 안된다. 개나 돌고래도 반복 훈련을 통해 기억을 뇌리에 새겨 넣는다. 때문에 누구든 반복 훈련으로 기억력을 증강시키는 것은 얼마든지 가능한 일이다. 그러나 사람은 개나 돌고래에게 기억력을 주입하는 식으로는 도무지 만족할 만한 성과를 기대하기 어렵다. 그러므로 기억술이나 기억력 배증법과 같은 연구가 활발해지는 것이다.

각자의 개성을 살린 기억법

인간이란 실로 신기한 동물이므로 어떤 사람이라도 나름대로의 장점은 꼭 있기 마련이다.

가령 장사꾼은 수학은 잘 모르더라도 손해냐 이득이냐의 계산엔 전혀 틀림이 없다. 대체로 음악가는 물리학엔 깜깜하지만 놀랄만한 귀를 가지고 있어 이것에 결부시키면 단 한번 뿐인 인상으로도 무엇이든 강하게 기억할 수 있을 때가 적지 않다.
즉, 이렇듯 각자의 장점에 기억력을 결부시키면 훈련을 거듭하지 않고서도 기억이 쉽게 된다.
여기서 그 구체적인 예를 하나 들어보자.
음악인들이 사용하는것 중에 A에서 G까지의 부호가 있다. 기본이 C 장조이니 여기서 C 는 1을 뜻한다고 볼 수 있다. 또한 여기에 '742-2151' 이라는 전화번호가 있다고 가정하자. 이것을 앞에서의 음악부호로 하면, BFD-DCGC 가 된다. 만약 익숙해지면 여기에 리듬을 다는 것도 가능해진다.
모름지기 기억력을 키우기 위해서는 이처럼 바꿈을 행해야 하는데, 이 변환 방법이 제일 중요한 요점이다.
말하자면 요즘 유행하고 있는 컴퓨터도 이와 같은 변환을 행하고 있는것에 다름 아니다. 다만 여기서 한가지 중요한 건 어떤 것을 무엇에 대응 시키느냐 하는 점인데, 스스로에게 가장 잘 어울리는 것을 발견하여 대응시키면 되는 것이다.
앞에서 나는 음악가의 부호를 예로 들었는데 그 밖에도 이런 종류의 변환은 얼마든지 가능한 것이다. 무선통신에 쓰이는 부호나 우편번호에 사용되는 숫자같은 것이 바로 그러한 예이다.
그런데 이런 종류의 변환 방법은 획일화될 수도, 또 그렇게 할 수도 없는 것이다. 각자의 개성에 의해서 달라지는 것이기 때문이다. 초서체는 옛날 중국에서 일종의 속기술(速記術)로 고안된 것이라고 한다. 이렇게 볼 때 기억을 위한 이런 종류의 편법은 개개

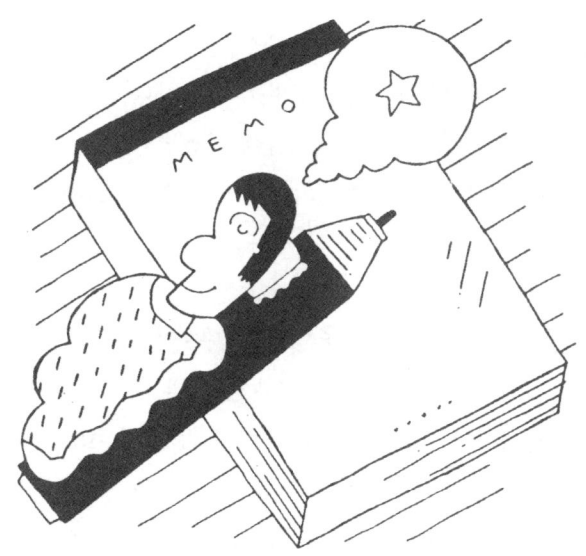

인의 재산과 마찬가지라고 할 수 있다.

 만약 이런 종류의 장점이 되는 기본 요소가 자신에게는 결여되어 있다고 하면 도대체 어떻게 하면 좋은가? 이런 경우의 사람은 드물지만 실제로 그런 사람이 있다. 그러므로 이럴 때에는 주위에 있는 모든 사항들이 중요한 대역을 맡게 된다.

 어학(語學)을 예로 들어보자. 단어를 일일이 암기 한다는 것은 매우 고생스러울지 모른다. 하지만 주위에서 일어나는 일을 이용해서 도움을 받는 방법은 얼마든지 있게 마련이다. TV나 라디오의 야구 중계를 들어보면 라이트, 레프트, 센터 하고 모두가 영어

뿐이지만, 제대로 정리가 돼 있지 않을 뿐이다.
 야구에서 자주 사용되는 말을 하나하나 간추려 보면 그것만으로도 몇 가지의 단어를 외울 수 있게 된다.
 가만히 앉아 있어서는 어느것도 외우지 못한다. 기억력 배증법이나 이 책에서 서술해 오고 있는 4시간 수면법을 통틀어서 가장 효과가 큰 방법은 자신에게 맞는 개성적인 방법을 실천해야 된다는 것이다.

오른쪽과 왼쪽뇌의 효율적인 사용법

 이미 서술한 것처럼 사람에게는 '아침형' 과 '밤형' 이 있다. 그러나 4시간 수면을 목표로 할 때 아침형과 밤형 중 어느 한 쪽을 택한다는 것은 부족하다. 4시간 수면의 생활에는 자신의 특성을 기준으로 삼아 우뇌와 좌뇌 모두를 제대로 잘 이용해야 한다.
 보통 이론적인것(수학, 물리등)은 왼쪽뇌가 담당하고, 정서적인것(사회, 생물)은 오른쪽 뇌가 맡고 있다고 한다. 반면 어학 같은 것엔 양쪽이 함께 작용한다. 그러므로 양쪽 뇌에 적당히 할당해야 할 필요가 있다.
 하지만 문제는 아침에는 어떤 것이 적합하냐 하는 것이다. 그 이유는 몰입(沒入)계속 시간이 사람에 따라 각각 다르기 때문이다.
 보통 아침에는 머리가 상쾌해지고 저녁에는 피로에 지쳐있는 경우가 많다. 때문에 아침에는 자연히 이론적인것 즉, 왼쪽뇌를그리고 밤에는 오른쪽뇌를 사용해야 되지 않겠느냐고 생각 한다.
 '머리가 지쳤으니 피로를 풀어야지' 라는 생각에서 음악을 들었을 때는 휴식을 취한 것은 우뇌가 아니다. 이렇게 볼 때 좌뇌에 휴식을 취하게 하려면 몸의 형편에 따라 훈련을 해야만 하고 몰입 계속 시간의 연장은 기대하기 어렵다.
 왼쪽뇌에서 오른쪽뇌의 사용으로, 다시 오른쪽에서 왼쪽으로, 라는 식으로의 자유로운 전환은 익숙한 사람을 제외하곤 일반적으로는 매우 어렵다고 한다. 우뇌에서 좌뇌로의 전환은 특히 그렇다. 발상이나 전환같은 것이 가끔 화제가 되는것은 실은 그만큼 좌, 우뇌의 전환이 어렵다는 것을 뜻한다.
 그런데 나의 경우엔 오래전부터 수학이나 물리학을 좋아했고, 몇십년을 전기공학 분야에 몸담고 있다보니 좌뇌에서 우뇌로의 전환쪽이 오히려 더 힘겹고 귀찮다. 그것은 오랜 습관 탓이다.
 하지만 나는 서예나 음악처럼 우뇌를 사용하는 분야도 의식적인 노력을 힘씀으로써, 좌뇌의 적절한 휴식과 함께 내 인생에서 더욱 많은 것들을 더불어 취득할 수 있었던 것이다.

피로를 제거해주는 뇌의 사용법

 빠른 전환이 어려울때 제일 큰 도움이 되는 것은 어학(語學)이라고 할 수 있다. 특히 영어처럼 비교적 짧은 역사를 지닌 언어는 논리적인 문법이 그만큼 뇌적인 요소를 많이 지니고 있다고 볼 수 있다.
 아무튼 어학은 겉에서 본 문학성(文學性), 감성 외에 문법(文法), 언어학(言語學)으로 상징되는 논리성을 동시에 갖추고 있다. 다시말해 우뇌적인 요소와 좌뇌적인 요소가 함께 겸비돼 있다는 것이다.
 때문에 어학은 우뇌와 좌뇌를 잇는 커다란 교량 역할을 맡고 있는 셈이다.
 이런 이유에서 인지 어학에 소질이 있는 사람은 보통 수재라는 소리를 듣고 있으며 또한 머리회전도 빠르다
 오른쪽뇌는 여러 가지의 형태로 피로를 내보낼 수 있다. 음악이냐 회화냐로 다른 신경을 쓰지 않아도 충분히 쉬게 하는 것이 가능해 진다. 실제로는 몰입 계속 시간이 적은데도 제법 길었다고 잘못 생각하기가 쉬운 이유에서이다.
 그러나 뇌의 피로는 그렇게 단순하지만은 않다. 영양소가 충분히 보내지고 폐기물을 없애지 않으면 피로는 회복될 가망이 없게 된다. 좌뇌는 우뇌보다 쉽게 피곤을 의식할 뿐만 아니라 오래 참고 견뎠다고 생각해도 몰입 계속 시간은 별로이기 때문이다.
 그러므로 다음과 같은 유형으로 공부를 하면 피로를 잊어버린채 공부를 계속 할 수 있을 것이다.
 우선 수학 공부를 시작한다. 그러다 지치면 어학으로 바꾸고 어느정도 어학을 공부했으면, 이번에는 사회나 생물과목처럼
꼭 암기해야 되는 과목을 공부한다. 피로를 느끼면 다음엔 국어나 한문으로 한다. 또 어느정도 국어와 한문공부를 계속한 뒤에는 물리학쪽을 공부한다.
 다만 여기서 문제가 되는 것은 다음과 같은 것들이다.
 1) 몇 시간을 주기(週期)로 삼을 것인가
 2) 싫은 과목을 어떻게 처리할 것인가
 3) 모든 과목이 다 싫어지면 어떻게 할 것인가
 시간적 주기(週期)나 싫증이 나는 것은 사람에 따라 다소의 차이가 있으므로 당사자가 이것을 충분히 생각해서 해결해 주기 바란

다. 요는 개개인의 '의지'인 것이다.

 입시가 가까워지면 싫어하는 과목이 가장 큰 골칫거리로 대두 된다. 합격이냐 불합격이냐는 대개 싫어하는 과목에 의해 좌우된다고 해도 과언이 아니다. 때문에 이것을 진지하게 생각할 필요가 있다. 여기서 짚고 넘어가야 될 것은 앞에서 서술한 기억력 배증법이다. 주위의 것을 연상시켜 쉬운 것부터 외워 나간다. 외우고 있다 외울 수 있다는 만족감은 바로 싫다고 하는 장벽을 없애 주기 때문이다.

 그러므로 어떤 일이 발생해도 절대 초초해 해서는 안된다. 시간을 충분하고 적절하게 배정해서 우선 외우기부터 시작하고, 일단 싫다는 장벽이 없어진 후엔 논리적으로 천천히 다시 한번 생각해 본다. 일단 싫은 장벽만 없어지면 논리의 요점을 이해하는 것은 그리 어렵지 않기 때문이다.

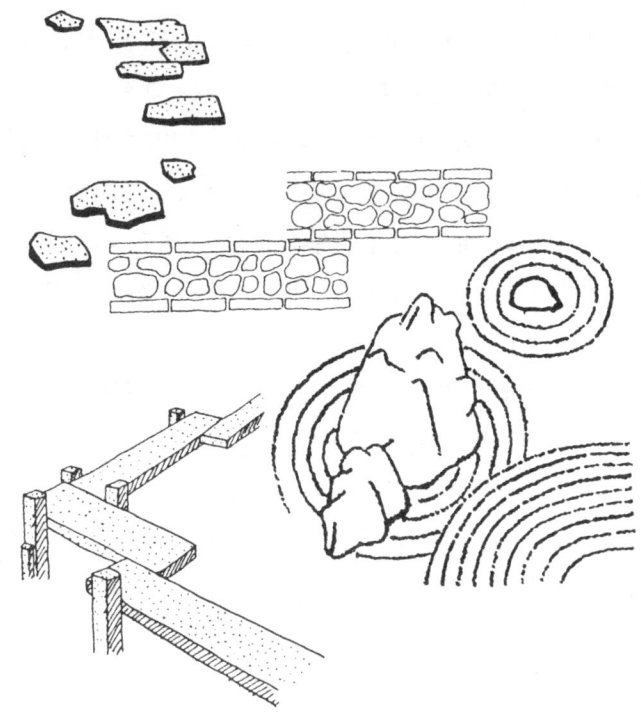

집중력 배증법이란

자칫 인간이란 쓸데없는 생각에 사로잡히기 쉽다. 때문에 온몸을 집중해서 몰아(沒我)의 경지에 달한다는 일은 좀처럼 쉽지 않다. 그런 이유로 어떤 사람들은 잡념을 떨쳐버리기 위해 요가를 배우기도 하고 참선을 해보기도 한다.

그러나 그런 것들은 매우 순간적인 효과밖에 기대할 수 없다.

몰아에 빠진다는 것은 역시 그것이 어떠한 형태이든 어느기간 수행(修行)을 거치지 않으면 실현 가능성이 없는 것이다.
 이런 뜻에서 4시간 수면법도 일생동안의 수행이라는 다짐을 해두기 바란다.
 수험생들에겐 이런 한가한 말만 늘어놓고 있으면 아무 도움이 되지 않기 때문에 집중력을 배로 늘리는 두세 가지 방법을 소개해 보기로 한다.
 인간이란 원래 제멋대로이고, 이기적이며 나약한 존재이기 마련이다. 그러므로 인간의 그러한 본성을 제대로 잘 파악하여 그것을 역이용한 자기 암시를 거는 것은 별로 어렵지 않은 일이다. 그런 의미로 생각해보면 우선 가장 자연스러운 것은 흥미를 갖는 것이다. 어떤 일이든 일단 '흥미 있다' 는 생각이 들면 주변의 일에는 신경을 쓰지 않고 그 흥미 속에 몰입할 수 있는 것이다.
 구체적인 예를 하나 들어보자. 예를 들어 공부하다가 유사한 언어, 유사한 법칙, 유사한 수학공식 등을 자기 나름대로의 표로 만들어 보는 일이다.
 또한 선생님이나 후배에게 자문을 구해 잘못된 것은 고쳐나간다. 말할 것도 없이 이 표는 선생님이나 선배에게 보일 수 있을 만큼의 괜찮은 것으로 만들기 위해 노력해야 한다. 이렇게 하면 자연 공부에 열심일 수 있고 집중력도 유지된다. 이 방법은 또한 심한 혐오감이나 열등감을 제거해 버리는 데엔 특히 효과가 있다.
 이런 종류의 표나 일러스트 등을 만든다는 것은 분명히 논리적인 일이므로 왼쪽뇌를 혹사시키게 된다. 그러나 한편으로는 희망이 있으며, 이해할 수 있다는 충만감도 있게 마련이다. 그러므로 기억력의 작용도 가능하게 된다. 다시말해 좌우의 뇌가 적당히 분담

해서 활약하는 셈이다. 때문에 생각과는 달리 몰입 계속 시간이 길어지고 피곤도 덜하게 된다.
 단순한 암기과목을 공부하는 동안은 오히려 그것을 벌이라고 볼 수 있다. 전부가 수동적이기 때문이다. 괴로움은 있을지언정 재미는 느끼지 못하므로 지속성이 없으며 피로도 그만큼 심하다. 그러나 그안에 어떠한 형태로든 나름대로의 '창작(創作)'이나 '창조(創造)'의 요소를 더하게 되면 이야기는 달라진다.
 '창작'이나 '창조'는 모두 스스로가 완성해 내는 예술이다. 그러므로 전부가 능동적이 된다. 여기에서 바로 정복자로서의 만족감이 느껴지고 즐거움이 배로 늘게 되며, 이와 동시에 집중력 배증법이 가능한 것이다.

남의 암시에서 벗어나라

1) 떨어지면 어떻게 하지!
2) 누구보다 뒤지면 어떻게 하지!
 종종 이와 같은 걱정을 하는데, 그럴 필요가 도무지 없다. 이런 낙망한 마음으로 복잡한 논리를 어떻게 이해하며 공부 할 수 있겠는가? 수험생들은 예나 지금이나 마찬가지로 결심으로부터 시작하는데 도리어 그것은 나쁜 결과를 초래하기 쉽다. 긴장을 풀고 자기 방식대로 즐기면서 공부를 해야 한다.
 창조성이나 창작성을 끌어들인다는 것도 바로 이러한 자기 방식으로 즐기면서 공부를 하기 위한 수단인 것이다. 또한 이것이 옳은 공부에의 지름길인 것이다.
 미리 언급했지만, 개나 돌고래는 먹이를 받아먹기 위해 여러 가지를 외운다. 인간도 이와 똑같다. 다만 인간이 개나 돌고래와 다른 것은 그 끌리는 미끼가 자동차나 TV처럼 눈에 훤히 보이는 것이 아니라도 괜찮다는 것이다.

 또한 한 가지 더 첨가할 것은 인간은 자기가 스스로에게 줄수 있는 미끼도 가능하다는 것을 깊이 깨닫고 많이 활용해 주었으면 하는 점이다.

 이제 집중력 배증법이란 꼬 어떠한 수행을 거쳐야만이 비로소 실현 가능할 만큼 어려운 과제는 아니라는 것을 알았으리라고 믿는다.

 집중력이 떨어지는 현상은 수동적인 것에서 온다. 그러므로 만일 이와 반대로 정복자로서의 충족감 같은 것이 갖추어 진다면 누구나 집중력 배증법의 실현이 가능한 것이다.

 다만 어떤 일에 대해서 '무엇을 어떻게' 라는 식의 구체적인 문제에 대해서는 사람마다 다르므로 여기서 무어라 꼬집어 말할 수 없을 뿐더러, 또 내가 여기서 그것을 예시한다 해도 그것이 어느 정도의 도움이 되느냐 하는 것은 의문이므로 서술치 않기로 한다.

하루의 생활유형을 다져나가라

 4시간 수면의 목적은 누구에게나 한정된 하루 24시간을 최대한으로 활용하자는데에 있다. 때문에 깨어있는 시간 즉, 20시간 가운데 하고자 하는 일을 위해 얼마의 시간을 투자하고, 그 시간을 어떻게 잘 활용해 나갈 것인가 하는 점이 가장 중요한 문제라는 것은 두말할 필요도 없다. 그것을 위해서는 하루의 생활 유형을 확립해야 한다.

무슨 일이건 똑같겠지만, 4시간 수면도 자신의 몸에 완전히 익기까지는 3년쯤의 노력을 요한다.

4시간 수면이 몸에 완전히 익게 되면 매우 안정되고 생활 유형도 확실히 고정화되지만, 문제는 그렇게 가능하기까지의 3년간이다. 그 3년 간에 혹시라도 긴장을 풀면 무서운 수마가 엄습해 온다. 이 엄습해 오는 수마를 극복하지 못하면 아무리 시간이 지나도 4시간 수면을 몸에 익히기는 어렵다.

시간이란 내게 자연스레 주어지는 것이 아니라 스스로가 적극적으로 창조해가는 것이라는 대단한 다짐을 하지 않으면 안된다. 그러기 위해서는 비록 토막 시간일지라도 긴장을 풀지 말고 늘 진지한 대처가 필요하다.

'바쁠수록 일의 진척이 빠르다.'

이 말은 일을 많이 해내고 있는 사람들의 말인데, 이것은 곧 그들이 토막 시간의 사용법에 능숙하다는 것을 뜻한다.

보고서의 작성이나 번역의 경우, 대개의 사람들은 초고 다음에 몇 번씩 추고를 거치고 정서를 한다. 그러나 나는 이런 방식에 반대 한다. 그 이유는 다음과 같다.

1) 나중에 다시 보면 아무래도 일이 복잡해 지기 쉽다.

2) 나중에 정서한다는 생각을 가지고 있으므로 글자가 거칠어 질 뿐더러 잘못을 알고도 그냥 지나치기 쉽다.

3) 추고를 거듭하는 것은 좋으나 다소라도 인상에 남아 있으면 아무래도 추고 자체까지도 조잡하게 될 우려가 있다.

4) 문장의 추고가 거듭되면 중요한 도표나 그래프의 잘못이 많아지거나 또한 번역일 때는 본래의 뜻에서 벗어날 적이 많다.

5) 일 자체가 진지하지 않으므로 수마의 엄습이 용이하다.
　나의 방식은 어떠한가 하면 나는 처음부터 목숨을 건 승부로 작정하고 시작한다. 글자도 한자 한자 분명히 쓰고 언제나 사전을 옆에 두어 조금이라도 의심이 나면 곧 확인한다. 이럴때 제일 유익한 점은 수마에 엄습 당할 걱정이 없다는 것이다.
　나도 물론 메모를 해 두지 않는 것은 아니지만, 나의 경우에는 다음과 같은 것에 한정하고 있다.
1) 회의 장소, 시간등 분명히 해 두어야 할것.
2) 금액, 치수등 수량이 확실할 필요가 있을 경우.
3) 책을 주문하거나 아무래도 메모를 해야할 필요가 있는 사항등
　요즘의 학생들은 기계로 복사를 해두면 내용을 마치 전부 이해한 것처럼 생각하고, 또 일단 적어두면 다 기억한 듯한 안이한 생각을 하는 모양인데 그것은 잘못된 생각이다. 오히려 메모를 해 놓았다는 안도감이 기억을 방해하기 때문이다.
　메모에는 또 한가지의 문제가 있다. 필요할 때에 그 메모를 즉시 찾아낼 수 있느냐는 것인데, 그것을 찾는데에 한참을 소모하거나 분실해 버려 내용을 알 수 없게 되는 발생된다면 낭패가 아닐 수 없다.

시간 감각을 몸에 익혀라

　'시간은 귀중한 것이다. 누구에게나 인생의 소중한 한 장면이다'라는 생각이라면, 남과의 약속에서 지각을 하거나 시간약속을 깨는 등의 일로 남에게 실례되는 행동은 일삼지 않게 된다.
　자신의 시간이 귀중한 것이면 마찬가지로 남의 시간도 소중히 생

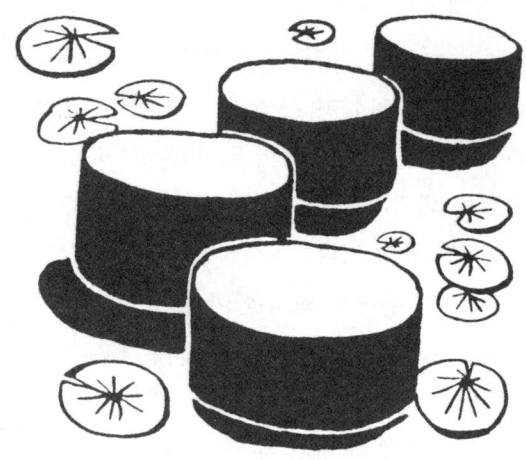

각해줘야 한다. 무슨일이 있어도 지각을 해서는 안되는 것이다.
 4시간 수면을 실천하려면 앞에서도 서술한 것처럼 긴장을 풀지 말아야 한다. 긴장이 조금이라도 풀어지면 곧 수마가 엄습해 오기 때문에, 깨어나 있는 나머지 20시간은 긴장의 연속이라고 해도 과언이 아니다.
 4시간 수면을 실천하고 있는 사람들은 이같이 초긴장 상태로 생활하고 있으므로 약속을 지키겠다는 마음만 있으면 그것이 충분히 가능하게 된다. 그리고 약속을 꼭 지키려고 하는 노력으로 20시간 속에 리듬이 생기게 되는데 이 리듬은 생활의 유형을 고정화하는데 큰 공헌을 하게 된다. 하루를 지내다 보면 3분, 5분같은 토막 시간이 수없이 많이 생긴다. 자칫 3분, 5분의 짧은 시간을 별스럽지 않게 생각할지 모르지만, 이것이 몇십번 거듭되면 1시간이 넘게 된다. 3분이면 영어단어 하나 둘 쯤은 충분히 외울 수 있는 시간이다. 이렇게 하여 하루에 20개를 외운다면 1년이면 7천여개의 단어를 암기할 수 있다는 계산이 가능하다.

현재까지는 의식조차 할 수 없었던 3분이나 5분의 토막 시간으로 1년에 1개 국어(國語)의 기본단어를 거의 마스터 할 수 있다고는 아마 상상조차 못했으리라 생각된다.

시간을 창조해 낸다는 말은 시간을 새로이 만들어 낸다는 말이 아니라, 바로 이와 같은 토막시간을 제대로 살려 나가는 것을 뜻한다. 의식적으로 30분이나 1시간을 할애해서 계획표를 세우는 것은 누구나 할 수 있다. 오히려 예상밖의 공중에 뜨게된 토막시간을 어떻게 사용하는가가 4시간 수면의 특색인 것이다.

또한 이러한 것은 졸음을 쫓는 하나의 방법이기도 하다. 아무튼 토막시간까지도 철저하게 계산에 넣게 되면 그 사람의 작업량은 네사람 몫 이상이 가능하게 된다.

신경과 시간의 낭비는 최대한으로 줄여라

나는 비행기 조종면허나 1급 소형선박의 조종면허는 취득해 놓고 있지만, 유감스럽게도 자동차 운전 면허는 따지 못하고 있다. 나의 집은 비교적 교통편이 좋은 위치에 있고 더구나 나는 술을 즐겨하는 편이기 때문에 자동차 운전면허가 그리 필요치 않았다고 하면 변명이 될 것이다. 사실대로 말하면 나는 그러한 데에 투자할 시간이나 돈이 없었기 때문이다.

돌이켜 생각해보면 그것은 대단히 다행한 일이었다. 나는 지금껏 사고를 당한 적이 없었을 뿐만 아니라 자연 누구에게 해를 입힌 적도 없었다.
 앞에서도 서술한 바이지만, 나 자신도 4시간 수면이 몸에 익숙할 때까지의 3년간은 수없는 수마의 엄습을 받았다. 그런 상태에서 자동차를 몬다는 것은 흡사 미친 사람에게 칼을 쥐어준것과 마찬가지였을 것이다.
 사고는 다행히 내지 않았다고 하더라도 신경에 대한 부담은 자연히 컸을 것이다. 그러한 신경의 피로가 어떤 형태와 결과를 초래할지 모르겠지만 아무튼 플러스의 작용은 가능하지 않았을 것이다.
 자동차 운전면허 자체는 매우 단순한 것이므로 그리 문제될 것이 못된다. 하지만 복잡한 교통표지, 신경을 곤두세우는 교통 신호, 정신을 못차리게 하는 추월, 갑자기 끼어드는 차량들을 생각 한다면 그저 여유있는 말만으로 있을 수는 없을 것이다.
 이와같이 정신을 혼잡하게 하는 일은 예측할 수 없는 것이므로 전혀 방심할 수가 없다. 또한 차를 운전하다 보면 가끔 자신도 모르게 긴장이 풀릴 때가 있다. 그런 순간이야말로 사고의 위험이 목전에 있다고 해도 과언이 아니다.
 그러나 버스나 전철, 택시등 대중 교통수단을 이용하면 시간은 모두 자신의 것이 되지만 손수 운전할 때는 운전외에 다른 일은 전혀 할 수 없게 된다. 이것은 시간 낭비일 뿐더러 신경도 매우 피로해지기 쉽게 된다.
 앞에서 몇 번이나 언급한 것처럼 4시간 수면의 생활은 순간

순간이 승부이다. 또한 근육, 두뇌, 자율신경의 조화를 유지해 주지 않으면 건강에 반드시 지장을 초래하게 된다. 3년의 고행을 겪으며 부단히 노력하는 것도 바로 이런 이유에서 이다.

 4시간 수면의 생활이란 끊임없는 자기 수련 일정표에 스스로를 올려놓는 일이다. 때문에 이 수련 과정에 수동적인 잡다한 일을 보태는 것은 바람직하지 못하다.

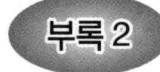

건강을 위한 쾌면비법

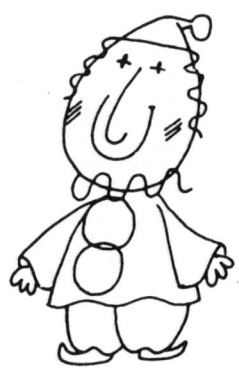

1. 쾌면으로의 초대

　인간의 평균 수면시간은 보통 8시간, 그러므로 하루의 3분의 1, 인생의 3분의 1은 자면서 생활하고 있다.

　인간은 주행성 동물 · 주간에 활동하는 동물 · 로 고양이나 올빼미같은 야행성 동물이 아니다. 그러므로 인간은 본래 주간에 활동하며 일하고, 밤에는 휴식, 수면을 취하는 것처럼, 몸과 마음의 구조도 그렇게 되어 있다. 저녁이 되면 까마귀는 보금자리로 돌아와 둥지에서 자고 아침이 되면 일찍부터 일어나 날아 다니며 지저귀는 주행성 행동을 보여준다. 동물은 하루 중 일어나 활동하는 시간과 자면서 휴식을 취하는 시간을 번갈아 갖는다. 이것이 동물의 본래의 모습이며, 이렇게 함으로서 살아가고 있는 것이다.

　인간은 '밤에는 잘 자고, 아침에 일어나 낮동안은 열심히 일한다' 라고 하는 것이 건강하게 살아가고 있는 모습인 것이다. 다시 말하자면, '열심히 일하면 푹 잘 수 있고, 푹 자면 열심히 일할 수 있다' 라는 것이 건강하기 위한 방법이기도 하다. 충분히 수면을 취할 수 없으면, 다음날에는 몸이 무겁고 머리가 멍해서 뭔가를 하려고 해도 마음이 내키지 않고, 생각도 정리가 되지 않는다. 이런 증세는 누구나가 평상시에 경험하고 있는 일일 것이다.

　그런데 오늘날에는 '잠을 잘 잘 수가 없어서, 도무지 몸의 컨디션이 좋지 않습니다. 머리가 멍한 것이, 공부나 일을 제대로 할 수가 없어요' 라고 호소하는 사람이 많다. 그리고 '어떻게 하면 잘 살

수 있을까' 하고 수면에 대해서만 신경을 써서, 일도 손에 잡히지 않고, 수면법이나 수면제에 매달린다고 한다.(미국에서는 수면제로 인한 사고가 많이 발생하여 사망자가 1년에 2만명에 달한다.) 그렇지만 밤에 잘 자기 위해서는 낮에는 열심히 일하지 않으면 안되는 것이다. 수면이 부족하다면, 좀더 수면시간을 늘리지 않으면 안된다. 그렇다고 해서 수면의 '시간' 만을 무작정 늘리다 보면 인생에 있어서의 '일' 은 언제 할 것인가? 여기에서 '숙면' 이 필요하게 되는 것이다. 흔히 '깊은 잠' 이라고 말하는 이 '숙면' 은 '쾌면 (快眠)' 으로도 통한다. 깊은 잠은 몸을 거뜬하게 해주고 기분을 상쾌하게 해준다. 그래서 즐거운 잠이 되는 것이다. 즐거운 잠은 결코 오랜 시간을 자야 된다는 것이 아니다. 시간이 짧더라도 완전한 잠(완전한 무의식 상태)을 자게 되면 그것이 곧 긴 시간동안 자는둥 마는둥 하는 것보다도 몇십배 즐거운 잠이 되는 것이다. 밤에 잘 수가 없는 원인은, 현대 생활에서는 여러가지가 있으며, 그 원인은 점점 늘어나고 있다.

그 원인 중 첫번째가 늘 밤 늦게까지 자지 않는 것이다. 야간 TV 방송, 통근 시간의 연장, 야간 영업, 잔업 등으로 대다수의 사람이 취침하는 시간이 밤 열한시 반이다.(15년 전에는 10시였다)열시는 이제 '초저녁' 이 되어 버렸다.

또 TV 시청에 의한 신경의 고양, 야식 그리고 자녀의 시험공부, 주위에서 들려오는 소음, 인간관계의 복잡화, 생활의 스트레스… 등 게다가 침실, 침구등의 편리함에 쫓겨서 잠을 자기 위한 기본 조건이 역전되어 있는 것도 커다란 문제점이다.

그런데 '수면은 활동의 휴지(休止)상태' 로 몸과 마음의 활동에 의해 생긴 피로를 회복시키기 위한 '휴식'이라고 생각하고 있지만, 수면 중심, 모두가 한결같이 정지 상태로 있는 것이 아니라 몸이 쉬고 있어도 뇌는 활동하고 있거나 뇌가 쉬고 있어도 (자고 있을때) 몸은 움직인다고 알려져 왔다.(생리학의 「뇌파」연구에 의해) 그래서 수면 중에는 낮에 활동하고 있을 때와는 다른 차원에서 건강하게 살아가기 위한 중요한 활동을 하고 있다는 것을 알게 되었다.

 이를테면, 음식물이 본격적으로 소화, 흡수되는 것은 소장의 하반부(회장)이지만, 낮에 먹은 음식물이 그곳에 도달하는 것은 밤으로 부교감신경의 긴장 자극(이것은 수면중에 일어난다)에 의해 이루어지는 것이다. 그러므로 깊이 잠들지 않으면 모처럼 좋은 음식을 먹었어도 영양으로 흡수가 되지 않는 것이다.

 또 수면 중에는 체내의 호르몬 밸런스가 조절된다. 그 한 가지인 성장을 촉진하는 성장 호르몬은 밤에 잘때 많이 분비되며, 이것은 어른에게는 체력의 충실함을 촉진하고 피부에 윤기를 주는 작용을 한다. 옛날부터 '잘 자는 아이는 잘 큰다', '수면 부족은 피부 미용의 적'이라고 하는 것도 이런 까닭이다. ·게다가 뇌에 기억이 정착되는 것도 수면중에 이루어 진다고하여, 숙면에 의해 공부한 것이 언제까지나 남아 있는 '진짜 기억'이 되는 것이다. 그러므로 '사당오락' (네시간 자면 시험에 붙지만, 다섯시간을 자면 시험에서 떨어진다)이라고 하는 말은 엄청난 거짓말이다. 또 꿈을 꾸는 것도 수면중(렘수면)에 이루어지는데 새로운 학설에서는, '뇌의 응어리'를 푸는 작용이 이때 이루어진다고 한다. 실제로 잘 자는 사람은 공부도 잘하고 시험에서 성공하는 확률도 높은 것이다.

　여기에서 '잠을 잘 잔다' 라고 하는 것은 '잠을 많이 잔다' 라고 하는 것과는 완전히 다른 의미이다. 짧은 시간을 자더라도 깊이 자는것(숙면)을 의미 하는 것이다.

　이런 이유로 '수면' 이라고 하는 것은 피로 회복이라고 하는 소극적인 것이 아니라 더욱 더 적극적인 생명 활동이며, 심신의 건전한 작용을 관리하는 중대한 것이다. 이것을 경험적으로 알고 있었던 옛사람들은 '쾌면, 쾌식, 쾌변' 을 건강의 '증거' 로 삼아 왔다. 이것을 오늘날의 의학으로 살펴볼 때 아주 정확한 '건강의 척도' 인 것을 알 수 있었다. 즉, '쾌면을 할 수 있으면 건강한 것으로, 건강한 사람은 언제나 쾌면을 취하고 있다' 라는 것이다.

　이 '쾌면' 이라고 하는 것은 '상쾌한 기상' 을 말하는 것으로 '아아 잘 잤다' 고 실감하는 것이다. 아무리 오랫동안 잔다 하더라도 눈을 뜨기가 힘들고, 머리가 멍하여 벌떡 일어날 원기가 생기지 않는다는 것은 어딘가가 나쁜 증거이다. 이를테면, 자주 '봄에는 졸려서……봄잠은 새벽이 온 줄을 모른다' 라고 말하지만, 이것은 세계적으로 유명한 각기병 - 비타민 ' B_1 의 결핍에 의한 병의 중요한 증상이라는 것을 알고 있을 것이다.

　이 '쾌면' 을 취할 수 없다는 것은 몸의 상태가 나쁠 때나 병의 시작을 알리는 경계 경보로 특히, 고혈압과 저혈압의 증상으로 이것을 '아침 두통' 이라고 부르고 있다.

　쾌면을 할 수 있다면, 자신의 건강은 아주 좋은 상태라는 것을 확실하게 알려주고 있는 것이다. 낮동안 활발하게 활동할 수 있으면, 밤에는 적당하게 피곤해져서 푹 잘 수가 있는 것이다. 그래서 충실한 몸과 마음을 언제나 유지하며, 활동적이고 여유있는 건강생활을 즐길 수 있다고 하는 것이다.
 이와 같은 '쾌면'을 취하기 위해서는 어떻게 하면 좋을까. 앞에서도 다소 언급한 것처럼, 오늘날 수면에 대하여 여러가지 잘못된 생각도 있고, 또 현대의 사회 생활에서는 쾌면을 방해하는 요인이 너무나도 많아서 동물 본래의 자연스러운 생활 리듬(바이오리듬)을 혼란시키기 쉽게 되어 있다.
 그리고 취침 시각(이것이 특히 중요하다)은 문란해지기 쉬워서, 쾌면을 얻기 위한 진짜 수면을 상실해 가고 있다. 이렇게 생각해 보면 오늘날 우리 사회는 '성인병 왕국'이라고 불리고 있는데, 그 원인을 캐 보면 '수면을 잘 취할 수 없기 때문이다'라고 하는 것도 된다. 이 '실쾌면'의 현대는 밀톤의 「실낙원」의 시대보다도 더욱 심각하다. 그렇지만 인간의 지혜를 활용하면 옛부터의 '자연스러운 수면'을 되찾고, 상쾌한 수면의 낙원으로 만드는 것도 가능하지 않을까.
 나는 생리학을 전공한지 50년동안, 운동, 영양, 수면의 기초인 신경호르몬의 상도(想圖), 한층 더 나아가서는 '심신의 상도(想圖)'의 건강에 대하여 관심을 가져왔다. 이와 같은 점에서 건강생활에 있어서의 수면의 중대함을 알았던 것이지만, 여기에 최근 분명해진 수면의 메카니즘을 근거로 하여, 쾌면의 성립 요건과 조건(특히 침실과 새로 개발된 침구등)에 대하여 이것 저것 고찰해 본 것이다. 이 책은, 그러나 수면에 대한 것 뿐만아니라 수면이 건강생활에 있어서 얼마나 중요한 것인가 하는 것을 서술할 작정이다. 현대를 건강하게 살아가기 위한 안내서가 되었으면 하는 바램이다.

수면 메모

가수(假睡)와 시계(時計)

주부가 낮에 혼자 있는 시간이라든가 밤늦게 남편의 귀가를 기다리고 있을 때와 같은 경우에는 최근에는 한 시간 정도를 정확하게 나타내는 자명시계가 있으므로 이것을 시간에 맞추어 놓고 30분이나 90분정도 자게 되는 것이다.

적당하게 춥지 않도록 이불을 덮고 문을 잠그고서 몸을 눕히면 가정주부의 피로는 잘 회복될 것이다. 꾸벅 꾸벅 졸고 있으면 주전자에 머리를 부딪치거나 다리미를 켜놓은 채로 두거나 해서 도리어 위험하다.

가수(假睡)라고 하는 것은 한 시간 이내일때 아주 효과가 있다.

대체로 30분 정도 가수를 취하면 피로는 90퍼센트에 가깝게 곧 회복된다고 전해진다.

그런데 이 시간이 문제로 한 시간 이상 자게 되면 그것이 본격적인 잠으로 전이되어 잠을 깨고 나서 몹시 몸이 무겁고 일을 할 수 없게 된다. 야간형의 수험생이라든가 병후인 사람등은 이런 가수를 합리적으로 취하는것이 좋다.

외국에서는 가정에서나 사무소같은 곳에서도 디벳드라하는 보통의 침대보다 폭이나 크기가 약간 작은 침대가 있어서 그곳에 언제라도 몸을 눕힐 수 있게 되어 있다. 커텐으로 빛을 차단하면 한층 더 적당할 것이다.

2. 수면은 4시간으로 충분하다

정설이된 수면 8시간

　인간은 최저 8시간을 자지 않으면 안된다고 지금까지 말해져 왔지만, 최근에는 수면 시간은 비교적 짧아도 몸이 견딘다. 견딜 뿐만 아니라 도리어 머리가 활발하게 작용한다고 말하는 사람이 생기기 시작했다. 이 말에는 어떤 근거가 있는 것인가를 연구해 보자.
　우선 지금까지의 수면시간부터 검토해 보자. 대체로 지금까지는 나이가 어릴수록 잠을 잘 잤다. 갓 태어난 아기는 18시간 정도를 자면서 보낸다. 국민학교에 입학할 무렵이 되면 수면시간이 줄어들어 9시간, 중학교 이상이 되면 8시간에서 9시간 전후, 어른이 되면 8시간이라고 되어 있다. 이런식으로 계속 나아가면 8시간에서 좀더 짧아져도 좋을 터인데, 8시간이라고 하는 곳 까지 와서는 좀처럼 움직이지를 않는다.
　즉, '8시간 수면' 이라는 것이 어느 사이엔가 정설이 되어서, 8시간을 자지 않으면 안되는 것으로 되어 버렸다.
　수면시간이 짧은 것으로는 나폴레옹이 자주 인용되었는데, 그는 하루에 3시간이나 4시간밖에 자지 않았다고 한다.
　그러나 나폴레옹은 회의를 하면서 졸기도 하고, 말을 타면서도 졸아, 끊임없이 틈만 있으면 잠을 잤다. 그러나 중대한 시기에는 언제나 눈을 뜨고 일을 했다고 말해지고 있다. 이것은 바쁘게 일을 하고 있는 사람에게는 몹시 참고가 될 것이다.
 나폴레옹만이 이렇게 할 수 있는 것은 아니다. 보통 사람도 가능한 일로써, 졸음이 왔을때 잠시 잠을 잔다고 하는 것은 아주 깊이 잠들 수 있을 뿐 아니라 피로를 회복시키는 효과가 있다. 따라서 자는 시간만이 문제가 아니라 그 깊이가 문제가 된다.

마음속으로 정해버리는 수면시간

 이 잠의 깊이는 자고 있는 동안의 여러가지로 변한다. 이것은 꿈을 꾼다는 것으로도 알 수 있는 것이다. 보통 잠들고 나서 30분에서 1시간쯤 지났을 때가 가장 깊게 잠이 든다. 그로부터 1시간 정도 지나면 점점 잠이 얕아지며, 쭉 이튿날까지 얕은 잠이 계속되다가, 일어날 무렵쯤이 되어서 30분 정도 깊이 잠든 후, 눈을 뜨게 된다. 이것이 일반적인 수면의 형태이다.
 처음에 깊이 잠드는 것은 괜찮다 해도, 나중에 깊은 잠은 8시간 자는 사람도 9시간 자는 사람도 모두 눈을 뜨기 30분 전 정도에 자게 된다. 때문에 평소의 습관을 깨고, 가령 30분이라도 빨리 일어나게 되면 몹시 졸리게 된다. 졸리기 때문에 시계를 보고 자는 시간이 30분 모자라기 때문에 졸리는 것이라고 생각한다.
 그래서 나는 역시 그 정도는 자지 않으면 안된다고 믿어버리곤 한다 이 수면의 깊이의 시간 경과는 평소의 습관에 의해 정해지는 것이다.
 그런데, 두뇌적인 일을 하고 있는 사람, 특히 작가라든가, 예능인들은 이 수면의 정해진 형태가 무너지기 쉽다. 독일에서는 그런 붕괴된 수면의 형태를 '학자형' 이라고 한다. 학자형 수면의 경과는 처음에 잠이 들때는 끄덕끄덕 졸다가, 잠이 들고 나서 2시간이나 3시간에 걸쳐서 서서히 잠이 깊어지고, 그리고 나서 잠시후, 깊어지게 되고, 일반적으로 얕은 잠이 계속해서 아침까지 이어지다가, 마지막에 가서 아주 깊게 잠든후, 눈을 뜨게 된다. 즉 눈을 뜨기 직전에 가장 깊게 잠이 든다.

이처럼 수면의 형태가 보통사람과 정반대로 되어 있는 것이다. 결국 깊이 잠든 시간만을 추려 보면, 그렇게 긴 시간이 아니다. 아마 3시간이나 4시간 정도일 것이다. 이것이 지금까지 알려진 수면의 사실이다.

도둑은 잠이 들 무렵 숨어든다

보통, 막 잠이 들었을때 잠이 깊어지는 것에 대하여 재미있는 이야기가 있다.

도둑은 축시(丑時 : 새벽 2시)에 숨어든다고 하는 것이 규칙처럼 되어 있는데, 그들은 들어가려고 할 때에는 우선 마루바닥 같은 곳에 기어들어가 쿵하고 커다란 소리를 낸다. 집안 식구들 중에는 일찍 잠이 들어서 눈을 뜰때가 다 된 사람, 이제 막 잠이 들어서 아주 깊이 잠이 든 사람, 또 이제부터 자려고 하는, 얕은 잠을 자는 사람등도 있을 것이다.

즉, 가족 한 사람, 한 사람, 잠이 들어 있는 정도가 다르다고 해도 마루바닥 밑에서 큰소리를 내면 모두 일제히 잠에서 깨어난다.

'이상한 소리가 났어. 뭘까. 쥐가 시끄럽게 구는 것일 거야' 하고, 하여간 한번 눈을 뜬다. 그리고 이번에는 다시 '준비, 시작' 하고 일제히 잠이 들어 버린다.

그렇게 되면 전부 일제히 깊은 '잠의 계곡' 속에 빠져있기 때문에, 그 후 30분이나 1시간을 유유히 작업을 해도 집안 식구들은 알지 못한다는 것이다.

3. 뇌파가 말하는 것

뇌가 완전히 쉬게 하라

최근에는 수면의 깊이를 조사하는데 여러가지 편리한 방법이 개발되었다. 우선 뇌파가 그것이다. 이것은 즉 뇌에서 나오는 미약한 전기를 증폭시켜서 측정하는 것이다. 이 기계는 라디오 장치로 되어 있어서 뇌에서 나오는 전류의 변화를 텔레비젼과 마찬가지로 브라운관에 나타나게 하고 필름으로 사진을 찍는 것이다. 이것을 뇌파라거나 뇌전도라고 부르고 있는데 이것을 여러모로 비교해 감으로써, 최근 수면에 대하여 여러가지 새로운 것을 알게 되었다. 그래서 수면이라고 하는 것을 정확히 관찰하는 방법으로 새삼스럽게 다시 살펴보지 않으면 안되게 되었다. 수면을 뇌파로 찍어서 조사해 보면, 가장 깊이 잠이 든 때에는 파동이 전혀 일어나지 않고 평평한 직선을 이룬다. 즉 수평선 모양이 되었을 때는 뇌의 모든 부분이 휴식을 취하고 있다는 것을 나타내는 것이다.

그런데 뇌파를 살펴보면 아무리 깊이 잠들어 있다고 생각될 때에도 몇분에 몇회씩은 일부에서 파동이 일어나고 있어, 전부가 똑같은 선을 이루는때는 아주 드물게 되어있다. 이 뇌가 완전히 쉬고 있는 시간을 연결해 보면, 하룻밤 동안 단 15분간 정도밖에 되지 않는다.

즉, 완전한 수면을 취하고 있는 상태라고 하는 것은, 8시간을 자도, 10시간을 자도 혹은 설사 15시간을 잔다고 해도 한 15분 정도

밖에는 되지 않는다는 것이다.
 그러니까 반대로 15분 정도 완전히 깊은 잠을 잘 수 있다면 그것으로 충분하다고 하는 것도 된다. 그렇지만 이것은 15분간 침대에 누워 있을 수 있으면 된다고 하는 것과는 물론 다르다. 이 완전하게 수면을 취하고 있는 시간은 10시간 자는 사람도 15분, 8시간 자는 사람도, 6시간 자는 사람도, 또 아주 짧게 4시간 정도라고 하는 사람도 피곤해서 푹 잠들 수 있으면 역시 15분으로 되어 있어서, 이 15분이 수면으로 무엇보다 중요한 것이다. 나머지 시간은 그 정도로 중요하지 않은 것 같다는 것을 그 후의 연구로서 알게 되었다.
 즉, 수면 중에서 어떻게 해서 이 15분 간을 만들어 내는가하는 것이 수면의 본체로 되는 것이다. 그래서 결론적으로 말하면 보통 사람이라면 5~6시간을 잘 수 있으면 충분하며, 훈련에 의해서는 4시간 정도만 잔다고 해도 충분하게 된다는 것이다

지나치게 잠을 자면 바보가 된다.

 그런데 일찍 자고 일찍 일어나라는 옛말이 있다. 이것은 일찍 자리에 들어 충분한 시간을 자고 빨리 일어나라고 하는 것이 근본으로 되어 있어서, 잠이 모자라면 좋지 않다고들 생각해 왔지만, 최근에는 잠이 모자란 것 보다는 너무 지나치게 자는 쪽이 해롭다고 하는 설이 나왔다.
 그럼, 지나치게 자면 어떻게 되는가 하면, 결국 15분 이상은 완전하게는 자고 싶지 않다고 하면, 이 15분 간을 자기 위해서 필요한 만큼 잠자리에 들면 된다고 하는 것으로 그 이상은 불필요하게

멍하게 누워있을 뿐이라는 것이다.

 멍하게 누워 있으면 머리를 사용할 수 없으므로 하루 중 머리를 사용하는 시간이 줄어들어 버리게 된다. 머리를 사용하지 않고 있으면 머리의 작용이 둔해지는 것이다(불활동성 위축). 그러나 머리가 활발하게 움직이는 것은 일어나서부터 3~5시간 지난 후이기 때문에 아침잠을 자게 되면, 정말로 뇌가 활발하게 일하는 시간은 저녁 무렵 부터가 되어 아무래도 일이 잘 되지 않게 된다. 이런 점에서 옛날부터 미국이나 영국에서도 '지나치게 잠을 자면 바보가 된다' 고 하는 말이 전해지고 있다.

4. 자고 있는 것이 자연스러운 인간의 모습이다.

지금까지의 수면설은 모두 거짓말

 이 '지나치게 잠을 자면 바보가 된다'고 하는 것이 가장 새로운 설이지만, 이것과 관계가 있는 수면설을 최근 심리학자와 생리학자가 함께 제출하고 있다.
 지금까지 '수면설' 이라고 하면, 대체로 대여섯 가지가 있었다. 그리고 '머리에 피로물질이 돌고 있어서 몸이 피로해지면, 머리도 피로해 지는 것이다' 라는 생각이 가장 잘 알려져 있다. 또, 낮은 밝으니까, 여러가지 자극이 있어 잠에서 깨어 있을 수 있지만 밤에는 어두워지고, 그 밖의 자극도 줄어드니까 졸리운 것이다. 라고 하는 '자극설' 이라든지, 밤에는 자는 것이 습관이 되었으므로 자고 싶어지는 것이다라는 '습관설' 이라든지 여러가지가 있지만 조사해 보니 모두가 거짓말이었다.
 그리고 전후에는 수면설이 완전히 통일되어 보통 교과서에는 단 한 가지로 되어 버렸다.
 그 설이 어떤 것인가 하면, 결국 동물이라고 하는 것은 인간을 포함해서 자고 있는 것이 진짜 모습이며, 어디선가 자극을 받게 되면 잠을 깬다고 하는 것이다.
 그것은 즉, 몸에서 오는 자극, 또는 춥다든가 덥다든가 하는 피부에서 오는 자극, 빛과 소리, 기타 정신적인 걱정이나 고민이라는 것이 아니면, 그것이 자극이 되어서 잠을 깬다고 하는 것이다.

생물은 잠을 자고 있는 것이 진정한 모습
 이런 식으로 생각하면, 가령 아기는 언제나 자고 있고, 자극이 없으면 언제까지나 자고 있다는 것이다. 그리고 배가 고프다던가, 오줌을 싸서 기분이 나쁘다던가 할 때만 눈을 뜨고 운다고 하는 것이 된다. 굴 속에서 겨울잠을 자고 있는 토끼도 아무런 자극이 없으면 잠만 자고 있다. 그것이 소변이 마렵다든가 배가 고프다던가, 성욕의 충동을 느꼈다든가 혹은 소리가 났다든가 하는 때에 비로소 눈을 뜬다. 그러니 '생물의 진짜 모습은 자고 있는 것이다' 라고 하는 것이다.
 이 설대로 하면, 우리들의 일상 생활에 있어서의 수면에 대한 것도 잘 알 수 있게 된다. 가령, 피곤하다는 것만으로는 잠들 수 없다. 피곤이 지나치면 도리어 신경이 날카로와져서 잠들 수 없다고 하는 것도 잘 설명이 된다. 그런데 적당한 때에 잠자리에 들어가 덥지도 않고 춥지도 않고, 즉 피부로부터 오는 자극이 없고, 또 몸을 눕히면 근육의 긴장이 풀려서 몸의 내부에서 오는 자극도 없다. 배가 아프지 않다고 하는 것 같은, 모든 것이 건강하게 작용하고 있을 때에는 어디에서도 불쾌한 자극은 오지 않는다. 또 커텐을 치면 빛도 들어오지 않고, 소리도 들리지 않는다. 그래서 마음을 편안히 하고 정신적인 자극을 받지 않게 되면 자연스럽게 잠이 들게 된다.
 그런 상태로 있으면 몇 시간이고 잘 수가 있다. 이때 실제로 혈액을 조사해 보니, 완전히 피로 물질은 없음에도 불구하고 적당하게 영양물을 공급해 주면 몇 시간이고 잘 수 있다는 것이 실험에 의해 증명되었다.

수면 메모
소화 흡수는 밤에 이루어진다

수면의 깊이에는 4,5개의 단계가 있다고들 말하지만 가장 깊게 잠들었을때 뇌세포안의 에네르기가 저장될 뿐만 아니라, 장내에서의 본격적인 소화, 흡수도 이루어지는 것이다.

(8미터나 되는 장의 하반분에 먹은 음식물이 달하는데는 8~10시간이나 걸리므로, 낮에 먹은 음식은 심야나 자고 있는 동안에 흡수되어 간장에 저장되는 것이다)

'자는 아이는 큰다' 라고 말하는 것도 이 때문이다. 잘 자지 못하면 모처럼 식사를 해도 소화, 흡수가 잘 되지 않아서, '피와 살' 로는 되기 어려운 것이다. 즉 영양은 수면과 직결되어 있으므로 밤의 수면은 낮의 활동의 원천인 것이다.

5. 선택적 각성

적당한 자극이 잠을 깨게 한다.
 그리고 또 그 중에서 어떤 자극이 잠을 깨게 하는데 가장 강하게 관계하는가 하면, 피부에서 오는 춥고 덥다고 하는 느낌이 그 하나이다. 또 하나의 근본적인 자극은 근육의 긴장이다.
 근육이 긴장하면 근육에서 뇌를 향하여, 신경을 통하여 흥분을 전달해 간다. 이 근육에서 오는 자극은 잠을 깨게 하는데 아주 유력한 효과가 있는 것으로 알려지고 있다. 근육에서 오는 자극은 잠을 깨게 하는 역할 뿐 아니라 잠이 오게 하는 역할도 담당한다. 누우면 졸음을 오게 하는 것이다. 책같은 것을 누워서 읽으려고 해도 읽을 수가 없다. 그리고 또, 안락의자 같은 곳에서 너무 몸을 편하게 하고 있는 것도 좋지 않다. 목욕탕같은 곳에 들어가 지나치게 몸을 풀면 공부같은 것은 할 수 없게 된다. 그런데 앉는 자세를 바르게 하고, 단정하게 책상을 향하여 작업을 하면, 그 긴장이 상쾌한 각성을 불러 일으켜 능률이 올라간다.
 그러므로 일같은 것을 할 때에는 안락의자에 앉아서는 안되고 사각의 딱딱한 의자등에 앉아서 하는 것이 좋다. 그런 의미에서 방을 너무 따듯하게 하거나 안락한 의자를 놓고 공부를 시키려고 해도 잘 되지 않는다. 도리어 옛사람들이 말하는 것처럼 약간 한기가 나는 정도의 장소에서 단정하게 앉아서 즉, 적당한 자극을 몸의 근육에 주어지게 해서 깨어 있는 것이 공부를 하는데도 좋을 것이다. 이처럼 옛날부터 해온 방법이 가장 좋은 방법이라는 것이 과학적으로도 증명되는 것이다.

수면(睡眠)의 진화(進化)

그런데 점점 동물이 고등화되어서 머리가 발달하게 되면 살기 위한 필요에 의해 잠을 깨는 것 뿐만이 아니라, '선택적 각성' 이라는 것이 생기게 된다. 지금까지 서술한 것은 '필요에 의한 각성' 이었지만, 이 '선택적 각성' 이라는 것은 쥐 정도의 고등한 동물이 되면 있게 된다. 이것은 살아가는 데에 직접 필요가 없지만, 일어나서 여러가지 일을 하는 것이다. 이런 것이 점점 고등동물로 되면 일어나게 된다.

그것이 가장 발달한 것이 인간으로 그 '선택적 각성'에 의해 우리들은 사회생활을 하고, 문화활동을 영위하고 있는 것이다. 그리고 나아가 인간은 하루 중 밤에 몰아서 자고, 낮에는 몰아서 깨어 있다고 하는 정도가 되어 온 것이다. 이것이 수면의 진화라고 하는 것이다.

지금까지는 왜 졸리게 되는가라고 하는 것에 대해서만 생각하였다. 이제는 왜 졸리게 되는가가 아니라, 자는 것이 본체이므로 왜 잠을 깨는가라고 하는 것이 근본적인 문제가 되어 온 것이다. 그래서 처음으로 우리들은 인간으로서의 수면과 깨어있다고 하는 의미를 알게 되는 것이다.

6. 자동기침 장치

잠을 깨는 방법

 옛날에는 여러가지 '잠깨는 방법' 이라는 것이 있어서, 설화속의 이야기나 민화(民話) 속의 이야기 등이 남아 있다.
 공부를 하다가 잠이 오면 일어나서 물을 뒤집어 쓴다든가 선종의 중(승려) 이라면 잠이 올때 머리를 몽둥이로 탁 친다든가 하는 여러가지 방법이 있지만, 결국은 간뇌의 각성중추로 오는 자극이 약해진 것을 강화하려고 하는 것이다.
 이러한 것이 최근 미국등지에서는 과학적으로 행하여 지고 있다. 그것은 앞에 기술한 '뇌파' 를 이용하는 것이다. 이 뇌파는 확실히 잠에서 깨어있으면 작은 파동이 일초 동안에 20회정도 나타나고 있지만, 약간 졸리게 되면 1초 동안에 5,6회의 큰 파동이 일어난다. 그래서 이 뇌파에서 나오는 전기로 울리는 것같은 초인종을 장치해 두면 졸음이 올 때 커다란 파동이 일어나 벨이 울린다. 깨어나지 않으면 계속해서 울려서 잠을 깰 때까지 울고 있게 되는 것이다. 간단한 장치이므로 특히 비행기나 자동차에서 요즘 상당히 이용하고 있다. 그렇게 하면 비행사나 운전사가 졸음이 올때 초인종이 울리므로 잠을 깬다. 졸려서 어쩔 수가 없을 때, 이런 장치를 해 두면 추락과 충돌등의 사고도 방지될 것이다.
 나는 이러한 장치가 더욱 개발되어 일상 생활에 많이 이용되었으면 하는 생각이다. 이러한 방법은 결국은 잠이 올 때 물을 뒤집어 쓴다든가, 선종의 중이 머리를 내려친다거나 하는 것과 마찬가지로 각성 중추에 자극을 주는 것으로 옛날의 잠깨는 방법의 현대판이라 할 수 있다.

 초봄이 되면 졸리게 되는데, 이런 때의 잠깨는 방법으로서는 잠시 일어나는 것만으로도 충분하다. 하품과 기지개등도 심호흡을 하거나 근육의 긴장도를 변화 시킨다거나 하는 의미에서 하나의 자극을 주어 잠을 깨게 하는 방법이지만, 잠시 화장실에 가는것도 좋은 방법이다. 그러면 기분 전환이 되어 또다시 새로운 기분으로 일을 할 수 있게 된다.

7. 오전중에는 머리가 둔하다

**잠자리에서 막 일어났을 때에는 머리가
잘 풀리지 않는다**

그런데 그런 수면과 각성의 본체에 대하여 생각나는 것이 있다. 그것은 인간이라고 하는 것은 역시 동물이므로 동물의 본능적인 생활이라고 하는 것은 역시 벗어날 수 없다는 것이다. 이것은 동물을 계속해서 관찰해 보면 알 수 있다. 그 한가지는 아침에 눈을 떴을 때에는 동물은 우선 먹을것을 찾지 않으면 안된다. 대개 잠에서 깨어나는 것은 먹을것이 없을 때이지만 이때는 몸의 긴장도가 몹시 고조되어 있다. 즉, 이때부터 먹을것을 찾는다. 그 때문에 위험도 있을 것이고, 몸도 움직이지 않으면 안된다고 하는 필요에 의한 각성이기 때문에 활동준비가 갖추어져 있는 것이다.

이렇게 잠을 깰 때에는 우리들 인간도 몸은 아주 상쾌하다. 좀 걸어보고 싶다든가, 뭔가 해보고 싶다든가 하는 기분이 생겨난다. 이것은 동물의 본능이 남아있기 때문이라고 말한다.

그렇지만 여러가지로 살펴보면, 아침에 일어날 때는 몸의 기능은 몹시 고조되어 있지만 머리의 움직임이라는 것은 의외로 둔하다. 머리의 움직임이 둔하므로 아침에 일어나서 곧 뭔가 크린에이트(창조적인)한 일을 하기에는 능률이 오르기 어렵게 되어 있다.

이것은 국내에서도 조사된 것이지만 일어나서 3시간 정도의 시간이 흐르고 난 후, 처음으로 뇌의 움직임은 활발해 진다(확실히 잠을 깬 상태)고 한다.

그것은 아침 6시에 일어나도 8시에 일어나도 오후가 되지 않으면 머리는 충분히 작용하지 않는 것이 보통이다. 그러므로 아침에는 차라리 육체적인 일을 하는 것이 생명의 리듬을 타는 것이 되므로 능률도 오를 것이다. 그래서 최근에는 영국에서도 미국에서도 이런 방법이 주창되고 있다.

아침에는 아무튼 일찍 일어나는 것이 좋다. 그리고 30분에서 한 시간 정도 산보를 하라. 중년 이후의 사람은 물론, 젊은 사람은 좀 더 하라고 말하고 있다. 수면 시간은 30분 짧아져도 좋으니 30분 산보를 하라 이것이 가장 건강에 좋다는 것이다.

결국 인간의 머리의 움직임은 오후 부터가 '선택적 각성' 으로 우리들이 사회 활동을 하는데에 적합한 것이다. 그런데 오전중 이라는 것은 '필요에 의한 각성' 이다. 필요에 의한 각성이라는 것은 우리들이 살아가는 것에 직결되어 있는 이른바 동물적인 각성이므로, 그것을 분명히 해 두는 것이 중요하다.

그러나 오늘날의 사회 제도라는 것은, 내가 보기에는 그점이 잘 이루어지고 있지 않은 것같다. 그것은 낮 동안은 기계적으로 움직이고, 또 밤에는 집에 가지고 가서 일을 하는 쪽이 능률이 오르는 것이다. 아침에 출근하였다가 점심밥을 먹고 무슨일이 있어도 5시에는 다시 집으로 돌아간다고 하는 것이 능률이 오르지 않는다는 것은 당연하다.

때문에 일반 생활로서는 오전 중에는 신체의 건강을 위한다는 것에 신경을 쓰지 않으면 안된다. 오후에는 뭔가 적극적인, 머리가 사용하는 일을 한다는 식으로 하면 나는 확실히 능률이 오를 것으로 생각한다. 그리고 또한 밤은 밤이니까. 시간이 되면 잔다고 하는 식으로 생명의 리듬을 탈 필요가 있다. (오전중의 산보라 하는 것은, 이것은 대단히 젊어지는 방법이 될 뿐만 아니라 장수와도 연결된다고 구미에서는 말하고 있으며, 이것이 폭 넓게 권장되고 있다.)

봄에 졸리는 것은 백미(白米)가 원인

 외국인이 우리 나라에서 와서 깜짝 놀라는 것은, 아침 일찍 전철를 타고 모두 꾸벅 꾸벅 졸고 있다는 것이다. 외국에서는 그런 일은 없다. 아침에는 모두 잠에서 깨어있다.
 특히 초봄에는 일본의 소설이나 문학에 나타나 있는 것을 보면 아무래도 '졸린다' 고 하는 것이 기조로 되어 있다. 어느 시인의 시인 〈초침(草枕)〉에 나타난 바와 같이 '빚장이가 빚을 받는 것을 잊어버린다' -이것은 아무래도 좋지만- 든가, '고양이는 쥐를 잡는 것을 잊어버린다' 든가, '유채밭이 졸음을 불러온다' 는 등 봄을 소재로 한 작품을 보면 어쩐지 나른한 느낌이 나는것 뿐이다.
 아주 옛날에는 그렇지 않았다. 예를 들면 옛 고전 등에서는 결코 졸린다는 것을 노래하고 있지는 않다.
 이런 점을 생각해 보면 봄에 졸린다고 하는 것은 근대의 우리 사회 특유의 것이다.
 독일이나 프랑스의 시나 노래 등도 그렇지 않다. 긴 겨울이 지나고 봄이 될 때의 기분을 노래한 피에테의 시는 발랄하다. 그런데 일본에서는 특히 문학 뿐만이 아니고 그밖의 모든 것이 이 졸음을 기조로 하고 있다. 이것은 도대체 어떻게 된 일일까.

일본에서 왜 옛날에는 졸리지 않았는데 최근에 와서 졸리게 되었는가. 이것은 에도시대부터 생긴 일이다. 아시다시피 겐로꾸 (元祿) 시대에는 몹시도 문화가 난숙하여 전국시대부터의 조야함은 사라지고, 쇄국 정책을 펴서 천하태평, 외국과의 교섭도 없었으므로 대단한 퇴폐기로 들어간다. 그래서 지금까지 먹고 있던 주식도 현미로 된 지에밥 - 현미를 찐 것 - 을 먹고 있었는데, 그것을 깎아서 하얗게 지은 백미(쌀밥)를 지어서 여러가지 맛있는 부식물과 함께 먹게 되었다.

이 시대부터 지금 일본인 특유의 졸음이 생기게 된것 같다.

이 졸음이라고 하는 것은, 의학적으로 말하면 뇌의 움직임이 둔해져 있는 상태이다. 신경의 움직임이 나빠지면 졸리게 되는 것이다. 그런데 이 신경이라는 것은 비타민 B_1이 없으면 활발하게 움직이지 않는다.

백미를 먹고 백미에 먹힌다

이처럼 비타민 B_1이 부족하게 되면 신경에 병이 생기는 것이지만, 이 신경의 움직임을 담당하는 비타민 B_1은 쌀겨에 있는 것이다. 쌀겨는 비타민 B_1을 잔뜩 포함하고 있는데, 그 쌀겨를 벗겨버린 백미를 먹으니, 그렇게 되는 것이다. 게다가 백미를 잔뜩 먹으면 더욱더 그 전분을 소화하기 위해서 비타민 B_1이 많이 필요함에도 그것을 없앤 것을 먹고 있기 때문에 이중으로 비타민 B_1이 부족하게 되는 것이다.

재미있는 것은, 최근의 연구에 의해 알게 된 것이지만 뇌의 신경세포가 사용하는 것은 오로지 글루타민산이라는 하나의 아미노산 (맛을 내는 성분) 뿐이다. 이것을 대단히 많이 필요로 한다. 그리고 또 포도당을 대단히 다량으로 (1일 100그램 이상) 소비한다고 하는 것을 알게 되었다.

그런데, 이 글루타민산은 쌀에는 그다지 포함되어 있지는 않다. (빵의 재료인 소맥에는 다량으로 함유되어 있어 4~5퍼센트나 된다) 일본인은 쌀만 먹고 있으므로 결국 뇌의 영양이 부족해지기 쉬운 것이다. 글루타민산은 소맥이 아니더라도 밀기울에도 들어 있다. 그리고 육류나 식물성 식품 즉, 피나 좁쌀이나 메밀같은 잡곡 속에도 많다.

따라서 쌀만 먹어서는 뇌의 영양이 되지 않는다. 그러므로 백미를 대식하는 일본인은 뇌의 움직임을 좋게 하는 비타민 B_1도 없고 글루타민산도 없는 것을 먹고 있기 때문에 무리하게 움직임을 둔하게 만들고 있는 것이다.

머리를 나쁘게 하고 있다는 증거로 졸리는 것이다. 졸릴 때에는 머리의 움직임이 가장 나쁘게 되어있기 때문에, 그래서 역시 소맥 같은 글루타민산이 많은 것을 취하는 쪽이 뇌를 위해서도 좋은 일이 된다. 우리들은 백미를 먹고 실제로는 백미에게 먹히고 있는 것이다.

신경을 쓰지 않는다면 수면 부족이란 없다

그래서 지금까지의 결론으로서 우리들은 수면을 어떻게 할 것인가 하는 것인데, 그것에 대하여 자주 문제가 되는 것은 '수면 부족' 이라는 것이다. 아무일도 하지 않아도 잠만은 충분히 자지 않으면 안된다고들 일반적으로 믿고 있다.

그런데, 지금의 사회 상태에서는 그래서는 곤란하다. 밤에는 역시 놀고 싶고, 아침에는 회사로 뛰어가지 않으면 안되게 되어 버린다. 이것을 새로운 설로 본다면 크게 사고 방식을 바꾸지 않으면 안된다고 생각한다.

그것은 단시간의 수면이라면 당연히 깊이 잠들게 되므로, 그것이 습관이 되면 아주 조금만 자도 괜찮게 된다. 그런데 8시간은 자지 않으면 안된다고 생각하고 있는 사람은 오늘은 7시간 반 밖에 자지 않았으니 30분 부족했다. 아니, 오늘은 7시간 50분을 잤으니 10분이 부족했다고 하는 생각이 머리에 달라붙어 떠나지 않는다. 그 생각에서 벗어나지 못하고 자신의 생활을 돌아보므로 마침 뭔가 좋지 않은 일이 있으면 '그 때문 일거야' 하고 생각하고, 약간 기분이 나빠도 '그 탓일 거야', 마침 배가 고파도 '그 탓일거야' 하며 무슨 일이건 잠이 부족한 탓이라고 생각해 버리고 만다.

이것이 수면 부족이라고 하는 것의 실체로 정말로 잠이 모자란다면 그렇게 마음을 쓰는 것도 귀찮아져서 오히려 곧 잠들어 버리고 말 것이다. 수면이라는 것은 그런 것으로 아무리해도 참을 수 없게 되는 것이다. 결국 수면부족이라고 하는 것은 자신이 머리속에서 만들어내는 것으로 일종의 노이로제이다. 이것을 우선 제거하는 것이 필요하다.

그리고 또 한가지는 수면 부족에 대해 신경을 쓰게 되면 잠이 들 때에는 몹시 델리게이트해져서 좀처럼 잠들지 못한다. 그 때문에 몇 시간이고 깨어 있게 된다. 그렇게 되면 점점 초조해져서 더욱 잠들 수 없다. 사실 잘 자고서도 깨어있을 때에 걱정한것 때문에 한숨도 못 잤다고들 말한다.

그 반대로 나는 잠이 안오면 몇 시간이고 깨어 있다고 하는 사람이 있다. 힐티라고 하는 북구의 철학자가 바로 그 사람이다. 그 사람은 유명한 「잠 못이루는 밤을 위하여」라는 철학책을 썼지만 잠을 잘 수 없으면 책을 읽거나 사색을 하거나 하여 적극적으로 깨어 있는다고 하는 것으로, 반대로 그는 정말로 깊은 수면을 취할 수가 있었다고 한다. 즉, 수면 부족을 걱정하지 않으면 오히려 잘 잘수 있다는 것이다.

러시아워의 역발상(逆發想)

또 한가지는 이것은 매일 매일의 생활에 관한 것이다. 아침일찍 일어나 회사에 가는데 한 시간이나 걸린다. 게다가 러시아워에 걸려서 몸이 지쳐서 엉망이다. 직장이 가깝다면 얼마나 좋을까 하고 생각하는 사람도 있겠지만, 이렇게 생각하는 것이 또하나의 노이로제가 된다. 이것을 역으로 이용하는 방법도 있다.

그것은 앞에서 말한 것처럼 어치피 30분에서 고작 1시간 정도의 일이니까 그만큼 일찍 일어나면 된다. 일찍 일어나면 공기도 좋고 차가운 기온이 피부에 상쾌한 자극을 주므로 건강에 좋은 것이다. 동시에 동물 본능으로서 아침일찍 일어나 몸을 사용하여 먹이를 찾는다고 하는 것이 생명의 리듬이므로 통근 때문에 몸이 시달리는 것은 도리어 좋은 것이다. 몸을 어느정도 사용한 후에는 머리의 움직임이 좋아지니까 회사에 오면 일이 잘 될것이므로 이것은 얼마나 천만 다행한 일인가. 이렇게 생각하면 아침의 교외에서의 통근시간은 더할나위 없는 건강법의 하나가 될 것이다.

1주일에 1일은 잠자는 날

 그런 식으로, 특히 아침은 여유있고 상쾌한 기분으로 산보하거나 회사로 출근하는 것이 아주 좋은 것이라고 생각한다. 가까운 사람은 산보를 하고 먼 사람은 약간 일찍 일어나서 여유있는 기분으로 차를 타고 회사로 간다면 이것은 좋은 건강법이자 장수의 방법이라고 생각한다. 그런것이 일상의 문제가 되어 수면시간에 대해서도 최근 캐나다와 미국에서 몇백명의 사람을 대상으로 한 실험이 있었다. 이것에 의하면 즉 5일간 정도는 자지 않고 쉬지 않아도 크게 지장은 없다고 하는 것을 알게 되었다. 그렇지만 5일간 이상을 계속해서는 안된다. 최대한이 5일이라고 한다. 보통 수면이 부족해도 일주일에 하루를 푹 자면 그 이전의 수면 부족과 철야로 인한 피로는 전부 날아가 버린다고 하는 것이다. 이것은 한계에 대한 실험이지만 보통 생활에서는 철야라고 해도 다소는 자게되므로 약간의 수면 부족과 밤늦게 자는 것은 아무것도 아닌 것이다. 이런 이유에서 일주일에 하루를 쉰다고 하는 것은 편안한 마음으로 여유있게 자는 것이 좋은 것이다. 그러나 일요일이라고 해서 아침에 일어나 전철이 붐비는 것에 신경을 곤두 세우면서 레크레이션을 하러 나가는 것은 그다지 좋은 방법이 아니라고 생각된다. 충분히 자고 천천히 일어나 어딘가 사람들이 가지 않는 곳으로 가서 하루를 유유하게 보낸다. 피곤하면 쉬고 졸리면 일찍 잔다고 하는 것이 가장 좋은 휴일을 지내는 방법인 것이다.

8. 능률적인 뇌의 사용법

집중하면 잠이 깬다

 또 하나 문제가 되는 것은 지금까지의 연구에 의하면 깨어있을 때나 잠들어 있을 때나 뇌가 사용하는 에네르기라고 하는 것은 다르지 않다. 그러므로 뇌의 작용에서 에네르기는 거의 필요하지 않다고 생각해 왔다. 몸을 사용하면 물론 에네르기가 필요한데 뇌는 특별한 것이라고 간주되어 온 것이다. 그런데 차츰 연구해 보니 뇌라는 하는 것은 대단한 에네르기를 사용하고 있다.
 뇌의 작용은, 예를 들어 말하면 신문의 전광 뉴스판 같은 것이다. 저 전광 뉴스라고 하는 것은 램프가 잔뜩 있어서 글자가 되는 곳에는 불이 켜진다. 그래서 글자를 읽을 수 있는 것이다. 뇌의 작용은 그 반대로 모든 전광 뉴스판의 불이 켜져있고 그 중 일부가 꺼져있다. 그래서 분자가 나타난다. 우리들이 뇌를 사용하고 있을 때 의식을 작용시키고 있을 때는 일부를 지워가면서 글자가 떠오르도록 되어 있다. 이런 것을 알게 되었다. 그래서 뇌는 작용을 해도 또 작용을 하지 않아도 에네르기를 사용하고 있는 것으로 그다지 차이가 없다고 하는 것이 된다. 즉 이전에 생각한 것과 반대로 뇌는 항상 대량의 에네르기를 사용하고 있으므로 작용하고 있을 때에도 특별히 에네르기는 많아지지 않는 것처럼 보인다고 하는 것이다.
 즉, 뇌는 쉬고 있던 사용하고 있든 에네르기는 마찬가지로 소모해 간다. 그러므로 집중하여 사용하는 것이 가장 능률적인 것이다. 에네르기가 많고 적은 것이 아니라 어디에 집중하는가에 따라 어딘가가 불이 꺼지며 의식이 작용하게 된다.

 뇌라고 하는 것은 사용하지 않고 게으름을 피우고 있으면 이곳 저곳이 제각각으로 작용하여 노이로제를 일으키게 되며, 너무 잠을 자서 뇌의 움직임을 집중시키지 않고 있으면 바보가 되는 것이다. 그런 이유에서 여기에 불이 꺼지고 저기에 불이 꺼지는 것이 아니라 어딘가에 꺼지는 곳을 집중시키지 않으면 원활한 뇌의 작용은 이루어지지 않는다.

 수면이 부족하다는것 등을 그다지 신경쓰지 않고, 일에 집중하여 적극적으로 의욕을 가지고 해 나간다. 이것이 뇌의 에네르기의 가장 경제적인 활용법인 것이다. 그러므로 에네르기를 사용하는가 사용하지 않는가는 문제가 되지 않으며, 어디에 집중하여 갈 것인가 하는 것이 신경의 사용법에 있어서의 문제인 것이다. 이렇게 시키는 것은 우리들의 의지의 작용이다. 따라서 일을 할 때에는 수면 부족 같은 것은 생각하지 말고 눈앞으로 다가온 일에 대해 진지하게 부딪쳐 집중해가는 것이 가장 좋은 각성 방법이며 가장 좋은 뇌의 활용법이다.

9. 자연의 리듬을 타라

자극을 없애면 잘 잘 수 있다

 앞에서 말한 바와 같이 잠이 오지 않을 때에는 일어나서 적극적으로 책을 읽는다고 하는 것 이외의 잘 잘수 있는 방법으로서는 이미 말한 것처럼 결국 몸으로 부터도 정신으로 부터도 모든 자극을 없애는 것이다. 그런데 도회인은 밖에서도 안(마음)에서도 여러가지 자극을 받기 때문에 아무리해도 뇌가 지나치게 자극을 받고 있다. 그것이 밤에 잠자리에 들어서도 남아있는 것이다. 이 여러가지 자극이라고 하는 것은 자신이 즐겁게 놀았던 때의 기억이라든가 또 술을 마신다고 하는 것 · 술이라고 하는 것은 뇌의 일부를 마비시켜서 일부를 자극하는 것이므로 자극이 집중되지 않고 본능적인 것이 강해진다 · 또, 차나 커피도 뇌를 자극하는 것이다. 취침하기 전에 식사를 한다고 하는 것도 위나 장같은 몸의 한 부분이 움직여 그곳에서 자극을 일으키기 때문에 좋지 않다. 또 밤에 잘 때에는 정신적으로도 가능한한 평온한 상태에서 마음을 평정시키고 자는 것이 좋을 것이다
 외국같은 데서는 자기 전에 경건한 마음으로 기도를 한다든가 옷을 갈아입고 새로운 마음 자세로 침대로 간다. 물론 침대는 딱딱하고 덥지도 춥지도 않을 필요가 있다. 그런 점에서 우리들 도회인에게 필요한 것은 침대나 이불이 부드럽고 무겁고 차다고 하는 것과 함께 정신적 자극의 여건이 남아있는 것을 어떻게 제거할

까 하는 점이다.

잠이 올 때는 잠자는 수양

 옛날부터 위대한 수양이라고 말해지는 것도 결국은 이것으로 왕양명이라는 사람은 이렇게 말하고 있다.

『배가 고파지면 밥을 먹고, 졸음이 오면 잔다. 다만 이 수행을 하는 것이 가장 어려운 것이다. 이것을 세상 사람에게 설명해도 믿으려고 하지 않고 도리어 다른 곳에서 깨달음을 구하려 한다』고. 즉 졸릴 때에는 자고, 밥이 먹고 싶을때 먹고, 움직이고 싶을 때 움직인다고 하는 자연의 리듬을 탄 유유자적한 생활, 이것이 수양의 기본이다. 그러나 이것이 가장 쉬운것 같으면서도 가장 어려운 것이다라고 말하고 있는 것이다.

 이것이 근본인 것이다. 자는 것도 커다란 인간 수행의 길인 것이다. 이런 수양훈이라는 것도 새로운 의학설과 완전히 밀착된 것이다. 그것은 곧 앞에서 말한 자연의 '생명의 리듬'을 탄다고 하는 것이다.

10. 동물의 잠과 인간의 잠

인간은 중간 정도의 수면 시간

 야성의 동물은 우리 속에 갇혀도 야성인 때와 마찬가지로 잠자는 시간이 짧고, 또 얕아서 조그마한 소리에도 곧 눈을 뜨고 경계태세를 취한다.

 그렇지만 가축은 위험에 노출되어 있지 않으므로 오랫동안 잘 수 있지만 일반적으로 얕은 잠을 잔다.

 말은 선 채로 자고 소는 입을 움직이면서 잠을 잔다. 조류의 경우 황새와 학은 한 쪽 다리로 서서 잠을 자고, 집오리는 헤엄치면서, 철새중에는 자면서 나는 것도 있다.

 츄리히의 동물원장 베데이가 교수에 의하면 동물의 수면 시간은 여러가지로 잠을 오게 하는것 (하루에 12시간 이상, 원숭이와 조류), 잠을 조금 자는것 (2시간정도, 코끼리, 숫소는 30분), 몇 분밖에 자지 않는것 (돌고래, 기린) 등 각양각색이다.

 인간은 중간 정도의 수면 시간을 가진 동물로 평균적으로 하루에 8시간, 인생의 3분의 1을 잔다.

 인간의 잠은 깨어있는 상태에서 갑자기 잠에 빠져드는 것이 아니라 우선 사지가 노곤해지고, 점차 사지에 마비가 와서 서있을 수 없게 된다. 의지의 움직임도 저하되며 지각도 긴장이 풀려져간다. 그래서 최후까지 남는 것은 청각으로 상당한 시간까지 말소리와 소음은 들려온다. 사람들의 소리나 소음이 성가셔서 잠을 잘수 없는 것은 이 때문이다.

자면서 움직이지 않는 것은 11분 30초 정도

 잠이 들면 사지의 근육은 이완 된다. 그렇지만 눈을 감는 근육, 안구를 움직이는 근육, 그리고 괄약근 (방광과 항문등)은 수축 상태를 유지한다. 그러므로 건강한 사람은 수면 중에 실금(대소변을 보아 버리는 것)을 하는 일은 없다.

 이처럼 수면에도 근육에 따라서 이완 수축의 방법이 다르므로 우리들의 자는 모습은 각양각색이다. 또 깊이 잠들어도 근육의 수축 상태는 변화하므로 몸과 수족은 움직이게 된다.

 11인에 대하여 15,000회 측정해 본 결과 전연 움직이지 않는 시간은 7~25분으로, 평균 11분 30초 였다고 한다.

 수면 중에서 반사 구조는 유지되고 있으며 다리를 간지럽히면 다리를 움츠린다. 자고 있는 동안에도 경계를 풀수 없었던 태고의 습성을 인간이 아직도 기억하고 있다는 것을 나타내주고 있다.

 잠의 깊이를, 어느 정도의 소리의 강도에서 잠을 깨는가하는 방법으로 조사해보니 잠이 가장 깊이 드는 것은 보통 잠들고 나서 한 시간 정도 되었을 때였다.

 그리고 나서 8시간에 걸쳐서 길게 잠들었다가 얕게 잠들었다가 하다가 깨어나는 것이다. 즉 하룻밤 동안에 몇 번이고, 거의 잠이 깬 상태로 돌아오는 것이다. 이 경향은 나이를 먹을 수록 강해져서 하룻밤 동안에 몇번이고 잠을 깨게 되기도 한다. (토막 잠)

11. 몇시간을 자면 좋은가

충분한 수면은 노동자의 권리

건강을 유지하기 위해서는 몇 시간의 수면이 필요할까.

수면 시간은 연령에 따라 다르다. 신생아는 밤도없고 낮도 없이 끊임없이 잠잔다. 젖을 먹고 싶을때, 대·소변을 보았을 때 등에만 잠에서 깨어나 운다. 생후 3개월이 된 육아는 18시간, 6개월 된 유아는 16시간의 잠을 잔다. 밤에만 잠을 자게 되는 것은 생후 1년쯤 부터이다.

이렇게 해서 아이는 성장과 함께 수면 시간이 짧아져서 15세 까지는 10~9시간, 그 후 20세 전후에서는 8시간에 이른다. 그렇지만 수면 시간은 사람에 따라, 그리고 습관에 따라 성인이라도 보통은 6시간에서 8시간 정도이다. (크레이트만 박사의 조사)

건강을 유지하기 위해서는 몇시간을 자면 좋은가. 그것은 바로 이 수면과 연관된 건강이란 결국 필요한 때에 집중력이 완전히 유지되는가 하는 것이다. 다시 말하면 뇌의 움직임이 예리한 것과 두뇌의 회전 속도를 말한다.

수면 시간이 평소보다 짧았다든가, 잘 살수 없었다든가 해서 수면 부족을 느낄 때에는 뇌의 움직임은 다소 둔해지는 것이지만 체내의 장기에서는 하루나 이틀 정도의 수면 부족으로는 거의 이상이 발견되지 않는다. 그렇지만 집중력이 좋지 않으므로 미스를 범하거나 일의 능률이 오르지 않게 된다.

수면 연구자인 프랑스의 H.휘슈골드 교수는 '하룻동안 잘 활동할 수 있는 것을 기준으로하여 그 사람에게 필요한 수면 시간을 계산해 내지 않으면 안된다. 건강한 하루를 보낸 사람은 잘 자는 것이다.' 라고 말하고 있다.

 그는 또한 '잠에 대한 부채'에 대해서도 연구를 했다. 그래서 자지 못한 날의 다음날에 오는 수면 부족감을 객관적으로 측정한 결과를 다음과 같이 기술하고 있다.

 〈잠에게 부채가 있는 사람(실제로 수면 시간이 짧은 사람)은 연구소에 도착하여 앉자마자 곧 잠에 빠진다. 이에 비하여 '어젯밤에는 한숨도 못잤다'고 말하면서도 곧 깊은 잠에 빠져들지 않는다면 그 사람이 말하는 것은 신용할 수 없는 것이다. 왜냐하면 24시간 정말로 잠을 잘 수 없었던 사람은 몸을 쉬게 해주면 쉽게 잘 수 있으며, 3일간 계속해서 한숨도 자지 않은 사람은 눈을 감는 순간 잠자기 시작하기 때문이다.〉

 또, 비행사에 대하여 비행과 비행과의 사이에 충분한 수면과 휴식을 취한 파이롯트는 이륙·착륙의 중대한 시간에 필요한 주의의 집중력을 완전히 유지하고 있다는 것도 실험으로 확실해졌다. 수면 부족의 자동차 운전사고를 불러일으키는 것은 상식으로 되어있지만 비행기의 경우에 대참사를 일으키게도 된다.

 일반직으로 일하는 사람, 특히 무리 노동을 하는 사람(대부분의 샐러리맨)에게 있어서 수면을 충분히 취하는 것은 권리이며 의무이지 않으면 않된다.

 오랜 시간을 잠자는 시간에 할애할것 까지는 없다. 바쁜일과를 무난히 처리해 나가자면 충분히 잠을 자지 않으면 안된다. 짧은 시간일 망정 깊은 잠(쾌면)을 자는 것이 중요하다. 한 번 잠자리에 들면 '푹 자도록' 해야 할 것이다.

수면 메모
수면이 효과적인 시간은 밤 10시

우리들의 연구실에서 실험해 보니, '밤 11시에 자서 아침 4시경에 일어난다' 고 하는 것이 가장 효과적 (근력, 반응시간, 정신적 기능 검사등) 이었다.

예를 들어 정수를 나타내면 밤 11시~아침 4시 (5시간) 잠을 자고 일어났을 때의 활력을 100점이라고 하면 같은 5시간을 자더라도 밤 12시~아침 5시에는 60~70점, 낮동안은 같은 5시간이라 해도 50점 이하였다. 이것은 바이오 리듬면에서 생각해 보면 당연한 것이다.

옛부터 '밤 12시 전의 수면은 12시를 지난후의 수면보다 배의 효과가 있다' 고들 말하는데, 많은 사람의 경험에서 나온 것일 것이다. 또 '일찍 자고, 일찍 일어나라' 는 것이 건강법으로서 권장된 이유도 알 수 있다.

12. 단면의 기록

단시간(短時間) 수면법

 실험용 동물(개나 고양이)을 전혀 잠들지 못하게 해 두면, 쇠약해져서 이윽고 죽어 버린다. 인간에게는 그런 무서운 실험은 할 수 없지만 단면 실험은 많이 행해지고 있다. 이미 1896년에 미국 아이오와 대학에서 90시간의 단면 실험이 이루어졌다.

 첫날밤은 아무런 지장도 없다. 다음날도 낮동안의 작업은 지장없이 할 수 있지만, 움직이지 않고 있으면 불안감이 엄습해 온다.

 둘째날 밤이 되면 자고 싶은 욕구가 격렬해지고 곧 꾸벅 꾸벅 졸게 되고 눈이 게슴츠레해지고, 근질근질하여 손으로 비비지 않고는 견딜 수 없다. 이것은 누선의 분비가 나빠지기 때문이다. 눈을 감지 않고는 있을 수 없게 되고, 그냥 자고만 싶어진다. 피험자를 자지 않게 하기 위해서는 끊임없이 몸을 때린다거나 움직이게 하지 않으면 안되게 된다. 그래서 신경질적이고 화를 잘 내게 되고, 환각을 보거나 질문을 해도 대답을 얼토당토않게 하거나 묻지도 않았는데 대답을 하거나 한다.

 2일간 완전히 자지 않고 있으면 환각제(LSD)와 같은 계열의 독소 인도르가 혈액 중에 나타난다. 이것은 단면의 SOS로 간주 되고 있다.

 이처럼 해서 단면이 48시간 이상 계속되면 피험자는 누우면 10초 안에 잠들어 버린다. 70시간 이상인 경우는 4초이고 90시간 이상의 단면인 경우는 1~3초 사이에 푹 쓰러져서 잠들어 버린다.
 단면의 기록은 2명의 미국인이 가지고 있다. 두 사람중 연장자인 피터도리프는 8일간으로 항복했지만 연소자인 랜디 가드너 (17세)는 11일간의 단면을 견디었다.
 그들은 정신착란, 방향감각의 상실. 환각등 진짜 정신 장해를 수반하는 증상을 나타내었다.그러나 두 사람 다 수시간 후(5~6시간)의 수면을 취하는 것만으로 이들 정신장해의 증상은 사라졌다.
 이 두 사람은 각각 264시간(도리프)의 단면에 대하여 6시간과 5시간으로 그 부채를 갚아버린 것이다.
 그후 수많은 테스트에 의하여 인간은 2~3일 철야를 해도 나중에 하룻밤(7~8시간) 잘 자면 완전히 부족한 잠을 채울 수가 있으며 그 후에는 아무런 장해도 남지 않는다는 것을 알게 되었다. 미국에서 일하고 있는 '단시간 수면법' 이라는 것이 그것이다.

13. 낮과 밤의 생명의 리듬

잠의 '한계체온'

 밤이 되면 졸리게 되고 잠을 자면 휴식을 얻을 수 있다. 수면 중에는 맥박이 느려지고 혈압이 내려가며 피부의 혈관이 넓어지고 혈액이 말초까지 보내어져서 발한이 일어난다. 그러나 대사는 그 정도로 이루어지지 않게 되므로 내장(심장, 폐, 소화기)의 움직임과 침과 눈물의 분비는 줄어들어 피로가 회복된다. 이것은 밤의 수면 중에 일어나는 일로 낮에 잘 때에는 그다지 내장 기관은 영향을 받지 않으므로 피로회복에는 그렇게 도움이 되지는 않는다.
 밤에 몸이 쉬는 것은 다만 수면만을 위한 것이 아니다. 낮과 밤이 생물의 리듬을 지배하고 있기 때문이다. 수면도 이 밤과 낮이 생물체에 미치는 리듬('생명의 리듬'이라 한다)에 의한 밤의 리듬에 의해 재촉을 받고 있는 것이다.
 '생명의 리듬'에도 여성의 월경처럼 1개월, 동물의 성생활, 동면과 철새의 이주등 1년의 리듬은 여러가지가 있지만 수면은 주야라는 하루의 리듬에 지배되고 있는 생활 활동이다. 인간의 수면이 밤과 일치하고 있는 것은 사회생활에 의해 후천적으로 리듬이 그렇게 된 것으로 일출, 빛, 거리의 소음 등이 잠을 깨우고 밤은 어둠, 잠자리(이불), 외계에서의 자극도 줄어들어 수면에 적당하다.
 하루 24시간 중에서, 인체에는 어떤 리듬의 변화가 생기는가. 즉 '1일의 생활리듬'이 많은 연구자들에 의해 연구되어져 왔다.

체온은 (몸의 내부의 '심부체온', 평상시 37도 전후, 하룻동안 대개 1번 정도 변동하고 있다. 보통 밤 2~4시가 가장 낮고 저녁이 되기 전이 높다. 이와같은 심부체온의 변화는 잠을 자기 때문에 일어나는 것은 아니다. 같은 피험자를 침대 안에서 깨어있게 해도 잠들어 있게 해도 이 체온 곡선은 같은 형태를 이루는 것이다.

이 점에서 수면은 심부체온에 직접 영향을 주지 않는다는 것을 알게 되었다. 그러나 체표(體表)에서의 체온은 피부의 혈류(血流)의 증가가 혈관의 확장, 발한, 동작, 나아가 정신 활동 등에 의해 영향을 받는다. 크레이트먼에 의하면 각 개인에게는 각각 일정한 '한계 체온'이 있어서 그 체온 이하가 되면 인간은 눈을 뜨고 있는 것이 곤란해지고 또 그 이상으로 높아지면 이번에는 잠자는 것이 곤란해 진다고 한다. (침상이 너무 따듯하면 잘 잘수 없다)

일일 리듬

천연의 암흑 동굴 안에서 이루어진 실험에 의해 인간의 '생명의 리듬' (사카디안 리듬 Clricadian rhythme : 하루를 주기로 하는 '일일 리듬' 또는 '일주(日周)리듬'이라 번역된다)은, 외계의 명암, 생활양식, 습관, 식사등에 의해 일어나며, 유지된다는 것을 알게 되었다. (시카고 수면연구소장, 크레이트먼박사)

외계의 명암 차이를 없애도, 이 일일리듬(체온고선 등의 변화)은 대개 24시간이다. 생활조건을 여러가지로 바꾸어 보니, 사람에 따라서는 1주일에 8회, 또는 6회의 리듬, 즉 생명리듬의 주기는 24시간에서 28시간까지 변화된다(순응)는 것이 발견되었다. 그렇지만 많은 사람들은 이 주야 24시간의 리듬은 좀처럼 변화되지 않는다. 이래서 야간 노동에는 좀처럼 순응할 수 없는 이유를 알게 된 것이다. 이전에는 야간 노동자의 직종은 그리 많지 않았지만, 오늘날에는 운수및 산업의 발달의 결과 야근 철야작업은 점점 늘어나 이에 순응할 수 없는 사람도 나타날 것이다. 항공기의 발달에 의해 주야 구별도 없어지고 '시차'에 의해 생명의 리듬은 혼란에 빠지게 되어 '시차장해' '시차병' 등도 일어나고 있다.

무서운 야근병(夜勤兵)

 야근자 또는 방범 및 용광, 철야 운전 등의 일은 주야 교차(2교대, 3교대)로 이루어진다. 그 때문에 일하는 시간과 몸의 일일 리듬은 뒤죽박죽이 되어서 건강을 해치고 병을 일으키기도 한다.
 가정생활에서도, 조명이 발달하고 텔레비전등 야간 오락이 많아져서 밤 늦게까지 깨어있게 되었다. 또 수험공부 및 철야작업을 하는 사람도 많다. 시간 순응에 필요한 일수는 적어도 4~5일은 걸린다. 1주간 마다의 교대계(야근과 주간 근무)는 생명의 리듬을 혼란시키고 잘 자지 못하게 되며 심리적인 불안, 피로의 축적을 일으켜 몸의 상태를 나쁘게하여 병을 일으키게 된다. 수면의 혼란도, 철야를 2~3일 해도 그 수면부족을 메우기 위해 하룻밤 푹 자면 완전히 원상회복이 가능하다는 것은 앞에서도 서술했지만 밤의 수면을 취하지 않고, 낮에 아무리 오랫동안 잠을 자도 좀처럼 원상회복은 되지 않는다.
 야근을 매일 계속할 경우 1~2주가 지나면 초조해지고 불안감이 일어나 미스가 많아지고 몸과 마음의 상태가 이상하게 되어 위장의 궤양과 노이로제등이 발생한다.

이것은 제2차 세계대전 중에 독일에서 야근을 하던 전자 교환양의 대다수에게서 발견되었다. 이것은 야근이 직접적인 원인이 라고 하는 것을 알려주어 '야근병' 이라고 부르게 되었다. 즉 야간에 일하고 낮에 잔다고 하는 낮과 밤이 뒤바뀐 생활을 계속하면 병에 걸린다는 것이다.

밤에 일어나서 책을 쓰는 사람, 작가등 심야 방송을 들으며 공부하는 수험생, 철야 노름꾼 등은 야근병의 요주의자들이다.

밤에 일하는 사람은 수면시간을 20% 늘려야

주행성 동물인 인간은 생명의 리듬이 야행성 동물과는 반대로 되어 있다. 즉, 낮에 자고 밤에 일하게는 되어 있지 않으므로 아무래도 밤에 자도록 하지 않으면 안된다는 것이다.

밤에 일한다면 일하는 시간을 적어도 20% 늘리는 것이 바람직하다. (낮잠도 필요) 식사도 야간에는 소화하기 쉬운것을 소량(반 정도) 섭취하도록 하라고 노동 위생의 연구결과 말해지고 있다.

생명리듬의 영향을 강하게 받는 것은 장거리 비행에 있어서이다. 특히, 파이롯트들은 정신적 노동을 하므로 이 시차에 몹시 골머리를 앓게 된다. (이른바 '시간차병') 이것은 신경의 피로도(반응시간의 연장및 주의력 집중도의 감퇴)를 측정해 보면 알 수 있다.

그렇지만 그것이 수면의 혼란에 의한 것인가의 여부는 알지 못했다. 최근 수면 중에 뇌파를 적어서 조사하는 방법이 개발되어 이것을 사용하여 조사해 보니 비행시차에 의한 수면에의 영향을 직접 알 수가 있어 수면에 의한 생명의 리듬의 혼란이 가장 크다는 것을 알게 되었다.

14. 수면 중의 뇌파

'오소수면과' 과 '파라수면'

　뇌는 활동하고 있을 때에는 뇌의 신경세포에서 약하지만 규칙적인 전류가 나오고 있다. 이 뇌에서 나오는 약전류를 뇌파계에 걸어서 TV장치(전류를 증폭해서 브라운관에 나타나게 한다)에 걸면 뇌파를 촬영할 수가 있다.

　피험자를 침대에 눕게 하고 심신을 모두 안정시킨 후 눈을 감게 하고 뇌파를 찍으면 1초 간에 10회 정도의 규칙적인 파동이 있는 파도 형태가 나타난다.(이것을 알파파 또는 '폐안안정파(閉眼安靜波)' 라고 한다) 그리고 눈을 뜨게 하면 이번에는 1초 간에 20~30치의 들쭉 날쭉한 작은 파도 형태로 바뀐다. (이것을 '베타파' 또는 '의식파' 라 한다) 이 베타파는 무엇인가를 생각하거나 머리를 쓰거나 하여 의식하고 있을때 강하게 나타나므로 '의식파' 라고도 한다.

　눈을 감고 잠이 잠이 들면 알파파는 사라지고 그 대신에 1초 간에 4~6회의 완만한 파도형태(커브)가 나타난다. 그리고 수면이 진행됨에 따라 파도형태는 여러가지로 변해간다.

　이 수면중의 뇌파는 뇌의 장소에 따라 양상이 다르므로, 뇌의 여러 부분이 한꺼번에 잠을 멈추는(잠) 것은 아니라는 것을 알 수 있다.

　약 30분이 지나면 또 뇌파의 양상은 변해간다. 즉 뇌파의 파동은 한층 작아지지만 진폭은 큰 완만한 파도형태가 나타난다.
 이때 피험자는 깊은 잠에 빠져있다. 이 수면은 뇌파가 깨어있을 때 뇌파(각성파)에 비하여 완만하게 되므로 흔히 '서파수면(徐波睡眠)'이라고 부르고 있다. 이 서파수면에 들어가고 나서 1시간 30분정도 지나면 뇌파의 그래프의 움직임은 다시 활발해 져서 잠이 들기 전과 같은 베타파(각성파 혹은 의식파)가 나타난다.
 그러나 이때 피험자는 깊은 잠에 빠져 있는 것처럼·근육은 모두 이완되고 심장의 박동도 호흡도 편안하고 살짝 찌른다거나 해도 움직이지 않고·생각된다. 몸 전체는 깊이 잠들어 있는데 뇌파만이 빠른 동요를 나타내고 있으므로 정말로 역설(패러독스)적이다. 그래서 이것을 '속파수면' 또는 '역설적수면' (패러독스수면, 생략하여 '파라수면')이라 한다. 이에 대하여 서파수면을 '정상수면' (오소수면)이라 한다.
 이 '파라수면'이라는 것은 깊은 수면중에 일어난다. 뇌의 어느 부분이 일어나는 것으로, 뇌의 어느 부분이 '깨어있다'고 간주된다. 이때 잘 관찰하면 몸의 어딘가를 움직이거나 입을 움직여 뭔가 중얼중얼 잠꼬대를 하거나 한다.
 그리고 감겨진 눈꺼풀 안에서 안구(眼球)는 불규칙한 운동을 하고 있다.(이것을 '빠른 안구 운동'; Rapid Eye Movement 생략하여 'REM'이라 한다)
 이때, 이 사람을 흔들어 깨워서 어떤가 하고 물어보면, 정해놓고 '꿈을 꾸고 있었다'고 대답을 하는 것이다.
 이 점에서 속파수면은 꿈을 꾸는 것과 안구를 움직이는 것과 직접 관계가 있고 따라서 수면중의 안구운동(REM)은 꿈을 꾸고 있다는 것을 나타내는 것이다.

중요한 수면중의 꿈

 이상의 일에서 하룻밤 8시간의 수면은 4~5개의 주기로 성립되고 있으며 각 주기는 오소수면으로 시작되고 파라수면을 정점으로 하여 끝난다고 하는 것을 알 수 있었다.

 밤이 깊어서 수면이 진행됨에 따라 파라수면의 양은 증가한다. 가령 취침시에는 파라수면은 5~6분이지만 새벽전에는 15~20분 이상이나 계속된다.

 파라수면은 고등동물에서만 볼 수 있는 특성이다. 따라서 '꿈을 꾼다' 는 것도 고등동물에게만 있는 것으로 생각된다.

 파라수면은 개구리와 거북이에게서는 볼 수 없지만, 조류에서는 극히 짧은 시간(약10초)정도 밖에 없다. 쥐나 고양이, 개, 원숭이류에서는 고등동물이 될수록 파라수면은 깊어져 동물의 진화와 관계가 있는 것이다.

 그러나 모순인것 같지만 파라수면은 신경계가 아직 완전하게 성숙하지 않은 갓 태어난 동물에게서도 많이 나타난다. 예를 들면 새끼고양이는 전수면의 90퍼센트는 파라수면(10퍼센트내의 오소수면)이다. 고양이는 성장함에 따라서 파라수면은 줄어 들고 성장한 고양이에게서는 4분의 1이 파라수면, 4분의 3이 오소수면이 된다. 인간의 경우도 대체로 고양이와 같다.

 고양이도 속파수면시, 꿈을 꾸고 있는것 같다. 고양이에게 속파수면을 하지 못하게 하면 고양이는 난폭하게 굴며 미친것처럼 된다. 또 인간에게서도 불면증 환자라면 속파수면이 감소하여 (보통

전 수면시간의 20퍼센트가 속파수면이지만) 1~2퍼센트가 된다.
 이 속파수면 중에 꿈을 꾸는 것이지만, 이 잠은 태아일 때에 경험한 잠으로 이것이 우리들에게 꿈을 제공해 주는 것이기 때문에 꿈을 꾼다는 것은 우리들에게 있어서 절대로 없어서는 안되는 잠이라 생각된다.
 요컨데 인간은 살기 위해서는 꿈이 없으면 안된다고 하는 것이다.
 이 꿈이 살기 위해 필요하다고 하는 것이 최근 시카고의 수면 연구소의 데멘트 박사에 의해 확인되었다.
 수면 중의 뇌파를 관찰하면서 속파가 나타나면 곧 피험자를 깨운다. 그리고 다음의 속파가 나타나기까지 자는 것을 허용한다. 이처럼 해서 속파가 나타날때(꿈을 꾸는 것같이 되기 전에) 깨우면 피험자는 몇 밤이고 꿈을 꾸지 않고 잠을 자게 된다.
 그렇지만 처음 3일 정도는 피험자들은 꿈을 꾸지 않아도 참을 수 있지만 그 후에는 통증을 준다든가 물을 끼얹는다든가 아주 강한 자극을 주어서 깨움에도 불구하고 자극을 멈추고 잠들게 하면 서파는 점차 짧은 시간에 속파로 이행되게 된다. 그래서 4~5일째 부터는 잠들게 하면 대뜸 서파가 나타나게 되며 초조, 불안, 분노가 나타나고 때에 따라서는 병적인 식욕항진 등의 정신장해가 나타난다. 이 실험은 누구나 7일 이상 계속하는 것이 불가능 했다.
 실험을 중지하면 누구나가 다시 속파수면으로 돌아가 밤의 대부분을 속파(파라)수면을 취하게 되고, 꿈을 꾸게 되었다. 이처럼 인간은 '꿈의 부채'를 갚는다는 것을 알 수 있다. 즉 만족스러운 수면은 꿈을 동반하지 않으면 얻을 수 없다는 것이다.

수면의 4분의 1은 꿈

 여기서 뇌파의 연구로 알게된 것을 요약하여 정리하면 수면에는 2개의 파도 형태가 있으며 하나는 약 2시간을 단위로 하여 '뇌가 쉬고 몸이 깨어 있을때' (오소수면), 또 하나는 (오소수면의 도중에 나타난다) 5~20분 단위로 '몸이 쉬고 뇌가 깨어 있을때' (파라수면)로 이 2가지 패턴으로 인간의 수면은 성립되어 있다. 그리고 오소수면과 파라수면의 비율은 대체로 3대 1이다.

 오소수면 중에는 뇌가 자고 있으므로 심장의 박동도 호흡도 완만해지고 근육은 이완되어 몸이 휴식을 취하여 피로를 회복하고 새로운 에네르기를 저장한다. 파라수면에서는 뇌가 깨어있으므로 꿈을 꾸거나 가위에 눌리거나 잠꼬대를 하거나 한다. 또 새벽에는 파라수면이 많아지고 '조기' (페니스의 발기)가 일어나게도 된다.

 이 파라수면은 어린아이에게 많고 나이를 먹음에 따라서 감소해 간다. (건강한 노인에게서는 줄지 않는다고 한다) 갓 태어난 아기는 잠만 자고 있지만 그 대부분이 파라수면이며 1일 16시간을 자는 6개월 된 유아도 그 4분의 3은 파라수면이다. 성장하면 파라수면은 전 수면의 4분의 1정도가 되고 나이를 먹으면 5분의 1이하로 줄어드는 것이 보통이다.

 그렇다고 해도 일생의 3분의 1은 자면서 보내고 또, 그 4분의 1은 꿈을 꾸고 있다는 것이 된다. 실로 '꿈많은 인생' 이며 '인생의 꿈 속' 인 것이다.

 그런데 '자는 아이는 자란다' 는 말이 있다. 파라수면이 많다는 것은 뇌를 잘 활동시키므로 발달을 촉진하는 것이 되며 몸이 성장하는것 뿐만이 아니라 정신을 발달시키게 되는 것이다. 어른이라도 파라수면은 뇌를 적당히 자극하므로 조로를 막는 것이 되며 자주 꿈을 꾸는 것은 건강 장수의 증거인 것이다. 공자가 만년에 '아아 슬프다, 꿈에 주공을 보지 못했다'고 탄식한 것도 꿈을 꾸지 않게 되어 몸의 쇠약을 실감했기 때문일 것이다.

15. 건강을 위한 수면 메모

생활에서의 수면 시간

노동생리의 대가인 서독의 레이만 박사는 샐러리맨의 1일 생활을 크게 나누어 다음 4가지의 시간으로 분류하고 있다.

구속시간(회사나 공장에 있는 시간), 반구속시간(통근, 몸치장, 가사, 목욕등), 자유시간(오락, 교양, 휴양등), 수면시간(침실에 있는 시간)

그리고 '구속시간 더하기 반구속시간' 과 '자유시간 더하기 수면시간' 과의 비가 1대 1을 벗어나서는 안된다고 한다. 즉 자유시간 더하기 수면시간이 12시간은 필요하다고 하는 것이다. 그렇지 않으면 오랜 생활 동안 무리가 생겨 졸리고, 몸이 나른하고, 피곤하고, 불안하고, 위장에 이상이 오고, 심장이 두근거린다고 하는 만성피로 증세가 생기게 된다고 경고하고 있다.

늦게 자는 시대

최근 TV의 생활시간 조사에 의하면 10년 전에 비하여 취침 시간이 1시간 반이나 늦어져서 도시에서는 11시에는 어른은 거의 대부분(80 퍼센트 이상)이 깨어 있으며, 밤 12시가 되어도 깨어있는 사람이 25~30퍼센트나 된다. 아이들도 20년 전에는 9시에 취침하는 것으로 되어 있었지만 오늘날에는 10시 반까지 깨어 있는 초등학교 학생도 적지 않다고 한다.

자는 시각이 늦어지면 수면 시간은 당연히 짧아져서 잠이 부족해지는 것도 당연한 일이다. 낮동안 활발하게 활동하기 위해서는 밤에 좀더 빨리 취침하지 않으면 안된다.

졸음

 오후의 전철 안에서라든가, 너무 붐비지 않는 시간에는 자꾸 졸고 있는 사람이 발견된다. 여기서도 저기서도 꾸벅 꾸벅 머리를 기대오며 남에게 폐를 끼치는 사람도 있다.
 졸음으로 근육의 긴장이 풀리기 때문에 쓰러질 것같이 된다. 쓰러져서는 안되니까 하고 긴장을 한다. 그것이 번갈아 일어나 꾸벅꾸벅하고 운동을 하게 된다. 그러나 근육에 긴장이 부단히 가해지고 있기 때문에 정말로 깊이 잠드는 것은 불가능한 것이다. 전기장판이나 따뜻한 이불속 등도 졸기에 적합한 장소인것 같다.
 미국에서는 이 졸음에 대한 재미있는 연구가 이루어졌다.
 차를 타고 좌석에 앉았을 때와 안락의자에 앉아서 코를 골며 자는 경우, 침대같은 데에 편안한 마음으로 누워서 꾸벅꾸벅 졸고 있는 경우를 비교해 보니, 몸을 누이고 있는 쪽이 훨씬 피로회복이 크다고 하는 결과가 나왔다는 것이다.
 이런 점에서도 알 수 있듯이 몸을 누인다고 하는 것은 수면에 절대로 필요한 조건인 것을 알 수 있다. 졸음이 오면 가능한한 짧은 시간이라도 몸을 눕히는 쪽이 좋다는 것이다.
 그것에는 여러가지 방법이 있을 것이다. 바닥에 눕는 것이 싫다면 긴의자 같은 것에 기대는 것도 좋다.

낮잠의 효용(效用)

　수험생에게도 학교에서 돌아와서 저녁까지 자고 밤중에 공부한다고 하는 형이 많다. 하루에 2번으로 나누어서 자는 것은 익숙해지면 오히려 좋은 것이라고 생각된다. 프랑스등 라틴제국에서는 밤에는 1시, 2시 경까지 놀고 아침 8시에는 정확하게 출근, 낮에는 집으로 돌아와 점심 식사후 2시간 정도 낮잠을 잔다고 하는 습관이 있다.

　아이들도 4~5세 까지는 낮잠을 자연적으로 요구하므로 2번으로 나누어서 자는 것이 수면의 본래 형태인것 같기도 하다. 아기를 돌보는 어머니도 낮동안 옆에 누워서 꾸벅꾸벅하여 체력을 회복하고 있다.

　농가의 새색시는 부뚜막 앞과 변소 안에 앉아서 조는 것이 천국이라고 말하는데 앉아서 조는 모습은 피곤을 풀기 위하여 졸린다고 하는 생리적 요구와 시어머니의 감시 속에서 자서는 안된다고 하는 인습적 요청이 악전고투하고 있는 모습이라고도 할 수 있다. 누워서 쉬어야 할 것이다.

쾌면 · 쾌식 · 쾌변

　잘 자고 식사가 맛이 있고 기분좋게 통변할 수 있다면 몸의 상태도 좋고 기분도 유쾌하다고 하는 것은 누구나가 일상 생활을 통해 경험하고 있을 것이다. 또 그 반대의 경우도 있다. 이것을 옛부터 「쾌면 · 쾌식 · 쾌면」이라 하여 '건강의 증거'로 하여 왔다. 지금처럼 발달된 의학적인 견지에서 보아도 이것은 가장 민감하게 건강상태를 나타내는 것이므로 스스로 할 수 있는 멋진 건강진단법이라 할 수 있다.

 혈압이나 요(尿)의 검사, 기타 여러가지 건강소를 조사하는 방법도 있는 '인간도크' 로서 발전하고 있지만, 매일의 건강을 살펴보기에는 수고와 시간과 비용이 든다. 물론 이른바 '건강검사' 를 1년에 1~2회 받아두는 것은 절대로 필요하다. 이같은 장기 예보서는 혈압과 검사를 하는 것만으로도 성인병의 예방에 높은 가치가 있기 때문이다.

 그리고 '쾌면' 이라고 하는데 이것은 아침에 일어났을때 '아아 잘 잤다' 라는 쾌감이 느껴지는 것을 말한다. 즉, '충족된 수면감' 이라고나 할까. 몸도 마음도 기분좋게 잠에서 깨어나는 것이다.

 이것을 동물 행동학적 견지에서 생각해보면 새와 짐승은 밤에는 보금자리에서 자고 새벽과 함께 일어난다. 그래서 하나 둘 몸을 뻗어서 기지개(산소를 혈액에 운반한다)를 켜면서 곧 걷기 시작하며 활동을 개시한다. 그리고 먹을 것을 찾아서 나선다.

 이처럼 동물의 체내 시계는 움직이고 있으며 그 지시에 따라서 행동하는 것이다. 인간도 이와 마찬가지로 우선 기지개를 켜서 심호흡을 하면 가만히 있을 수 없게 되며 행동을 하고 싶어 한다. 산보를 하거나 체조를 하거나 정원수를 매만진다거나 빈 집문을 열고 싶어 진다거나 하는 것이 그것이다.

 1~2시간 지나고나서 식사를 하면 식사를 맛있게 할 수 있을 것이다. 잠시 동안은 아무것도 먹고 싶지 않은 것이다. 따라서 먹지 않는것이 가장 기분이 좋다.

 일어나서 곧 먹고 싶어지는 것은 위궤양이나 당뇨병의 시초라는 말도 있으며 도리어 병적인 증상인 일이 적지 않다.

아침식사 전의 산보, 체조, 가벼운 런닝이 하고 싶어 지는 것은 쾌면의 증거이기도 하다.

부록3

머리가
좋아지는 음식물
나빠지는 음식물

1. 왜 식사법으로 머리가 좋아지는가?

뇌세포를 활성화 시키기 위한 두뇌 관리

인간의 뇌는 125세까지 산다

우리나라 사람들의 평균 수명은 남성이 74.8세, 여성이 80.46세로 세계의 최고 수준이라고 할 수 있다.

그 이유로서 의료 행정의 충실이나 전염병의 감소, 유아 사망률의 저하 등을 들 수 있지만 그 최대의 요인은 고령자의 사망률이 저하됐기 때문이다.

우리나라의 총 인구 중에서 1920년 이전에 태어난 고연령 층은 약 1할을 차지하고 있으며 이러한 예는 선진국 가운데에서도 대단히 드문 경우라고 할 수 있다.

그럼 왜 우리나라의 노인들은 장수하고 있을까?

우선 먼저 생각되는 것은 식생활의 차이이다.

1920년대 이전이라면 우리나라는 막 발전하기 시작한 시대이며 음식물도 오늘날과 비교하면 훨씬 빈약했다.

보리밥과 된장국, 생선두름, 감자나 고구마조림 같은 것이 대표적인 음식이었으며 지금 우리의 식사에서 본다면 아주 조식이었다.

반대로 현대 젊은이들의 식생활은 고기나 빵, 치즈 등의 서구식 중심으로, 완전히 고지방 및 고단백질 지향으로 돼가고 있다.

이런 서구형 식생활에 의해 우리나라 사람들의 체위는 현저하게 향상돼 체형도 몸집이 짧고 다리가 긴 서구형으로 변해가고 그 대가로서 비만아동이나 청소년의 성인병 발생율이 급속히 증가돼 사회 문제로 되고 있다.

잘 알고 있는 것처럼 우리나라 사람의 3대 사망 원인은 암, 신장병 및 뇌일혈, 뇌혈전증이라고 하는 뇌혈 관계질병이며 이것은 4,50대의 한창 일할 나이에 가장 많은 성인병이기도 하다.

이는 결국 우리가 지금과 같은 식생활을 계속한다면 우리나라 사람들의 성인병에 의한 사망률이 더욱 높아지고 평균 수명이 대폭적으로 단축될 것이라는 사실은 그다지 상상하기 어렵지 않다. 극단적으로 말해서 포식 시대라고 부를 수 있는 현대의 경향이 우리나라 사람의 명을 단축하고 있는 것이다.

이미 미국에서는 고단백 및 고지방이 미치는 식사의 폐해를 깨닫고 국회가 중심이 돼 식생활의 개선에 앞장서고 있다. 지금 미국인의 사이에 두부나 메주, 김밥 등 우리나라식 식사 붐이 일어나고 있는 것도 이 때문이다.

식생활이 인체에 미치는 영향은 크다. 문자 그대로 음식물이 우리 생명의 열쇠를 쥐고 있는 것이다.

그러나 인간에게 육체만 건강하다고 해서 두뇌가 신체보다 먼저 쇠퇴해 버린다면 살아 있는 보람이 없을 것이다. 고령화 사회가 도래함과 동시에 노인성 치매증, 이른바 망령난 노인의 문제가 현대 사회에 큰 주제가 되고 있다. 생각에 따라서는 건전한 육체를 가진 사람이 노화된 두뇌를 갖고 살아가는 것만큼 비참한 일은 없다. 육체와 함께 두뇌의 노화를 방지하고 90세, 100세까지 명석하고 건강한 생활을 할 수 있는 것이 진정한 의미에서의 장수가 아닐까?

우리나라의 대뇌생리학의 권위자인 시실리언(時實利彦)선생의 학설에 의하면 인간의 뇌세포는 125세까지 산다고 한다. 그러나 현실적으로는 뇌동맥경화나 뇌일혈이나 뇌혈전증등 뇌혈관의 질병에 의해 뇌세포의 활동이 저해되고, 그 수명이 현저히 단축되어 사고력이 저하돼 노인성 치매증이라는 증상이 다발하고 있다.

이 뇌혈관을 노화시키고, 뇌세포의 활동을 저하시키고 있는 주된 원인이 바로 우리의 식생활 중에 있는 것이다.

뇌는 뇌세포의 연결 상태에 따라 증대한다

방금 태어난 갓난 아기의 뇌의 무게는 370내지 400그램으로 남녀 모두 거의 차이가 없다. 이것이 성인이 되면 약 3배로 커져 우리나라 사람의 경우, 남자는 1350~1400그램, 여자는 1200~1250그램이 된다.

뇌의 성장과정을 보면 생후 6개월 동안이 가장 빨라 이 시기에 약 2배로 커지고 7,8세에 성인의 뇌 무게의 90퍼센트까지 성장한다. 그후 속도는 급격히 떨어져 20세 전 후에서 성인의 두뇌가 완성된다.

이것은 인류 두뇌의 진화 과정과 흡사하며, 원인(猿人)으로부터 300만년 동안 두뇌는 약 3배로 커졌고 지금부터 10만년 전에 진화가 멈췄다고 한다. 즉 현대인의 두뇌도 네안데르탈인의 그것도 생물학적으로는 그다지 큰 차이가 없는 것이다.

　그대신 두뇌의 진화가 멈춘 시점에서부터 인간에게는 정신적인 기능이 생겨 사고 능력이나 언어 능력이 발달됐다.

　컴퓨터에서 말하는 소프트 혹은 에플리케이션과 같은 기능이 생겼던 것이다. 이것이 인류를 오늘날까지 발전시킨 원동력인 것이다.

　일반적으로 말해서 두뇌의 성장=두뇌 세포의 증가라고 생각하기 쉽지만 사실 인간의 뇌세포는 갓난 아기 때에 이미 약 140억개나 되며 이 수는 신체가 성장해도 절대로 늘어나지 않는다. 오히려 부상 등에 의해 뇌세포가 파기될 망정 새로운 뇌세포가 보충되는 경우는 없다.

　그렇다면 두뇌의 발달이란 도대체 무엇을 가리키고 있을까?

　해부학적으로 말하면 뇌는 뇌세포의 연결 상태에 따라 증대하는 것이다.

　방금 태어난 갓난 아기의 뇌세포 수도 성인의 뇌세포 수도 모두 140억개지만 성장함에 따라서 뇌세포는 서로 연결되어 돌기 모양이 형성된다. 이것이 시간이 흐름에 따라 점점 늘어나 연결 상태도 점차 복잡해진다. 그리고 20세 전후의 완성된 단계에서는 50개 이상의 돌기가 뻗어 서로 연결된 상태가 되어 있다.

　이런 뇌세포의 연결 상태가 두뇌의 성장을 가리키며 인간의 지능 발달에 결부되어 있다는 뜻이다. 그리고 또하나 중요한 요소는 대뇌피질의 분업의 확립이라는 점이다.

　대뇌피질은 인간의 경우, 뇌의 용적은 평균 2,250평방센티미터이며, 그리고 약 2.5밀리미터의 두께로 덮여 있다. 이 대뇌피질의 각 부분에서 다양한 정신 기능을 분담하고 있는데 이 분담 체제가 훌륭하게 기능하고 확립 되어야만 지능이 발달하게 된다.

아무리 복잡한 연결상태를 갖추고 있어도 대뇌피질의 분업 체제가 빈약하다면 전체로서의 두뇌의 기능은 빈약하게 되는 것이다. 특히 의욕, 창조의 기능을 관장하고 있는 전두엽과, 기억과 판단을 관장하고 있는 측두엽의 발달이 가장 중요시되고 있다. 이것의 발달은 연습에 의해 증대된다.

현재 동물 사이의 두뇌의 기능, 지능의 정도 차이를 결정하는 것은 단위 용적 내의 세포 길이의 연결상태, 대뇌피질에서의 분업 체제의 발달 정도, 두뇌 세포의 수효 등 3가지라고 보고 있다.

한 때 뇌의 무게가 지능을 결정한다는 주장이 나와 통계적인 면에서 지지를 받은 적도 있었지만 하나하나의 예로 적용하면 적합하지 않은 경우가 많아 오늘날은 거의 잊혀지고 있다.

머리가 좋은 원인은 수면과 식사에 있다

두뇌는 근육과 마찬가지로 올바르게 훈련하면 의욕과 창조력의 기능을 갖고 있는 전두엽이나, 기억력과 판단력을 관장하는 측두엽이 발달해서 종합적인 사고력이 증대된다. 반면, 이를 게을리 하거나 과도한 훈련을 하면 오히려 위축돼 버린다.

두뇌의 활성화에 있어서 또 하나 필요한 것은 올바른 영양을 섭취해야 한다는 것이다. 두뇌도 육체와 마찬가지로 영양을 공급받지 않으면 성장이 촉진되지 않는다.

그 하나가 수면이다. 수면은 두뇌의 중요한 영양 보급원이며 잘 자는 것이 뇌 속을 상쾌하게 해서 사고력을 증진시킨다는 것은 말할 필요도 없다.

그리고 또 하나는 식사법이다. 수면이 두뇌 세포에 대한 자연스러운 영양 보급원이라고 한다면 식사는 두뇌의 적극적인 영양 보급원이 되기 때문이다.

올바른 식사에 의해 육체가 건강을 유지하고 에너지를 축적하는 것처럼 두뇌 세포도 균형잡힌 영양을 섭취함으로서 활발한 사고활동을 할 수 있는 것이다.

최근의 연구에 의하면 결핍되기 쉬운 비타민 E, 비타민 C, 비타민 A, 칼슘, 리놀산, 섬유소, 레시틴(Lecithin)등을 보충하고 충분히 양질의 단백질을 보급해서 부족됨이 없게 하는 것이 두뇌의 기능을 활발하게 하고 노망을 예방하는 기본 대책이라는 지적이 나오고 있다.

비타민 E는, 종래는 동물의 항불임(抗不姙)약으로서의 가치밖에 인정되지 않았지만 1945년에 캐나다의 에반 슈트 박사가 3만명에 이르는 환자에게 투여해서 노인성치매, 뇌졸중이나 동맥경화증, 혈전성 정맥염, 고혈압 등에 유효하다고 보고한 이래 각국에서 연구가 진행되어 오늘날에 와서는 혈류 개선 비타민, 혈관보호 비타민, 노화방지 비타민, 항산화(抗酸化)비타민으로 각광을 받고 있다. 확실히 비타민 E는 과산화 지질의 생성을 방지하고 노화를 억제하고 피의 흐름을 좋게 하고 혈관을 강화해서 두뇌에 대한 영양 보급을 활발하게 하여 뇌세포의 노화를 억제하고 노망(노인성 치매증)을 예방한다.

비타민 E를 다량으로 함유하고 있는 식품으로서는 콩, 땅콩, 소맥 눈, 현미, 콩나물, 시금치, 계란의 노른자위, 우유, 간, 피망, 사프란 등이다.

비타민 C는 스트레스의 방어 기구의 유지에도 필요하다. 스트레스의 진행은 노인성 치매중을 촉진한다. 스트레스가 쌓이면 인간에게 갖추어진 방어 기구가 자동적으로 작용하여 두뇌나 몸의 기능을 정상적으로 유지시킨다. 이때에는 대량의 비타민 C가 필요하게 된다.

비타민 A도 스트레스 해소에 도움을 주며 또한 노화를 방지하고 유연성을 유지시키는 체내의 콘드로이틴킹 유산의 감소를 억제하여 노화를 방지하고 뇌기능의 저하(노인성 치매중)을 예방하는 효과를 갖고 있다. 이것을 다량으로 함유하고 있는 식품은 생선의 간유, 간, 뱀장어, 계란, 치즈, 녹황색 야채 등이 있다.

나이를 먹음과 동시에 뼈 조직 속의 칼슘은 체내에서 유출되고 세포 속에 있는 칼슘도 감소되어 간다. 또한 흡수율도 저하된다. 따라서 나이가 먹으면 먹을수록 젊었을 때보다 칼슘을 더 많이 보급할 필요가 있다. 그것이 노화를 지연시키고 노망(노인성 치매중)을 예방하는데에도 도움이 된다.

리놀산이 감소되면 세포막의 인지질(燐脂質)에 대한 콜레스테롤의 비율이 상승되고 세포막의 투과성이나 탄력성이 저하된다. 또한 세포 속의 필요한 물질을 흡수하거나 세포 안의 불필요한 물질이나 유해 물질 등을 배출하기가 곤란해져 동맥경화나 노인성 치매중을 유발하는 원인이 된다.

실물성에는 변비를 해소하고 노폐물을 신속하게 몸 밖으로 배출시킬 뿐만 아니라 몸 밖에서 들어오는 유해물질이나 몸 안에서 만들어지는 콜레스테롤 등의 유해물질을 흡수 및 흡착해서 그것을 배설시키는 기능이 있으며, 즉석 식품이나 가공 식품의 섭취에서 오는 노인성 치매증을 유발하는 동맥경화를 방지하기도 한다. 또한 암을 비롯하여 고혈압, 당뇨병 등의 성인병의 예방에도 효과가 있다는 사실이 보고되고 있다.

레시틴에 대해서는 제3장에서 상세히 설명하겠지만 뇌세포의 중요한 구성 성분이며 신경 전도 물질인 아세틸콜린의 원료 물질인 동시에 피 속의 콜레스테롤을 감소시키고 동맥경화나 혈전증 그리고 고혈압을 예방하는 등 뇌의 기능에 크게 관여하고 있는 영양 물질이다.

세포를 구성하는 주성분은 단백질이며 혈액의 생성에도 필수의 재료가 바로 단백질이다. 따라서 두뇌와 마찬가지로 신체를 젊게 유지하고 노화를 방지하기 위해서는 양질의 단백질의 보급은 필수불가결하다. 양질의 단백질을 섭취하려면 지방질이 적은 쇠고기, 닭고기, 돼지고기, 어패류, 간, 치즈 등의 동물성 단백질과 콩이나 콩으로 만든 식품, 곡류 등의 식물성 단백질의 보급도 필요하다.

'혈액 순환'을 좋게 하는 식생활을 하자!

'혈액 순환'이 나쁘다는 말은 무슨 뜻?

성인병의 2위와 3위를 차지하고 있는 심장병과 뇌일혈, 또 뇌혈전 등의 뇌혈관 질병은 '혈관병'이라고도 불리워지며 최근에는 40대나 그 이전의 청년층의 발생율이 현저히 증가되고 있다. 한창 일할 나이에 있는 사람이 갑자기 심근경색으로 쓰러지거나 뇌경색으로 노인성 치매증(노망)의 증상이 나타나고 있는 것이다.

이 심근경색과 뇌졸증을 일으키는 최대의 원인이 동맥경화이다. "인간은 혈관과 함께 늙어간다"라는 속담이 있듯이 7,80대의 고령자의 혈관은 만져보면 딱딱하게 굳어져 있는 경우가 많다.

이러한 노환에 의한 동맥경화는 생리적이지만 청년층의 동맥경화는 병적인 원인으로 인한 것이므로 어느날 갑자기 심장이나 뇌에 발작을 일으켜 발병하는, 무서운 병이다.

그러면 병적인 동맥경화는 왜 일어날까?

그 전에 동맥경화라고 불리우는 것의 종류를 크게 나누어 보면 죽상(粥狀·theroma)경화, 세동맥(細動脈)경화, 중막(中膜)경화 등 3종류가 있다.

그중에서도 죽상 경화와 세동맥 경화가 문제이다. 죽상경화는 굳은 혈관에 일어나는 종막(腫膜)의 현상으로 대동맥이나 뇌동맥, 또는 심장에 영양을 공급하는 관상(冠狀)동맥 등에 일어나는 경우가 많다. 이것은 혈액 속에 콜레스테롤이나 중성지방 같은 지방분이 증가됨으로서 일어난다.

혈액 속에 들어간 지방분을 포함한 리포단백이 혈관벽에 스며들어 혈관의 내막까지 침투해 거기에 지방분이 부착돼 뇌막이 마치 종기와 같은 형태로 부풀어 오른다. 그리고 더 나아가 침식이 진행되면 석회가 달라붙어 섬유질이 중대되어 동맥은 두꺼워지고 경화된다.

이렇게 되면 당연히 혈관의 통로가 좁아져 피의 흐름이 나빠진다.

더 나쁜 것은, 최근의 우리나라 사람들은 육식 중심주의로 돼 가고 있기 때문에 혈액 속에 과산화지질이 증가돼 혈액이 동양 의학에서 말하는 어혈(瘀血)상태가 돼 점도가 높은 끈적끈적한 액체 상태가 돼 있다.

본래는 피가 혈관 속을 술술 원활하게 돌고 있어야 되는데 혈관이 지방분으로 좁아졌기 때문에 끈적끈적한 혈액으로는 돌기 어렵게 되는 것은 당연한 일이다.

오히려 혈관이 막혀서 그것으로 인해 전술한 바와 같이 피가 흐를 수 없게 되는 사태까지 발생한다.

이것은 혈관이 극도로 비후경화함으로서 일어나는 경우와 혈전이 가로막아 일어난 경우이다. 혈액 속에 혈소판이라는 성분은 응고되어 지혈 작용이 있는 혈구인데 몸의 이상이나 과산화지질 등의 자극으로 외상이 없어도 응집능(凝集能)이 높아져 혈관 내막에 부착돼 응고되고 시간이 경과함과 동시에 혈액 섬유소나 콜레스테롤 등과 결합해서 혈전을 형성한다.

이것이 만들어지면 피의 흐름이 나빠지고 또한 혈관이 막히면 피가 흐르지 않는 사태가 발생한다. 이런 비상사태가 뇌에 일어나면 뇌경색, 심장에 일어나면 심근경색으로 돼, 둘 다 생명에 위험을 초래한다는 것은 말 할 필요도 없다.

심장이나 근육에 영양과 산소를 보급하는 관상 동맥의 혈액의 흐름이 나빠져서 근육의 파열(破裂)이 일어나면 심한 통증이 발생한다. 이것이 바로 협심증이다. 또한 세 동맥경화는 몸 안의 구석구석까지 퍼져있는 말초혈관(모세혈관)이 경화된 상태로서 특히 뇌와 심장에 일어나기 쉽다. 뇌의 세동맥경화가 일어나 이것이 진행되면 뇌혈관성 치매, 소위 '노인성 치매증(노망)'의 상태가 되는 것이다.

뇌세포 기능이 저하되는 이유

노인성 치매증이란 뇌가 전반적으로 많은 장애를 받아 일상 생활에 지장을 초래하게 된 상태를 말한다. 통상은 뇌가 노화됨으로서 일어나는 노인성 치매증이 보통이지만 최근에는 뇌혈관 장애로 인한, 전술한 바와 같은 혈관성 치매증이 증가하고 있다.

특히 한창 일할 나이인 4,50대의 사람들에게 최근 많이 발생되고 있으며, 속칭 '장년 노망'이라고 불리우는 것이 이것이며 이미 사회문제가 돼 가고 있다.

어저께까지 원기왕성하게 회사에 다니고 있었던 샐러리맨이 다음날 아침 갑자기 머리가 아프다고 말하면서 병원에서 진찰을 받아보았더니 "몸은 아무 이상이 없지만 뇌의 혈관이 노화돼 오래 사용한 고무 튜부같이 돼있다"라는 진단을 받기도 한다.

겉보기에는 평상시와 똑같고 식사도 그렇고 화장실도 스스로 갈 수 있다. 더구나 식욕도 왕성하고 병자라고는 볼 수 없다.

그런데 위문하러온 동료의 이름이 생각나지 않거나 계산도 초등학생 정도밖에 계산할 수 없는 등의 상태가 된다.

가족에게 있어서도, 한 가정의 큰 기둥이 이런 병에 걸렸다면 어떻게 해 볼 도리가 없을 것이다.

아직 젊고 더욱이 외관상은 이상이 없기 때문에 고통은 더욱 심하다.

이런 예는 결코 남의 일이 아니다. 사무자동화(office automation, OA)나 하이테크놀리지(hightechnology)등 현대의 샐러리맨에게 있어 심리적인 긴장과 피로도 상당히 많을 것이다. 또한 콜레스테롤이나 염분이 많은 식생활도 육체와 뇌세포의 노화를 촉진하고 있는 요인이기도 한다.

이들 여러 가지 요인에 의해 어느날 갑자기 당신의 뇌세포가 기능이 저하되지 않는다고 누가 보장할 수 있겠는가?

20세기를 눈앞에 둔 현재, 우리나라 사람들의 수명이 세계 최고의 수준에 있다고 만족하고만 있어서는 안된다. 우리들의 몸과 마음이 함께 건강하다고 생각하고 있는 것은 착각에 불과하고 장수제일의 영예도 한때의 환영에 불과할 지도 모르는 것이다.

혈관을 노화시키는 과산화지질은 최대의 적

뇌수술의 경험을 2,000회 이상 갖고 있는 욕풍회(浴風會)병원

원장인 오또모 의학박사는 장년 노망의 큰 원인으로서 다음의 3가지를 열거하고 있다.
 1. 기름기가 많은 육식 중심의 식생활에서 오는
    콜레스테롤의 증가
 2. 염분의 과잉 섭취
 3. 스트레스의 증가

물론 이들만의 동맥경화의 원인은 아니다. 이밖에도 고혈압이나 담배의 과다 흡연, 비만, 당뇨병, 중풍 등도 장년 노망을 촉진하는 위험 인자이다. 미국의 최근 의학 잡지에서는 동맥경화의 계기가 되는 위험 인자를 무려 246개나 열거하고 있을 정도이다.

세계적 가수인 엘비스 프레슬리는 42세라는, 정말 한창 일할 나이에 사망했지만 그 사인이 콜레스테롤이나 리포푸스틴(노화 색소)이 체내에 축적돼 혈관의 노화를 촉진시키고 더욱이 너무 비만해져 심장에 부담을 많이 주었기 대문이라고 한다.

우리나라에서도 오히라 전 수상이 1980년에 심근경색으로 급사했고 배우인 이시하라씨도 대동맥류(大動脈瘤)에 걸려 장기간의 요양 생활을 부득이 할 수밖에 없었던 것이 기억에 새로울 것이다.

이 세사람들에게 공통되는 점은 모두 비만체라고 할 정도로 뚱뚱했다는 사실과 너무 바빴다는 것이다. 즉 고지방, 고단백의 식생활과 분주함에서 오는 스트레스가 보통 사람 이상으로 혈관의 노화를 재촉해서 심장에 부담을 주고 있었기 때문이다.

그 중에서도 엘비스 프레슬리가 아주 도넛을 좋아했고 24시간 동안 도넛의 곁을 떠나본 적이 없다고 하는 에피소드가 유명한데

이 지방분의 덩어리라고 하는 도넛으로 인해 수명을 단축했음이 틀림없을 것이다.

현대의 우리들의 식생활은 가공 식품과 냉동 식품을 빼놓고서는 이루어지지 않는다.

일찍 일어나서 가볍게 식탁에 차릴 수 있는 이들 식품은 성급한 우리나라 국민성에 들어맞아 전후 급격하게 가정으로 침투되었다. 그러나 여기에 우리들의 혈관을 노화시키는 여러 가지 성인병을 유발하는, 모든 악의 근원이 있다. 인스턴트 라면, 냉동 햄버거, 포테이토 칩 등등……. 그 어느 것이나 다 젊은이들에게 인기가 많은 식품이다.

그럼에도 불구하고 이들 식품은 햇빛에 쪼이거나 장기간 보존하면 뇌세포나 혈관의 노화에 직결돼 있는 과산화지질이 다량으로 생성된다.

왜 과산화지질이 무서운가!

과산화지질과 노화의 관계에 대한 보고는 옛날부터, 즉 18세기 말에 한노버라는 학자가 인간의 신체는 노화와 함께 혈액 속에 '리포푸스틴'이라는 물질이 증가된다는 사실을 발견하고나서 부터이다.

그 후 20세기에 들어와서 이 리포푸스틴이라는 물질은 과산화지질과 변성단백과의 결합체라는 사실이 판명되었다. 더욱이 연구가 진전됨에 따라 과산화지질이 혈관의 경화에 크게 관계하고 있다는 사실이 알려졌다.

과산화지질이란 간단히 말해서 '산패(酸敗)된 지방'이라는 단위로 분해되지만 이 지방산은 수소와의 결합 방법의 차이에 의해 다시 두 종류로 나뉘어진다.

하나는 수소와 모두 결합하고 있는 포화 지방산이며 또 다른 하나는 수소와 일부 결합하고 있는 불포화 지방산이다.

이 불포화 지방산 중에 리놀산, 리노렌산, 아라키든산등 3종류는 우리들의 신체에 없어서는 안되는 물질이며 더욱이 이들은 체내에서는 합성되지 않기 때문에 '필수 불포화 지방산'이라고 말하며 보통 '비타민 F'라고 불리우고 있다.

이 필수 불포화 지방산은 체내에서 만들 수 없기 때문에 식사에 의해 섭취해야 되지만 바로 여기에 문제가 있다.

불포화 지방산에는 '공기 중에 장시간 방치해' 두거나 '햇빛'에 쪼이거나, '열'을 가하면 '산화'하는 특성이 있다.

예를 들어 식물성 기름을 가열하거나 오랫동안 공기에 노출시켜 두면 알데히드(aldehyde)에 의한 악취가 발생한다. 이것은 기름이 산패, 즉 산화가 진행돼 과산화지질이 됐다는 것을 나타내고 있다. 이런 사실은 에히메대학 의학부의 오꾸다 교수 등의 실험에 의해 입증되었다.

샐러드 기름에 40분간 산소를 공급하면서 튀김의 적온, 즉 80도로 가열하면 과산화지질의 양은 6배까지 증가된다.

그러면 이 과산화지질은 혈관의 경화와 어떤 관계가 있을까? 다음과 같은 실험 결과가 있다.

토끼의 귀 정맥 속에 과잉 과산화지질을 주사해서 주사(走査)전자현미경으로 들여다보면 혈소판이 혈청에서 떨어져 혈관 내부에 부착되는 것을 관찰할 수 있다. 더욱이 혈관의 내막에 미세한 금이 가기 시작하고 거기에 콜레스테롤이나 중성지방이 배여들기 때문에 혈관의 평활근이 경화되고 섬유화되기 시작한다.

알기 쉽게 말하면 혈관이 노화돼 잔금이 생기고 낡은 고무 호스처럼 돼 버린다. 우리는 이 토끼와 마찬가지로 매일 먹는 식사를 통해서 체내에 과산화지질을 흡수하고 있으므로 이것이 얼마나 무서운지 잘 알 수 있을 것이다.

혈관과 장기를 좀먹는 과산화지질

과산화지질의 폐해는 이것만이 아니다. 혈액 속에는 혈액 섬유라는 것이 있는데 혈관에 상처가 생기면 트롬빈이라는 효소의 지령으로 이것이 상처 부분을 덮고 혈액응고의 역할을 담당하고 있는 혈소판과 함께 출혈을 방지하는 역할을 하고 있다.

그런데 이 혈액 섬유나 혈소판이 과산화지질에 의해, 상처가 나지 않았는데도 혈액에서 분리되어 응고되고 혈관 내벽에 부착돼서 축적되기 시작하는 것이다.

이것에 코레스테롤이나 중성 지방 등이 달라붙어 커지면 혈전이 된다. 이 혈전이 내혈관에 생긴 것이 바로 뇌혈전증이며 두뇌의 노화나 반신불수를 유발하는 원인이 되고 관상동맥이 되면 협심증이라는 무서운 질병을 유발한다.

더구나 과산화지질은 혈관의 경화를 촉진시킬 뿐만 아니라 인간의 장기가 본래 갖고 있는 조절 기능을 혼란시키는 작용이 있다.

인간의 장기는 생체막이라는 막으로 덮여져 있으며 이 생체막은

지질로 구성되어 있어 장기의 기능을 조절하는 역할을 수행하고 있는데 이 속에 있는 불포화 지방산이 과산화 지방화되면 조절 기능에 이상이 오는 것이다. 즉, 과산화지질은 혈관의 노화와 생체막의 기능 저하라는 양면에서 인간의 노화를 촉진하고 있는 것이다. 이밖에도 소아 비만이나 술을 마시지 않는 사람에게 일어나는 간장병에도 과산화지질이 관계하고 있다는 사실이 밝혀졌다.

소아 비만은 과산화지질의 각종 비타민 특히 비타민 B1을 파괴하는 성질에 의해 지방 대사가 저해돼 비만 형식의 한 원인이 된다는 사실도 지적되고 있다.

또한 간장병에 대해서는 전술한 에히메대학의 오꾸다교수가 쥐에게 과산화지질이 함유된 먹이를 5주간 주는 실험을 한 결과, 모두 간기능 장애를 일으켰으며 GPT, GOT등의 간장 악화의 정도를 알리는 효소의 수치가 무려 305이상이나 상승됐다. 과산화지질의 과잉은 술을 한방울도 마시지 않아도 간장병을 일으키는 것이다.

'활동력을 상실한 혈액' 의 폐해

또한 노화의 원인에는 과산화지질의 체내 흡수에서 오는 '어혈(瘀血)' 의 문제도 간과할 수 없다.

어혈은 전신 혹은 국부적인 혈액 순환 장애(혈액 점도의 항진이나 혈액의 지체)를 나타내는, 즉 동양 의학의 용어로 알기 쉽게 말하면 "활동력을 상실한 혈액" 이라는 뜻이다.

이 어혈이 피부의 기미나 주름살을 만들며 더 나아가 성인병의 원인이 된다는 사실은 잘 알려져 있지만 인체의 노화는 과산화지질이 만들어내는 어혈이 그 원흉이라고 해도 좋을 것이다.

인간 신체의 여러 조직에 필요한 산소나 영양소를 공급하는 것이 혈액의 역할이지만 말단 조직으로는 전자현미경으로 보지 않으면 보이지 않을 정도의 미세한 모세혈관을 통해 가기 때문에 혈액은 술술 흘러갈 수 있는 상태가 되지 않으면 안된다. 어쨌든 모세혈관은 머리카락의 100분의 1밖에 안되는 굵기이다.

그런데 과산화지질 때문에 콜레스테롤이 증가하면 혈액은 끈적끈적한 상태가 되어 모세혈관을 흐르기가 어렵게 되어 말단 조직까지 장에서 흡수한 영양분이나 신선한 산소를 전달할 수가 없으며 도중에 다른 경로를 통해 정맥으로 되돌아오고 마는 것이다. 이 때문에 말단 조직은 영양 불량이 되어 면역력이나 저항력이 쇠약해진다.

또한 혈액에는 말단 조직에서 신진대사에 의해 생긴, 필요없게 된 물질(노폐물)의 회수라는 역할도 있다.

노폐물을 모세혈관에서 정맥으로 모아, 콩팥에서 오줌으로 배설한다는 뜻이지만 어혈 상태로서는 당연히 모세혈관에 혈액이 흐르지 않아 회수가 불충분하게 된다.

이러한 영양이나 산소의 배달과 노폐물의 회수 등의 중요한 역할이 행해지지 않게 되면 그 부분에 노화 현상이 일어나는 것이 당연할 것이다. 특히 얼굴의 피부나 잇몸, 눈, 위, 골수 등에는 모세혈관이 많이 모여 있다.

얼굴의 피부가 어혈 상태가 되면 충분히 영양을 보급할 수 없고 피부의 윤기가 없어져 주름살이 늘어나고 멜라닌이라는 노폐물인 노화 색소가 침잠해서 기미가 생긴다.

치조농루(齒槽膿漏)도 마찬가지로 잇몸의 빛깔이 나빠질 뿐만 아니라 박테리아균에 대한 저항력이나 면역력이 약화되어 상처를 입은 경우에는 간단히 화농되고 만다.

이 밖에도 편두통, 어깨결림, 불면증 등 소위 부정수소증후군(不定愁訴症候群)을 유발하는 것도 이 어혈이다.

과산화지질은 최근 암의 발생에도 영향을 미치고 있는 것이 아닐까 하는 의심도 나오고 있는데 현재 이것에 대한 연구 해명이 진행되고 있다.

'염분과다의 식생활'에서 탈피하자!

과산화지질 및 어혈과 함께 고혈압도 수명을 단축시키는 큰 위험 인자이다.

나이를 먹으면 누구나 다 동맥경화가 일어나고 혈관이 굳어지는 것은 전술한 바와 같지만 이것으로 인해 심장에 미치는 부담은 대단히 커진다.

즉, 젊었을 적과 같은 통상의 심장의 힘으로서는 몸의 여러 조직에 혈액을 보낼 수가 없으며 혈압을 상당히 올리지 않으면 안된다.

통상적으로 혈압의 기준치는 '연령+90'이라고 하면 예를 들어 70세인 사람은 160, 80세인 사람은 170정도가 적당한 혈압이라고 한다.

이 수치를 고혈압이라고 판단해서 강압제 등을 복용하여 140정도까지 내리는 것은 뇌의 혈류가 감소되기 때문에 뇌경색을 일으키거나 관동맥에 피가 흐르지 않게 되어 협심증을 일으킬 위험이 있다.

이처럼 고령자의 고혈압은 신체를 정상적으로 유지시키기 위해서 필요한 조건이 되지만 최근은 20대 및 30대의 청년층에도 노인처럼 고혈압에 걸린 사람들이 증가하고 있다.

이것은 '청년성 고혈압증' 이라고 불리우며 스트레스가 원인이 된 경우가 많다. 물론 동맥경화 등 혈관에는 전혀 이상이 없는데도 신경성으로 인한 혈압 상승 현상이라고 볼 수 있다.

청년성 고혈압증은 일에서 오는 스트레스로, 정신적으로 약해졌을 때에 일어나기 쉽지만 혈관 계통이 내장에 미치는, 나쁜 영향이 크기 때문에 방치해 두면 위험하다는 말할 필요도 없다. 정신안정제의 투여 등의 대책을 하루 빨리 실행할 필요가 있다.

고혈압에는 이밖에도 다른 질병이 원인이 되어 혈압이 높아지는 2차성 고혈압증이나 그런 질병이나 스트레스도 없는데 일어나는 본태성 고혈압증이 있다.

이중에 본태성 고혈압증은 고혈압이라고 진단받은 사람들 가운데 9할 가까이는 아직도 그 원인이 밝혀지지 않고 있다. 그러나 원인은 몰라도 혈압이 높아지는 요인은 몇 가지 있으며, 그중에서도 가장 큰 요인은 '염분을 많이 섭취하는 식생활' 이라고 한다.

우리나라 사람들은 옛날부터 된장이나 간장, 소금절임 등 짜고 매운 것을 좋아하는 경향이 있으며 오랜 세월동안 그런 식생활을 계속해 왔다. 이것이 고혈압의 원인이 되고 있는 것이다.

왜 염분이 혈압을 높일까?

식염은 나트륨과 이온과 염소 이온이 결합된 것이다. 우리들의 혈액 속에는 식염이 약 0.8%의 농도로 들어 있으며 혈관과의 사이에 침투압을 유지시키고 있다. 식염을 과잉 섭취하면 피 속에 식염 농도가 높아지고 또한 침투압이 상승돼 나트륨 이온이 혈관벽을 투과해서 혈관 근육이 수축되는 등의 장애를 일으킨다. 따라서 뇌의 지령으로 목이 마르고 수분을 요구해 혈액 속에 수분이 들어가 식염 농도를 0.8%로 유지시킨다. 그러나 수분이 증가된 양만큼 혈액량이 증가돼 심장은 그 이상으로 움직여야 하기 때문에 혈압이 상승한다. 한편 콩팥에서는 여분의 염분을 물과 함께 오줌으로 신속히 배출하려고 작용한다. 이 배출 능률을 높이기 위해서는 빨리 혈액이 콩팥에 흘러들어갈 필요가 있으므로 역시 심장의 압력을 상승시키는 '레닌' 이나 '안지오텐신' 이라는 호르몬 모양의 승압 물질을 내어 혈압을 상승시킨다. 언제나 염분을 과잉 섭취해서 이런 상태를 반복하고 있으면 상습적인 고혈압증이 되는 것이다.

  최근에는 염분에 의한 폐해가 잘 알려져 일반 가정에서도 염분식을 조심하게 됐지만 염분 뿐만 아니라 우리들의 주위에는 신체나 뇌의 세포를 노화 및 감소시키는 음식물이 아직 많이 있다. 평소에 식생활에 관심을 갖고 있으면 세포의 노화를 방지할 뿐만 아니라 반대로 활성화시키는 음식물을 보다 많이 섭취하지 않으면 안 될 것이다.

2. 지금의 상태로는 당신의 머리는 점점 나빠진다

모르고 먹는 이런 식품이 위험하다!

지금의 식생활은 당신의 뇌세포를 파괴시킬 뿐이다

'맛있는 생활'이라는 커피가 유행하여 우리나라 사람들의 중류의식을 부추기고 있는데 생활 수준은 고사하고 식생활조차 '맛있는 생활' 일변도가 돼버려서는 곤란하다.

우리나라 사람들의 평균 수명의 길이가 조식으로 단련되어 온 고령자들의 공헌에 의해 이루어지고 있다는 사실은 전술한 바 있지만 조식이란 빈약한 식사라는 의미가 아니라 영양의 균형이 잘 잡힌 식사라는 뜻이다.

중국에는 '소식(素食)'이라는 말이 있으며 원래는 고기를 제외한 야채 중심의 식사를 가리켰지만 여기에는 생명의 소(素)가 되는 음식이라는 의미도 포함돼 있는 것 같다.

즉, 내용은 소박하더라도 적당한 양으로 균형이 잡힌 식사야말로 장수의 근본인 것이다. 동양 의학에서 말하는 '의식동원(醫食同源)'이란 말은 이것을 자칭하고 있다.

그런데 현재 우리들의 식생활은 어떨까?

음식은 남아돌고 어릴 때부터 어리광을 피우면서 몸에 밴 편식 습관, 그리고 나이가 들면 미용을 위해 식사를 극단적으로 회피한다.

과식에 의한 비만이라고 해서 그릇된 건강법에 의한 몸무게 빼기이다. 더구나 과산화지질이나 염분, 당분이 과잉 포함돼 있는 음식물의 범람에 의해 피부나 내장은 고통을 당하고 뼈도 허약해지고 있다. 체격은 향상됐지만 그것은 모래 위에 지은 집보다도 위험하다.

어린이들의 체력은 떨어지고 20대부터 요통 등 뼈의 병에 걸리기 쉽고 고혈압이나 심장병도 30대에서 걱정한다. 실로 현대병이라고 밖에 볼 수 없다.

육체의 결함만이 아니다. 뇌세포의 노화도 또한 현대인은 빠르다.

인간의 뇌세포는 20세까지 약 140억개에 이르지만 그 이후는 하루에 10만개 내지 20만개의 뇌세포가 파괴되어 간다고 한다. 이 파괴된 뇌세포는 두 번 다시 재생되지 않는다. 오로지 감소될 뿐이다.

뇌세포만이 기억력을 관장하고 있다는 말은 아니지만 감소가 기억력의 감퇴에 즉결돼 있다는 것은 말할 필요도 없다.

그러나 체력의 감퇴에도 개인차가 있는 것과 마찬가지로 뇌세포의 감소에도 사람에 따라 차이가 있는 것이다. 적당한 운동을 매일 하고 잠도 잘 자고 영양의 균형이 잡힌 식생활을 하고 있는 사람이 건강한 것과 마찬가지로 매일 머리를 많이 사용하고 뇌세포의 대사에 필요한 성분을 식사에서 잘 섭취하고 있는 사람은 뇌세포의 감소를 하루 10만개 이하로 억제할 수 있다.
 하루에 10만개 이하로 억제할 수 있는 사람과 20만개 이상씩 감소하는 사람과는 뇌세포의 노화에 큰 차이가 있는 것은 당연하다.
 요컨대 우리들의 뇌세포는 평소의 마음가짐에 따라 노화의 정도를 크게 바꿀 수 있는 것이다.

뇌에도 영양 실조가 있다!

 여기에 하나의 실험 자료가 있다.
 이와떼 대학에서 영양과 뇌지질에 관한 연구를 담당하고 있는 와까끼 및 하따야마선생이 행한 실험에 의하면 원숭이 형제를 모유, 인공 포유, 낮은 영양, 아주 낮은 영양 등 4집단으로 나누어 8,9개월 간 사육한 후에 조사해 본 결과, 아주 낮은 영양을 공급한 집단의 뇌지질속에는 뇌의 건전한 활동을 방해하는 포화지방산이 다량으로 발생됐다는 것이다.
 간단히 말하여 뇌의 영양 실조이다.
 이와 마찬가지로 인간의 뇌도 그렇다고 할 수 있다. 기아에 시달리고 있는 남아프리카의 어린이들 가운데에는 신체의 영양 실조뿐만 아니라 지능장애를 일으켜서 IQ가 낮은 어린이가 많이 발견되고 있다고 한다.
 이렇게 성장기의 어린이에게 있어서 뇌에 영양을 공급해주는 올바른 식사는 절대로 빠질 수 없는 조건인 것이다. 그런데 포식 시대를 구가하는 우리 나라 사람들이 자기도 모르는 사이에 뇌의 영양 실조에 빠져서 뇌세포의 노화를 촉진시키고 있기 때문에 걱정인 것이다.

  잘 생각해보면 우리들이 풍요하다고 생각하고 있는 식생활은 거의 다 가공 식품인 것이다.

  이미 우리나라의 식량 자급율은 40%를 크게 밑돌아 자연 농업은 괴멸 상태에 처해 있으며 농약이나 화학 비료 등을 사용한 쌀이나 야채의 생산은 '농산물 공장' 이 하고 있으며 어업은 양식(養殖) 중심이 되고 있다. 목축 또한 예외는 아니다. 그리고 오염된 원재료와 함께 제조되고 있는 가공 식품들이 매일 식탁에 오르고 있는 것이다.

  더욱이 이들 가공 식품에는 적어도 몇 종에서 몇 십종에 이르는 화학 첨가물이 사용되고 있으며 이른바 '약이 함유된 식품' 인 것이다.

  더욱이 이들 가공 식품은 그 제조 및 유통 과정에서 기름이 과산화지질화 되어 '노화 촉진 식품화' 되어 있는 것이 많다는 사실이 알려지면 누가 현대의 '맛있는 생활' 을 기뻐할 것인가? 우리들은 식생활에 의해 노화를 예방하기는 커녕 죽음을 향해서 한걸음씩 걸어가고 있는 것이다.

  문제는 이들 노화촉진 식품을 자기도 모르는 사이에 먹게 된다는 것이다. 노화를 방지하기 위해서는 스스로 자위하는 수밖에 없다.

  그러기 위해서는 무엇이 신체에 좋고 무엇이 나쁜가를 정확히 알아야 한다. 그리고 위험물질을 섭취하지 않는 것이 노화를 방지하는 가장 확실한 방법이다. 그것이 불가능한 경우에는 그 폐해를 방지해 줄 수 있는, 해독 식품을 병용하여 섭취해야 한다. 그리고 신체나 두뇌를 활성화시키는 건전한 식품을 먹으면 우리들의 수명은 다시 늘어나고 뇌세포의 감소도 방지할 수 있어 정신의 젊음을 유지할 수 있는 것이다.

과산화지질과 설탕의 과잉섭취가 신체를 병들게 한다

 가공 식품의 대표라고 할 수 있는 것은 인스턴트 라면일 것이다. 이것이 우리들의 식탁에 등장한 것은 1958년이다. 당시 후생성이 미곡 편중을 피하기 위해서 분식을 장려한 적도 있었기 때문에 이 인스턴트 식품은 순식간에 우리나라 사람들의 식생활에 정착됐다. 그리고 그후 여러 가지 인스턴트 식품이 개발돼 지금은 바야흐로 가공식품의 전성시대를 맞이하고 있다.
 이 가공 식품이야말로 과산화지질의 온상이다. 특히 튀겨서 가공한 인스턴트 라면은 얇은 셀로판지에 포장돼, 가게에 진열돼 있기 때문에 직사광선을 쪼이거나 오랜기간 놓아두면 그 속에 배합돼 있는 산화를 방지하는 첨가제의 효력도 상실되고 기름의 산화(과산화지질)가 급속히 진행된다. 이것은 어린이들이 좋아하는 포테이토칩등의 스낵 식품이나 과자류에도 똑같이 적용할 수 있다.
 과산화지질의 온상이 되고 있는 또 하나의 식품이 바로 냉동식품이다. 예를 들어, 고래 고기를 랩(포장비닐)에 싸서 냉장고의 냉동고에 집어넣고 3개월 후에 과산화지질을 측정해보니 3배나 증가돼 있었다. 생선회 후라이를 랩에 포장해서 냉동실에 약 2개월 간 보존하면 과산화지질은 약 5배 이상으로 상승된다.

생선이나 수육 등의 지질의 과산화는 전술한 바와 같이 '시간, 햇빛, 열' 등 3요소의 어느 하나만이 충족돼도 급속히 진행되기 시작한다.

냉동실에 집어넣어 결빙시키면 음식물은 부패되지 않고 절대로 안전하다고 생각하기 쉽지만 냉동실에 공기가 있는 이상, 지질은 산화되고 과산화지질은 확실히 상승돼 간다.

그리고 우리들이 말하고 있는 생선은 지금까지 거의 전부가 원양 어선에서 잡은 것들이다. 원양 어선의 냉동고에 집어넣어 4개월에서 반년에 걸쳐 운반해 온 생선이 과산화지질화 돼 있지 말라는 법은 없다.

그러면 인간의 손으로 양식된 생선은 괜찮을까? 유감스럽지만 그 대답은 No이다. 양식어류에서 먹이로 주고 있는 정어리 등의 작은 생선은 신선한 것이 적고 과산화지질이 많기 때문에 결국 양식 어류를 통해서 우리는 과산화지질을 섭취하는 셈이다.

쇠고기나 돼지고기에 대해서도 마찬가지이다. 유통 기구의 관계로 도살되고 나서 매장에 진열될 때까지 장기간을 요한다. 물론 냉장고 속에 보존돼 있기 때문에 부패되지는 않지만 과산화지질은 상승된다. 수입고기도 역시 그렇다고 볼 수 있다.

지금은 바야흐로 과산화지질을 전혀 가미하고 있지 않은 식품으로 매일 식사를 할 수 없게 됐다.

최근에는 과산화지질과 마찬가지로 설탕의 폐해도 문제가 되고 있다.

1971년 가네자와 대학 의학부에서 토끼의 일상적인 먹이에 30%의 흰 설탕을 섞어 6개월 동안 먹이면 토끼에 어떤 영향을 미치는가 라는 보고가 있었다.

  그 결과 실험에 사용된 토끼 모두가 손발 내부 조직이 괴사하고 검은 구멍이 뚫려 있었다는 것이다. 이것은 설탕의 과잉 섭취에 의해 손발의 모세혈관에 극도의 동맥경화가 일어난 결과이다. 더욱이 심장의 관상동맥도 완전히 탄력성을 상실하여 경화돼 있었다.

  설탕의 무서움도 이 정도이다. 치아가 나빠지고 자주 골절이 될 뿐만 아니라 이와 같이 현저하게 동맥경화를 야기시키고 노화를 촉진할 우려가 있는 것이다. 그밖에도 피 속에 콜레스테롤을 급격히 증가시키고 고지혈증(高脂血症)을 일으키거나 당뇨병을 촉진시키며 여러 가지 성인병의 원인이 된다는 사실은 학계의 상식이 되고 있다. 흰 설탕의 과용은 '수명을 단축시킨다'고 명심해야 한다.

  오끼나와에는 옛날부터 "흰 설탕을 먹으면 수명이 단축되고 검은 설탕을 먹으면 수명이 늘어난다"라는 전승이 있다.

  본인 등의, 깅끼 대학 동양의학 연구소와 에히메 의학부의 공동 연구로 흑설탕의 검은 부분에 포함되어 있는 '코크트 오리고'라는 성분이, 설탕의 폐해를 막는 역할을 하고 있다는 사실이 판명됐다. 오끼나와의 사람들은 오랜 경험에서 그것을 잘 알고 있었던 것이다.

  우리들은 '보다 달고 희게'라는 말로 자연이 부여해준 설탕의 '해독 성분'을 무심코 내버리고 있었던 것이다.

  다방에서 커피를 마실 때는 되도록 착색된 설탕을 집어넣기를 권하는 바이다.

그리고 소아의 당뇨병이 계속 늘어나고 있다. 캔으로 된 쥬스, 병으로 된 쥬스류 가운데에는 적어도 5개의 각설탕에 상당하는 당분이 들어 있다.

어린이의 건강을 위해 이것도 어머니들은 꼭 유의해주기 바란다. 흰 설탕의 섭취를 줄이는 일이야말로 혈관의 경화나 어혈을 방지하고 머리를 좋게 한다는 것을 명심해야 한다.

채식주의와 자연식도 안심할 수 없다

그러면 고칼로리의 지방을 초래하는 육식을 중단하면 인간은 건강해질까? 확실히 야채를 중심으로 한 식사는 칼로리를 억제할 수 있다. 미용식으로서 채식주의로 바꾸는 젊은 여성도 많다. 그러나 채식으로 과산화지질의 해를 피해 칼로리를 제한하더라도 신체에 절대적으로 필요한 단백질이나 세포의 대사를 활성화시키는 핵산 등의 보급을 할 수 없고 대사 이상이나 혈구생성 불능의 빈혈등을 초래해 몸을 쇠약하게 만들어 노화를 촉진시킨다는 반대의 결과가 일어난다.

채식주의로 육류를 먹지 않아도 계란이나 치즈나 우유나 콩 또는 콩으로 만든 식품이나 참기름 등으로부터 반드시 단백질 등을 공급할 필요가 있으며 채식을 중심으로 한 영양의 균형을 충분히 배려한 식생활이 필요한 것이다. 채식주의의 경우에 선승의 식생활이 참고가 될 것이다.

또한, 최근은 자연식주의자라는 사람들이 늘어나고 있다. 육류나 가공 식품을 거부하는 것은 물론이고 쌀은 현미만 먹고 야채도 자연 농법으로 재배된 것만을 먹는다는, 철저한 식생활을 하고 있는 사람들이다.

음식물의 폐해라는 점에 관심을 갖고 위험성이 있는 음식물은 일체 입에 대지 않는다는 생각은 훌륭하다. 그러나 현재 대부분의 음식물은 오염돼 있다. 한정된 자연식 가운데에서 어떻게 그런 자연식을 조합시켜 균형이 잡힌 영양을 섭취하느냐를 잘 생각하지 않으면 건강을 해치게 될 것이다.

자연 농법으로 만들어진 음식물이니까 자기가 섭취하는 음식물 중에는 해가 되는 곡물이나 첨가물이 전혀 없다고 안심감과 자신을 갖는다. 그러나 그 음식물 중에 포함되어 있는 영양가란 전연 별개의 차원이라는 것을 아무쪼록 잊지 말기를 바란다.

표백돼 있지 않은 빵을 먹고 자연 그대로의 우유를 마시는 것은 확실히 몸에 좋다. 고기를 피하면 지방과 콜레스테롤을 최대한으로 억제할 수 있고 과산화지질에 대한 걱정도 없다. 그러나 이런 식사만 해서는 단백질이나 비타민류의 부족은 불을 보듯 뻔하다.

물론 단백질도 비타민도 인간이 살기 위해서는 필수불가결한 물질이다.

이중 단백질은 20종류의 아미노산으로 이루어져 있다. 그중 이소로이신, 로이신, 리진, 메티오닌, 페닐아라닌, 스레오닌, 트리푸트판, 바린 등 8종류는 체내에서는 합성되지 않고 아무래도 음식물에서 섭취해야만 되는 필수아미노산이다.

그리고 단백질은 그중 한 종류만 빠져도 만들 수 없다.

단백질을 만들 수 없으면 이것을 기초로 하고 있는 효소나 호르몬도 만들 수 없고 신체의 각 조직 대사에 이상이 생겨 질병이 걸리기 쉬워지며 이것이 호르몬 이상을 야기하거나 때로는 영양 실조로 사망하는 경우도 있게 된다.
　자연식이라면 무엇이라도 좋다고 하는 그릇된 사고 방식이나 불충분한 지식이 경우에 따라서는 인간을 죽음으로 이끈다는 것을 명심해야 한다.

음식은 '균형' 있게 섭취해야 한다

　가장 중요한 것은 영양에 대한 충분한 지식을 갖는 일이다. 야채나 곡물에는 아미노산의 균형이 나빠 필수 아미노산 가운데 어느 하나가 빠져 있는 것이 많다. 이런 야채만을, 더욱이 같은 종류만을 계속 먹어서는 영양 장애를 일으키는 것은 당연한 일일 것이다. 그러나 이들 야채나 곡물에 결여되어 있는 아미노산도 다른 식품과 함께 섭취함으로서 보충할 수 있다. 예를 들어, 콩류를 같이 먹으면 부족된 아미노산의 대부분을 보급할 수 있다.
　비타민 B_{12}는 핵산의 작용을 받아 세포 분열을 활발하게 촉진시키는 기능이 있다. 이는 비타민 B_{12}가 결핍되면 세포는 분열되지 않고 점차 커지기만 한다. 혈액속에 있는 적혈구가 그런 상태가 되면 악성 빈혈이 된다.
　비타민 B_{12}는 해조류나 감귤류에 약간 함유되어 있지만 역시 가장 많은 것은 간이다.
　그리고 계란, 치즈, 돼지고기, 조개류, 우유 등에도 약간 함유돼 있다. 자연식주의자는 간을 잘 섭취하지 않을지도 모르지만 건강을 위해서는 이런 식품을 섭취할 필요가 있다.

식생활은 주의나 주장으로 하는 것이 아니라 신체의 건강 본위로서 균형을 잡아 골고루 섭취하는 것이 가장 중요하다.

극단적으로 말해서 해가 있는 음식물이라도 필요하면, 섭취해야 할 때는 후술하는 바와 같은 해독 식품을 겸용하여 그 해를 제거시키면서 먹는 연구를 해야 한다. 이것이 오염된 현대의 식생활에 건강하게 살아갈 수 있는 방법이라고 생각한다.

염분 과잉 섭취는 뇌졸증의 근원

염분이 고혈압, 더 나아가서는 뇌졸중의 원인이 된다는 것은 잘 알려져 있으며 앞에서도 염분의 과잉 섭취가 왜 고혈압을 일으키느냐에 대해 기술한 바 있다.

고혈압 및 뇌장애는 당연히 두뇌의 노화에 직결돼 있기 때문에 머리를 좋게 유지하기 위해서는 염분의 과잉 섭취에 유의할 필요가 있다.

그러나 인간의 몸은 약 0.7%의 염분을 갖고 있으며 혈액, 소화액, 조직액 등의 체액 속에서 약 0.8%의 농도로 용해되어 있어 침투압이나 PH 조정을 꾀하고 있다. 또한 세포의 신진 대사나 소화를 돕는 위액의 염산의 생성이나 신경이나 근육의 흥분을 촉진하는 등에 크게 관여하고 있으며 염분의 보급이 없으면 죽음을 초래하는 필수 물질이기도 하다.

그러면 소금을 하루에 어느 정도에 섭취하며 적당한 분량이 될까?

염분은 땀이나 소변으로 매일 상실되고 있으므로 하루 10g 전후를 보급해 주어야 하며 고온에서의 중노동의 경우는 하루 40g~60g이 필요하다고 알려져 있다. 그러나 최근의 연구에서는 그보다 조금 적게 보급해도 좋다는 사실이 알려져 하루에 20g으로도 충분하다는 주장도 나오고 있다

그러나 현재 후생성은 하루의 소금섭취량을 보통 사람은 10g이하로 고혈압인 사람은 8g이하로 섭취하도록 권장하고 있다.

본인도 이 정도가 적량이라고 생각하다. 다만 중증의 고혈압 환자는 하루에 4~6g으로 제한할 필요가 있다.

식염의 과잉 섭취를 방지하기 위해서 맛을 내기 위해 사용하는 조미료에 대한 배려가 필요하다. 우선 작은 숟가락으로 한 숟가락이 소금 5g에 해당되고 두 숟가락이 하루의 제한 양이라는 것을 염두에 둔다. 간장 속에는 16.2%의 소금이 들어 있어 작은 숟가락 하나의 간장이 1g의 식염에 해당된다. 따라서 소금과 간장을 최대한 조금 사용하여 맛을 내는 방법에 대한 연구가 필요하다 여기에는 생강, 참깨, 유자 등을 이용해서 맛을 내거나 식초를 사용해서 짠맛을 보충하거나, 카레 분말이나 겨자 등의 향신료를 활용하는 것이 좋다. 또한 식초와 함께 자주 사용되고 있는 소스는 식초를 사용하고 있으므로 소금의 분량은 간장의 절반 이하이며 작은 숟가락 하나 속에 0.4g밖에 함유돼 있지 않다는 사실도 알아둬야 한다. 혈압이 높은 사람은 식염 함유량이 많은 음식물을 미리 알아두고 그것을 제한하는 배려가 필요하다.

대표적인 것을 들면 다음 표와 같다.

품 명	단 위	식염량
연어회	1점(70g)	4g
가다랭이조림	1점(15g)	2.2g
정어리말림	1마리(25g)	1.5g
명란젓	1마리(20g)	1.5g
구운생선묵	1꼬치(100g)	2.4g
매실장아치(중)	1개(20g)	2.1g
매실장아치(대)	1개(25g)	2.4g

연어회를 먹을 경우, 단 부분은 짠 부분의 식염량의 1/3이니까 이 부분을 골라서 먹는다. 의외로 식염량이 많은 음식물은 생선묵 등에서 볼 수 있는 것처럼 수산물 식품으로 구운 생선물 300g 중에는 염분이 8.0g, 그리고 200g 중에는 5.0g으로 많이 들어 있으므로 주의를 요한다. 또한 감염 운동으로 감염 간장이나 감염 된 장등이 출하되고 있는데 착각하기 쉬운 것은 빛깔이 옅은 간장이다. 빛깔이 옅기 때문에 염분이 적을 것으로 생각하기 쉬운데 실제는 보통의 진한 간장보다 오히려 염분 함유량이 많다.

이런 첨가물에 주의하라!

식품 첨가물은 신경증의 원인이 된다.

　지금 한창 유행하고 있는 즉석 식품이나 가공 식품이 과산화지질의 온상이라는 점은 전술한 바와 같지만 이들 식품에는 또 하나의 유해 물질이 다량으로 함유돼 있다. 이것에는 '합성 보존료'나 '인공 착색료', '품질 개선제' 등의 첨가물이 있다.
　예를 들면 인스턴트 라면의 어떤 종류에는 20 몇 종류의 식품 첨가물이 함유돼 있으며 이 첨가물 중에는 발암성을 의심받는 것도 있으며 신경에 나쁜 영향을 미친다고 염려되는 것도 있다. 이중에는 발암성 물질이 있다고 생각되고 있는 것이 최근 연구에서는 오히려 신경 작용에 미치는 악영향 쪽이 문제가 되고 있다.
　어떤 통계에 의하면 우리들은 하루 평균 41.6g 이나 되는 식품 첨가물을 섭취하고 있다고 하는 데이터도 나와 있다.
　그중에서도 '품질 개선제' 라고 불리우는 화학약품은 생선묵 등의 수산 식품이나 인스턴트 라면에 탄력성을 내어 씹는 맛을 있게 하거나 햄이나 소세지를 부드럽게 하는 것과 같은 효용이 있는데 그 주된 성분은 인산염이다. 인산염에는 피로린 염산, 메타린 염산, 포리린 염산등이 있지만 이들을 너무 많이 섭취하면 체내에 칼슘이 결핍된다.
　혈액 속에 있는 인산과 칼슘의 농도는 반비례하는 구조로 돼 있으며 인산의 혈중 농도가 높아지면 칼슘의 농도는 낮은 수준에서 포화상태에 이르러 음식물에서 흡수하기 어렵게 된다.

즉, 언제나 칼슘이 필요한 뼈나 치아, 신경, 근육 등의 조직에 보급이 되지 않고 결핍 상태가 되고 마는 것이다.

한때, 콜라 등의 청량 음료수의 과다복용이 어린이들의 뼈를 약화 시킨다고도 한 적이 있었는데 이것도 맛을 좋게 하기 위해서 사용되고 있는 인산염이나 구연산류가 체내의 칼슘을 빼앗기 때문이다. 또한 칼슘이 부족하면 과민성이 되어 화를 내기 쉽고 주의력이 산만해지는 등 정신면에서도 불안정해진다.

이밖에도 방부제로서 사용되고 있는 살리틸산은 신경을 불안정하게 만들어 과격한 운동을 하게 하는 원인이라고 알려져 있다. 최근의 어린이들은 뼈가 약해서 사소한 일로 정신이 불안정하게 되며 정서불안이 많다고 하는데 이것은 가공식품에 함유돼 있는 식품 첨가물이 신경을 잠식하고 있는 것이 그 하나의 원인이 되고 있다.

화학조미료가 뇌신경의 균형을 깨뜨린다.

작가인 아천홍지(阿川弘之)씨의 수필 중에 이런 이야기가 있다. 어떤 나라의 중국 음식점에 들어갔더니 그 음식점의 주인이 다 만든 요리 위에 작은 병에 들어 있는 것을 막 뿌린후 소중하게 그 병을 선반 깊숙히 놓았다.

흥미를 느낀 손님이 "이것이야말로 중국 3천년의 비전임에 틀림없다"라고 생각해서 주인에게 그것이 무엇이냐고 물었더니 그는 고개를 좌우로 흔들며 대답을 하지 않았다. 그래도 끈질기게 물어 보았더니 그가 마지못해 보여준 것이 일본제의 유명한 화학 조미료였다는 이야기이다.

중국 요리라는 것은 소재의 맛을 중시하고 풍부한 재료에 시간과 품을 들여 소재 전부의 맛을 교향악적으로 결합해서 만드는 것이 특징이다. 그런 시간과 품을 줄이기 위해 화학 조미료를 사용하고 있다는 것은 음식도 말세라고 할 수 있다.

그만큼 그 간편성 때문에 화학 조미료는 세계 각지에서 나돌고 있다.

그러나 미국에서는 중국 요리를 먹는 손님이 그 직후에 구토나 두통을 일으켜 병원으로 직행하는 경우가 각 지역에서 일어나고 있어 '중국 음식점 증후군(Chinese Restaurant syndrome)'이라는 소동이 일어난 적이 있었다.

의사들이 그 원인 규명에 발 벗고 나선 이 증상은 마침내 '미국제' 중국 음식에 대량으로 사용되고 있는 화학조미료가 그 원인이었다는 것이 판명됐다.

잘 알고 있는 바와 같이 화학조미료는 글루타민산 나트륨을 주성분으로 해서 만들어지고 있다. 이 글루타민산은 뇌신경을 구성하는 신경 조직에 없어서는 안 되는 물질로 뇌 속의 농도를 높이기 위해 많이 섭취하는 것이 바람직하다고 알려져 있다. 참고로 뇌에 필요한 글루타민산의 농도는 신체의 다른 조직의 100배 이상이다.

그러나 이 글루타민산도 한꺼번에 대량으로 섭취하면 농도가 급격히 상승해서 뇌신경의 기능에 이상이 생기고 구토나 두통을 일으키는 원인이 된다.

이것은 화학적으로 추출된 글루타민산은 체내에 흡수가 빨라 농도를 급격히 상승시키기 때문이다.

이와 마찬가지로 이노신(inosin)산, 구아닐산 등을 사용한 화학 조미료도 있다. 이 물질은 음식물에 맛을 느끼게 함과 동시에 뇌신경에도 악영향을 미치고 있으며 계속 섭취하면 신체나 정신의 균형을 깨뜨릴 우려가 있다.

우리에게 가장 익숙한 화학 조미료조차 바로 이 모양이다. 우리에게 조리의 편리함을 가져다 준 식품 첨가물이지만 그 사용법에 좀 더 관심을 가져야 되지 않을까?

'두뇌의 노화' 는 여기에서 시작된다 !

두뇌의 노화는 기억력의 저하로부터

당신은 어떤 때에 자신이 늙었다는 것을 느끼게 될까?
누구나 다 경험하게 되고 공통돼 있는 노화를 나타내는 말이 있다.
이것은 자기도 모르는 사이에 나오는 '영차' 라는 말로서 이 말에 정신이 들 때이다.
앉아 있다가 일어설 때에 '영차', 자동차의 문을 열고 내릴 때에 '영차', 즉 뭔가 다음의 동작을 하려고 할 때에 그 행동이 귀찮아서 자기도 모르게 입에서 나오는 말이다. 이것은 육체가 본인도 느끼기 못하는 사이에 '피로의 신호' 를 보내고 있는 것이기도 하다.
또한 작은 글씨가 보이지 않는다거나 신문을 읽기 어렵다 라는 등, 시력이 쇠퇴하는 노화의 징조의 하나라고 볼 수 있다.
그러나 두뇌 노화의 현저한 증후는 기억력의 저하에서부터 나타난다.
노인이 같은 이야기를 몇 번씩이나 하는 것은 노망 현상의 하나인데 이것이 4,50대 등 한창 일할 사람에게 일어나면 주의 신호이다.
자기로서는 처음 이야기한다고 생각하지만 부인으로부터 "당신 그것은 어젯밤 이야기 했어요."라는 말을 들으면 주의해야 한다. 불과 하룻밤 사이에 기억이 나지 않는 것이다.

  기억력의 저하는 당연한 이야기이지만 스스로는 깨닫지 못하고 다른 사람에게 지적되어 깨닫는 경우가 많다.

  원래 인간에게는 자부심이라는 것이 있어 자기 일에 대해서는 잘 생각하기 싫지만 그 중에서도 노화에 대해서는 인정하고 싶지 않은 기분이 많아 지적당했는데도 부정해 버리는 경우가 많다.

  미국에서는 이러한 경우 때문에 가정에서의 '두뇌 노화발견을 위한 지침'을 만들고 있을 정도이다. 그것에 의하면 노화 현상의 주된 것은 다음 10개 항목이다.

1. 아주 최근의 일을 잊어버리고 과거의 이야기를 열심히 하고 싶어 한다.
2. 자기중심적이 되어 주위 사람들의 기분을 생각지 않게 된다.
3. 재촉 받는 것을 아주 싫어한다.
4. 말이 많아지고 남의 간섭을 싫어한다.
5. 새로운 사물에 대한 혐오감이나 거절을 나타낸다.(예로 워드 프로세서나 TV 게임 등을 싫어한다)
6. 사교심이 없어지고 사람들과 어울리는 것을 귀찮아한다.
7. 시끄러운 것을 싫어한다.(로큰롤이나 째즈 음악 또는 어린이들이 뛰어노는 소리 등)
8. 사회의 변화를 싫어한다.(사고 방식이 보수적이 되어 이른바 완고한 사람이 된다)
9. 계획을 변경할 수 없다.(8의 완고성과 비슷하지만 이 가운데에

는 편집성도 들어 있다)
10. 시시한 것을 수집하고 싶어한다.(잡동사니라도 소중히 취급한다)

이것을 읽고 뭔가 생각나는 것이 있는 사람도 있을 것이다. 그러나 그런 사람은 아직 구제할 수 있다. 왜냐하면 생각이 날 만큼의 기억력이 아직 남아 있기 때문에……

늙기 쉬운 사람에게 볼 수 있는 공통점

노화에는 육체적인 노화와 지능적인 노화의 2가지가 있는데 특히 지능면은 본인의 사회성 등과 같은 성격적인 요인과 크게 관련돼 있다.
그러면 어떤 유형의 사람이 늙기 쉬울까?
노인성 치매증의 임상 의사인 교또의 호리까와 가즈떼르 원장은 다음과 같은 성격을 가진 사람이 노망들기 쉽다고 지적하고 있다.

1. 남의 의견에 귀를 기울이려고 하지 않는, 자기 중심적인 사람.
2. 자주 화를 내고 언제나 불안해하고 있는, 성급한 사람.
3. 일 이외에 취미가 없는, 소위 일벌레 같은 유형의 사람.
4. 사교성이 없고 친구들을 많이 사귀지 않는 사람.
5. 남을 믿지 않고 돈이나 물질에 의존하고 있는 사람.
6. 웃는 얼굴을 남에게 보이지 않는 사람.
하야까와 선생이 지적하고 있는 노망들기 쉬운 **사람**에게 공통돼 있는 점은 '동조성(사회성)'이 없다는 것이다.
 자기라는 껍질 속에 틀어박혀 있어 주위에 눈을 돌리려 하지 않는 것이 이 유형의 특징이다.
 노화의 정도를 측정하기 위해서 다른 사람의 취미의 대상을 아는 것도 하나의 방법이다.
 예를 들어 젊을 때에는 누구나 다 이성에게 흥미를 갖고 있지만 결혼하고나서 자녀를 두고 그 자녀가 가정에서 떠나면 개나 고양이를 길들여 귀여워하고 싶어진다.
 마침내 정원에 나무와 화초 등의 수목에 흥미를 옮기고 최종적으로는 골동품이나 회화 등에 몰두하는 것이 하나의 전형적인 양태로 알려져 있다.
 일본 정신병원 협회의 회장이기도 한 사이또 선생은 손바닥의 땀을 노화의 척도로 삼고 있는 것 같다.
 "손에 땀을 쥔다"라는 말처럼 인간은 스릴이 있는 사물을 눈앞에 두거나 감동하면 손바닥에 땀이 난다. 그러나 이 땀샘이 노화된다는 생리적인 조건 뿐만 아니라 정신적인 억양이 둔화되기 때문이다.
 역설적으로 말하면 언제까지나 손에 땀을 쥘 수 있는 사람은 그만큼 마음이 젊다는 이야기이다.
 덧붙여서 말하면, 금년 70세가 된 사이또 선생은 미인을 만나거나 비행기의 폭음을 듣기만 해도 손에 땀이 난다고 할 정도이다.

이런 유형의 사람은 늙지 않는다

늙기 쉬운 사람의 성격의 특징을 한마디로 말해서 '완고한 사람' 이란 이미지를 갖고 있으며, '고독한 노인' 이라는 분위기가 풍기고 있는데 반대로 잘 늙지 않는 사람은 어떤 유형일까?

다음과 같은 유형의 사람을 생각해 볼 수 있다.
1. 호기심이 강하고 새로운 사물에 대해 항상 흥미를 갖고 있다.
2. 기분 전환이 빨라 실패에 대해서 언제까지 생각하지 않는다.
3. 노인보다 젊은 사람들 속에 적극적으로 끼어든다.
4. 자기가 할 수 있는 일은 자기가 한다.
5. 사회의 동향에 관심이 많다.
6. 자신의 옷이나 신변의 일에 대해 언제나 관심을 갖고 있다.

간단히 말해서 늙기 쉬운 성격의 사람과는 반대의 유형이다. 성격은 천부적인 요소가 강하므로 바꾸라고 해서 금방 바꾸어지는 것이 아니지만 노력함에 따라서 약간은 바꿀 수 있다.
요컨대 머리 속에서 생각할 뿐만 아니라 실천해야 한다. 귀찮게 생각하지 말고 행동으로 옮기는 것이 성격을 바꾸기 위해 매우 중요하다는 것은 틀림없다.
혼다의 창립자인 혼다씨는 1906년생이라는 고령인데도 불구하고 건강하게 세계 각지를 날아다니고 있다. 젊은 사람들과 한데 어울려 자동차 경주에 참가하기도 하는 노익장이다. 혼다씨의 경우는 젊을 때부터 성격이 밝고 행동적이었지만 지금도 역시 젊은 기분을 계속 갖고 있는 것은 항상 젊은이들 사이에 스스로 끼어들고 있기 때문이다.

어떤 사람이 '지금 젊은 사람들은 …' 라고 말을 꺼내기 시작 했을 때부터 이미 늙기 시작하는 법이다. 본인에게는 노인들과 사귀는 것보다 젊은이와 함께 뭔가를 하는 쪽이 몇 배 즐겁다.

"젊은이에게는 목표가 있고 미래가 있기 때문이다"라고 혼다씨는 말한다. 젊은이들처럼 언제까지나 꿈을 갖고 이상을 추구하는 것이 혼다씨의 불로 장생법이다.

딱딱한 음식은 두뇌의 기능을 좋게 한다.

"혈액 순환이 나쁘다"라는 말은 느낌이 둔하고 머리가 나쁘다라는 말의 대명사이며 피돌기와 뇌의 움직임이 밀접하게 결부되어 있다는 사실을 나타내고 있는데 위나 장의 기능도 또한 뇌세포의 활동과 관련을 맺고 있다.

우리들의 식생활이 유해물질에 노출돼 있는 것은 전술한 바 있지만 이들 음식물이 사람에게 주는 악영향은 이밖에도 많이 있다.

이것은 최근에 음식물이 부드러워지고 있기 때문이다.

고기나 생선, 야채 등 어떤 음식 재료도 분명히 익히고 소스를 치거나 때로는 원형을 알아볼 수 없는 스프상태의 음식물로 만들어져 출하되고 있다.

육류도 부드러운 쪽이 고급이라고 여겨져 스테이크도 입 속에서 녹는 것을 좋아 하고 있다.

이래서는 이의 본래의 역할인, 씹어 먹을 필요가 전혀 없게 된다.

　사실 너무 부드러운 음식물이 인간의 노화를 촉진시키고 뇌세포의 노화 현상을 일으키기도 한다.
　이는 인간에게 한정되지 않고 동물도 딱딱한 음식물을 이로 씹어 먹음으로서 턱의 근육을 발달시키고 동시에 뇌세포에 자극을 주고 있다. 그런데 부드러운 식사만 하고 있으면 턱의 근육은 쇠약해지고 뇌의 자극을 받지 않게 되므로 노화되는 것이다.
　이것은 원숭이를 이용한 실험에서도 분명히 나타나고 있다. 오른쪽 반의 치아를 아래 위 모두 빼버린 원숭이는 오른쪽 반쪽의 뇌가 현저하게 퇴화해 버린다고 한다.
　부드러운 음식물의 폐해는 이것만이 아니다. 좀 지저분한 이야기지만 대변을 몸 밖으로 배출하기까지 시간이 길어지는 것이다. 즉, 변비가 되기 쉬운 것이다.
　사용하지 않는 근육은 퇴화돼가는 것처럼 소화에 좋은. 부드러운 음식물만 너무 섭취하거나 섬유류 등의 자극이 없으면 대장과 소장의 송출운동(연동운동)이 둔화돼 체내에서의 체류 시간이 길어져 변비가 일어나는 것이다.
　배변은 말할 필요도 없이 체내에서 영양분을 소화흡수한 후, 나머지 가스나 몸에 적합하지 않은 불필요한 물질을 신체 밖으로 내보내는 일이지만 이것이 장시간 신체내부에 남아 있게 되면 건강에는 좋지 않다는 것은 당연 할 것이다.
　변비가 미용에 나쁘다는 것은 잘 알려져 있지만 이것은 장의 연동이 호르몬과 관계하고 있으므로 대변이 안 나오면 연동이 활발해지지 않기 때문에 호르몬에 자극을 줄 수 없기 때문이다.

그것보다 더 큰 문제는 장시간 대변이 장관에 머물러 있으면 장이 재흡수를 하기 때문이다. 장관, 특히 소장에서 영양을 흡수하지만 재흡수가 일어나면 몸에 불필요하게 된, 적합하지 않은 물질인 변성 단백질 또는 엔도톡신등 체내에 있어서는 안 되는 물질이 흡수된다.

이것들이 몸 안에 들어와 알레루겐이 돼 알레르기를 일으켜 미용을 해치거나 두뇌의 기능을 무디게 하기도 한다.

또한 장관내의 신경도 정상적인 자극을 받을 수 없게 되면 자율신경에 이상을 초래해 불안감이 생기거나 우울증에 걸리게 된다. 이것이 쌓이게 되면 스트레스가 돼, 뇌세포의 기능이 둔화되는 것은 당연할 것이다.

"혈액 순환이 나쁜 사람" 뿐만 아니라 "변의 순환이 나쁜 사람"도 역시 "두뇌 기능이 무딘 사람"이 된다.

'식생활'의 전환이 뇌세포를 젊게 한다

이렇게 보면 우리들의 식생활이 유해한 물질이나 그릇된 지식에 의해 얼마나 병들어 있는지 잘 알 수 있을 것이다. 생명이나 건강을 유지하고 쾌적한 일상생활의 에너지가 될 음식물이 반대로 신체나 뇌세포를 잠식해서 수명을 단축시키고 있는 것이다.

그렇다면 병에 걸리고 나서 당황해 서둘러 의사나 약을 찾을 게 아니라 일상의 식사에 관심을 가짐으로서 질병을 미연에 방지하고 예방의학적인 사고방식이 지금 더욱 절실하지 않을까?

그래서 최근 다시 생각해야 될 점이 "독으로써 독을 제어 한다"

는 식의, 서구의 근대 의학에 대치하는 동양의학의 사고방식이다. 동양 의학의 근본은 '의식동원(醫食同源)', '약식일여(藥食一如)'라는 말이 상정하고 있듯이 음식물을 갖고 약을 만든다는, 실로 예방 의학 그 자체의 사고방식이 내재하고 있다. 서문에서도 언급한 바와 같이 병에 걸리고 나서 의사에게 달려 갈 게 아니라 병에 걸리기 전에 미리 병에 걸리지 않는 단계에서 병에 걸리지 않도록 혼을 쓰고 병을 억제한다는 예방 사상이 존재하는 것이다. 메이지 이후, 근대 의학의 신지식 유입과 함께 잊혀지고 있었던 동양의학은 지금 우리나라 뿐만 아니라 서구 여러 나라에서도 주목받고 있다. 근대 의학과 동양 의학의 합체에 의한 새로운 의학 이론이 탄생되려 하고 있다.

본인 등은 조상들이 남긴 동양 의학이란 우수한 유산을 과학적으로 해명하고 그 속에 우리들이 가장 필요로 하는 예방 의학의 진수가 수없이 많이 들어 있다는 사실을 알았다.

그리고 마침내 성인병을 비롯해서 현대의 다양한 질병을 예방하는 경이적인 물질을 발견한 것이다.

이 새로운 물질이 노화의 큰 적인 과산화지질이 체내에 만들어지는 것을 방지하고 지방의 분해를 촉진시킬 뿐만 아니가 뇌세포를 부활시켜 뇌의 노화를 미연에 방지한다는 사실이 밝혀졌던 것이다.

3. 이런 식생활이 '건강한 뇌'를 만든다

수험생에게 최적, 이것이 초건뇌식이다

두뇌를 100% 회전시키기 위한 식사란?

수험생에게 수험공부는 물론 필수 조건이지만 이 공부도 신체나 두뇌의 상태를 무너뜨려서는 몸에 좋지 않다. 뇌세포의 기능을 정상화시키고 능률적으로 공부하는것이 합격의 지름길이라는 것은 말할 필요도 없다.

그래서 라이벌에게 이기도록 '건뇌식' 이라고 할만한 음식물을 소개한다.

두뇌를 좋게 하는 음식물이지만 하루 종일 머리를 싸매야 하는 수험생에게는 언제나 충분한 영양과 신선한 산소를 머리에 공급해 주고 노폐물을 제거해 피로를 풀어줄 필요가 있다. 이렇게 하기 위해서는 장에서 흡수된 영양과 허파에서 받아들인 산소를 혈액을 통해 공급하고 머리에서 만들어진 노폐물을 신속하게 혈액에 의해 공팥으로 운반해서 소변으로 배출시키지 않으면 안된다. 즉, '피돌기가 나쁜 사람' 이 되어서는 안되는 것이다.

이런 역할을 수행하고 식욕을 촉진시키는 음식물로서 생강, 마늘, 상추, 구기자 열매, 차조기, 표고버섯 등이 있다. 또한 비타민

B를 다량으로 함유하고 있는 소맥 배아, 콩, 호두, 간 등도 좋다.

그리고 수험 시즌을 눈앞에 둔 사람에게 꼭 복용할 것을 권하고 싶은 것이 고려 인삼이다. 그 유효 성분인 긴제노사이드라는 사포닌 종류가 피 속의 콜레스테롤이나 중성 지방을 제거하고 피를 잘 흐르게 해서 피의 흐름을 촉진하는 동시에 머리에 흐르는 혈관을 확장시켜 혈액량을 증가시킨다는것이 최근의 연구에서 밝혀졌다. 또한 불안과 초조를 해소시키고 스트레스를 풀고 몸 안의 단백질이 합성 능력을 높여 혈액을 증가시키고 체력을 보강해서 피로를 풀어 주는, 수험생에게 있어서 안성마춤의 효과가 있다는 것이 의학적으로도 증명되고 있다.

뇌에 '활력을 불어넣는' 레시틴을 섭취하려면

뇌의 영양소로서 빠질 수 없는 것에 레시틴이 있다.

이 물질은 우리들의 뇌세포를 만들고 있는 주성분의 하나로 뇌세포에 활력을 불어넣고 노화를 방지하는 영양물질로서 최근 미국에서 주목을 받고있다. 이 레시틴은 콩, 계란노른자위, 간 등에 많이 들어 있다. 다만 콩 그 자체는 소화 흡수가 나쁘므로 메주, 두부, 두부껍질 등의 콩 식품을 먹는 것이 좋을 것이다.

신체의 피로를 회복해 줄 수 있는 음식물로서는 비타민 B_1, B_2, C를 포함한 음식물, 특히 B_1을 많이 포함하고 있는 음식물이 필요하다. 그것에는 소맥 배아, 참깨, 완두콩, 풋콩, 해조류, 뱀장어, 명란젓, 돼지의 등심살, 육류 등이 있다. 또한 체내에서 분해되기 쉽고 흡수되기 어려운 비타민 B_1의 결핍을 방지하고 이를 보충해 주고 피로 회복을 촉진해 줄 수 있는 음식물로서는 양파, 마늘, 부추, 파 등이 있다. 특히 양파는 신경을 안정시키고 영양의 균형이 잡힌 고칼로리 식품으로 이 시기에 권하고 싶은 음식물이다. 그리고 소화가 아주 잘 되고 체력증강의 강정식으로서 산나물도 빠질 수 없을 것이다.

어깨 뼈근함을 없애기 위해서는 칡의 마른 뿌리(갈근)를 1g씩 삶아서 먹는 것이 좋고 메주도 그 개선을 돕는 음식물이다. 눈의 피로를 풀어 주는 음식물로서는 잉어의 간, 구기자 열매, 식용 국화가 좋고 국화는 튀기거나 초를 치면 좋다. 또한 비타민A를 함유하고 있는 계란 노른자위, 뱀장어, 돼지고기, 돼지와 닭의 간, 당근, 호박, 순무 등도 좋은 음식 음식물이다. 또한 이 외에도 제1장의 '뇌세포를 오래 살게 하기 위한 건강관리'의 항목에 기재한 노망을 예방하고 머리의 움직임을 활발하게 하는 영양소와 식품에 대해서도 참고하기 바란다.

두뇌의 큰 적을 제거하라

변비는 미용을 해치고 뇌의 움직임을 무디게 하고 알레르기를 일으키는 원인이 돼 여성과 수험생에게 큰 적이 된다.

우리들이 식사를 하면 음식물은 입에서 위로 들어가 작은 창자를 거쳐 큰창자(맹장, 상행결장, 횡행결장, 하행결장, 직장)에 보내져 대변이 되어 직장에 들어오면 그 자극으로 변의를 느껴 항문에서 배출되는 경과를 밟는다. 그리고 작은 창자는 약 5m 전후의 길이를 가져 음식물은 약 2~3시간만에 통과되는데, 위와 작은 창자를 지나는 사이에 음식물은 소화되고 영양분의 태반이 흡수된다.

다음으로 대장은 약 1m 전후의 길이인데 여기를 통과하는 데에 통상 약 15시간이 걸리며 여기서는 주로 미네랄과 수분이 흡수된다.

변비는 이 대장의 운동에 이상이 생겨 발생하는 장애이다.

가장 많은 변비는 단순성 변비 또는 이완성 변비라고 부르는 것으로 큰 창자의 송출 운동, 즉 연동 운동이 느슨해져 이완돼, 직장으로 송출하기까지 시간이 많이 걸려 이 사이 수분이 지나치게 흡수되어 변이 딱딱해진 상태로 나오는 경우이다. 통상 15시간으로 통과해야 할 것이 30시간이나 걸리는 것이다.

그것과 노인에게 많이 볼 수 있지만, 큰 창자의 가장 말단 조직인 직장의 감도가 나빠져 대변이 들어와도 변의를 느낄 수 없어 항문으로부터 배출이 늦어지는 경우도 변비에 포함된다.

이밖에도 병적인 경련성 변비, 증상성 변비가 있는데 언제나 심한 통증을 수반하고 있으므로 통증이 있는 변비는 신속히 의사에게 진단을 받아볼 필요가 있다.

변비를 고치려면 우선 아침 식사를 먹을 필요가 있다. 변소에 가고 싶은 변의는 위에 음식물이 들어와 그 자극이 대장에 전달되어 큰 연동 운동이 일어나 모였던 대변을 직장에 보내 직장에서의 신호로 발생한다. 그리고 위에서 대장으로의 자극은 아침에 완전히 공복이 된 위에 음식이 들어왔을 때에 가장 세게 느껴지기 때문이다. 아침의 공복시에 차가운 물이나 우유를 마시면 변비가 개선된다는 이야기도 이런 이유에서이다.

이밖에도 변의를 느끼면 참지 못하고 무슨 일이 있어도 빨리 변소에 가야 되는 사람이나 나오지 않아도 아침 식사 후 5~10분간 변소에서 대변 자세를 반복해서 취하는 사람이 변비를 방지하고 개선하는 데에 도움이 되고 있다.
 그리고 섬유식을 좀 더 많이 섭취하는 것이 변비를 치유하는 비결이다.
 우엉, 인삼, 버섯, 죽순, 고구마, 다시마, 미역, 톳 등의 해조류 등이 변비에 잘 듣는 음식물이다.
 매일 다시마 차나 바닷말을 상식하는 것도 좋을것이다. 그리고 콩의 섬유인 비지는 가장 권하고 싶은 변비 해소 음식물이다.
 몸 안에 장시간 머물러 있는 숙변을 없애기 위해서는 과일인 무화과를 3, 4개 정도 먹으면 효과가 있다. 또한 곤약도 물에 녹아 팽창하는 섬유를 많이 함유하고 있어 변비에 좋은 식물이며 장미차는 변비에 잘 듣는 음식물이다. 만약 설사제를 이용하려면 알로에, 센나, 잎사귀, 대황 등의 식물이 부드럽고 효과가 있다. 그러나 임산부의 설사제의 사용은 유산의 위험이 있으므로 의사와 반드시 상담할 필요가 있다.

식물성 음식물은 '건강한 뇌'를 만든다

전통적인 식생활에 숨겨진 비밀

사람 몸무게의 약 65%는 수분이며 그 성분은 태고의 바다의 성분과 거의 같다고 한다.

자연으로부터 창조된 인간은 스스로의 몸 속에 분명히 자연을 갖고 있는 것이다.

식생활은 이른바 외계의 자연을 몸 안의 자연으로 받아들이는 활동이라고도 할 수 있다.

그런데 인간은 외계의 자연을 지금까지 너무나도 업신여겨 왔다. 생활을 풍요하게 그리고 편리하게 한다는 명목으로 자연을 계속 파괴해 왔던 것이다. 어느 사이에 인간은 자신이 자연의 일부라는 사실을 망각하고 마치 자연을 파괴하는 것이 필요악인 것처럼 잘못된 의식을 갖게 되었던 것이다.

확실히 현재는 이 잘못을 깨닫고 자연을 되찾으려고하는 소리가 강렬해지고 있지만 한번 잃어버린 자연을 되찾는 것은 그렇게 용이한 일이 아니다.

또한 자연을 상실한 인간은 먼 옛날부터 자연과 함께 살아옴으로서 쌓아올린 뛰어난 식생활까지 잃어 버렸던 것이다.

식생활은 그 나라의 문화를 나타낸다고 한다. 세계 각 지역에서 지역성이 있었던 식생활이 영위되고 있는 것이다.

그것은 사람들이 체험을 근거로 오랜 세월에 걸쳐 만들어 온 것으로 각 나라의 생활에 가장 알맞는 것이 되고 있다.

그 중에서도 우리나라는 세계에서 그 유래를 찾아 볼 수 없는, 동물성 단백질 대신에 식물성 단백질이 중심이 되는 식생활을 해 왔다.

그 실마리가 되는 것이 바로 콩이다.

만약 콩이 없었다면 우리나라의 식생활은 크게 바뀌었을 것이 틀림없다.

콩은 지금 영양학 지식이 발달한 덕분으로 우수한 식품이라는 사실이 밝혀졌지만 옛날 사람은 그것을 몸으로 체득했으며 콩을 주축으로 하는, 뛰어난 식생활을 영위해왔던 것이다.

지금 우리들은 이런 전통적인 식생활을 너무나 경시하고 있는 것이 아닐까? 선인들이 몇백 년이나 걸쳐 이룩해 놓은 식생활이 불과 이 몇십 년 동안에 급속한 붕괴의 길을 걷고 있는 것이다.

물론 그렇다고해서 옛날의 식생활 쪽이 모두 좋았다고는 할 수 없다. 영양이란 측면에서 보면 현재의 쪽이 더 뛰어났다고도 할 수 있다. 그러나 건강에 관해서는 어떨까?

옛날에는 생각할 수도 없었던 갖가지 성인병이 증가돼, 심각한 사태에 직면하고 있는 것이다.

이것은 한마디로 서구의 나쁜 식생활을 안이하게 받아 들여 쌀과 콩을 중심으로 하는 전통적인 식생활에서 멀리 떨어진 것이 원인이라고 할 수 있을 것이다.

우리나라 사람들은 사계절이 바뀌는 것을 민감하게 느끼고 있으며 그것을 식생활에서 '순(旬)'이라는 모습으로 훌륭하게 받아들이고 있었다.

자연을 피부로 느끼고 생활에 받아들인다는 것이 우리나라 사람들의 숨김없는 생활의 지혜였던것이다.

이와같이 자연과 함께 존재하며 쌀과 콩을 중심으로 하는 우리나라의 전통적인 식생활을 되돌려 이것을 토대로 한 풍요로운 식생활을 만들어가는 것이 지금 우리들에게 주어진 과제가 아닐까?

천재아를 만드는 식물성 음식물

"식물성 음식물이 천재아를 만든다"라고 말하면 "뭐라고? 너무 지나치군"이라고 놀랄지도 모르지만 바로 인접국인 한국에서 "4살에 대학교에 입학했다는" 초 천재가 있어 조사해 봤더니 그 소년의 어머니가 임신 중에 육류보다 채식을 중심으로 하는 식생활을 하고 있었다는 것을 알았다.

그 소년의 이름은 김웅용 군이다. 1963년 3월에 태어나 1965년 5월, 즉 2살 때에 IQ검사에서 200을 기록하고 3살에 미국의 고등학교에 입학 자격을 취득, 4살 때에는 한양대학에 입학했던 것이다.

어머니의 수기에 의하면 웅용군의 탄생 때는 체중이 2.85kg으로 평균보다 작았지만 1살 때는 3살 어린이가 하는 행동, 즉 달리고 뛰고 기어오르는 행동을 할 수 있었다고 한다. 생후 100일 째, "엄마"라는 말을 하고 6개월 째는 간단한 문장을 말할 수 있었다고 한다.

그러면 이 어머니는 특별한 태교에 의해 천재아를 출산했느냐

하면 결코 그렇지는 않다. 그렇기는커녕 오히려 아버지가 사업에 실패해서 생활이 가난해져 먹는 것도 제대로 먹지 못하고 때로는 영양실조에 걸린 적도 있을 정도이다. 다만 그녀는 경제적인 사정도 있었지만 임신 중에 음식물을 식물성 중심으로 해서 육류를 입에 대지 않았다고 한다.

이 식물성 음식물과 자녀의 천재적 두뇌의 관계에 대해서 그녀는 다음과 같이 이야기하고 있다.

"인간의 대뇌는 10억개의 주름살이 있다고 하며 이 주름살이 많이 있고 더구나 닭의 모래 주머니처럼 주름이 단단할수록 머리가 좋다고 합니다. 이 뇌세포를 발달시키는 방법의 하나가 제가 한 것과 같은 식물성 음식물의 섭취가 아닐까요? 일반적으로 임산부는 영양가가 높은 음식, 즉 동물성 음식물을 섭취하는 것이 태아를 위해 좋다고 하지만 저 자신의 경험으로서는 식물성의 음식쪽이 뇌세포의 발달을 위해 훨씬 좋다고 생각합니다. 확실히 분만시에는 육식을 한 어머니의 자녀에 비해 작고 약하지만 신체나 뼈의 구조는 아주 단단해서 건강상에는 아무 문제가 없습니다. 무엇보다도 육식을 한 임산부에서 태어난 아이보다 뇌의 주름살이 많고 더구나 그것이 깊게 골이 패어 있을 것입니다. 왜냐하면, 육식 임산부의 아이는 살이 쪘기 때문에 주름이 달라붙어 그 막도 서로 닿을 듯이 가까이 있을 것임에 틀림없기 때문입니다."

그리고 그녀는 이 이야기가 올바르다는 것을 응용군에게 이어 두 번 째 아이도 똑같은 방법으로 출산해 응용군에게 뒤떨어지지 않는 천재아를 길러서 사람들에게 실증해 보였다.

이 이야기는 어디까지나 인접국의 한 주부의 체험담이며 그녀가 가진 유전적인 요소도 고려하지 않으면 안되며 또한 모든 사람들에게 적용 할 수 있는 것은 아니다.

"제 자신은 임신 중 6개월 가까이 채식만을 섭취했습니다. 웅용군은 생후 1년이 지나 우유를 1개월 동안 마시게 한 적은 있었지만 육류는 일체 입에도 대지 않았습니다. 과일도 주면 먹을 정도이며 간식도 주지 않았고 외식도 하지 않았습니다. 특히 좋아하는 부식은 식물성 음식 중에도 채소류였습니다."

그러나 그녀의 이야기에 따르면 "식물성 음식물의 가장 좋은 효과는 혈액순환이 좋아지고 피가 깨끗해져서 대뇌가 맑아지고 한 번 들은 것은 좀처럼 잊어버리지 않게 된다"는 효과는 지금까지 본인이 이야기해 왔던 콩이나 고려 인삼 등의 유효 성분이 신체와 뇌의 노화를 방지하고 세포를 부활시킨다는 보고와 일치하고 있다.

기억력과 창조력을 높인다

두뇌 기능 저하를 막는 가장 좋은 방법

독일의 문호 괴테는 "손은 밖으로 내민 뇌이다"라고 말했다. 인간의 손만큼 기능적으로 뛰어난 것은 없다. 우리들이 일상적으로 무심코 걸어가고 있는 동작도 그것을 기계에게 시키면 엄청난 일이다.

그 복잡성 때문에 지금까지 인간의 손과 똑같은 기능을 가진 기계를 만들 수 없는 것이다.

그리고 근본을 말하자면 인간이 현재처럼 뛰어난 뇌를 가질 수 있었던 것도 이 두 손의 덕분이라고 할 수 있다.

지금부터 약 350만년 전, 인류의 조상은 비로소 똑바로 서서 앞발을 손으로 사용해서 기능시킬 것을 생각했다. 그리고 어쨌든 그 손에는 도구가 쥐어지게 됐으며 손짓으로 하는 통신이나 의사 전달도 행해져 언어를 말 할 수 있게 된 것이다.

또한 그것이 뇌를 발달시키는 계기가 됐던 것이다.

손을 자유자재로 사용하기 위해서는 그때까지의 미발달된 뇌로서는 불충분했다. 의지, 의욕, 창조 및 사고를 관장하는 것은 뇌 중에서도 전두엽이라고 불리우는 부분이지만 현재 인간의 전두엽은 뇌의 표면적을 1/3이나 차지하고 있으며 이것이 동물과 큰 차이점이 되고 있다.

손을 사용함으로서 인간은 전두엽을 발달시켜 고도의 사고 능력을 갖추게 되었다.

이와같이 손과 뇌는 대단히 밀접한 관계에 있으며 뇌의 노화 방지를 위해서 손이 아주 깊은 뜻을 갖고 있다는 것은 자연히 분명해졌다. 젊은 두뇌를 계속 유지하기 위해서는 손 움직이는 것을 게을리해서는 안 된다.

손을 움직인다고 해도, 그 방법은 잘 알려져 있는 주먹쥐기로부터 마작까지 다양하다.

도대체 어떤 방법이 가장 노화 방지에 효과적일까?

그것은 어쨌든 뇌를 자극하는 방법이 가장 좋다. 이런 의미에서 말한다면 주먹쥐기는 그다지 효과적이라고는 할 수 없다. 노화 방지를 위해서는 오히려 마작 쪽이 효과적이다. 다만 이것도 적당히 하는 경우이겠지만.

문장을 쓰는 것도 좋을 것이다. 그것도 일기나 소설 같은 것이 최적이다. 일기 등은 기억의 감퇴 방지에도 도움이 된다.

또한 지금의 퍼스널 컴퓨터는 새로운 사물에 대한 도전이라는 의미에서 최적일 것이고 일요 목공도 좋다. 요는 자기에게 가장 알맞은 방법을 발견하는 것이다.

인류가 비로소 손을 쓰는 방법을 알게 되었을 때, 뇌의 총 중량은 현대인의 1/3에 불과했다. 350만년이나 걸려서 완성된 현재의 뇌도 손을 유용하게 활용하지 않으면 보물을 갖고 있으면서도 썩히는 것과 같다.

기억력의 감퇴는 '노력 부족'에 불과하다

"물건을 잊어 버리는 것"이 노망의 대명사처럼 사용되는 경우가 있다. "아무래도 최근에는 물건을 두고 내리는 경우가 많아. 벌써 노망이 들었나 봐"라고 할 정도이다.

이 가운데 반은 농담으로 치더라도 단순한 기억력의 감퇴를 노망이라는 것은 좀 이상하다.

노망(치매증)이라는 것은 정신 기능이 전반적으로 저하되는 것을 가리키는 말이며 기억력의 감퇴와는 별개의 것이다.

이러한 오해가 생기는 것은 늙으면 반드시 기억력이 감퇴된다고 믿고 있기 때문인지도 모른다. 또한 경험적인 사실에서 이것은 어느 정도 진짜처럼 생각된다.

그러나 확실히 어떤 의미에서는 그렇다고 할 수 없는 경우도 있지만 기억력의 감퇴는 노력에 의해 확실히 방지할 수 있다.

우리들의 뇌에 140억 개나 되는 신경 세포가 있다는 사실은 전술한 바 있지만 이들은 서로 연결돼 있어 복잡한 회로망을 구성하고 있다. 뇌의 작용에는 모두 이 회로망이 관계돼 있다 물론 기억도 그렇다.

신경 세포는 신경 섬유라는 손을 갖고 있다. 이 손은 옆의 신경 세포와 접속하고 있으며 그 수는 몇 백, 몇 천에 이른다. 140억 개나 되는 신경 세포 모두가 그렇기 때문에 그 복잡성은 상상을 초월하고 있다.

그런데 신경 섬유가 접속하고 있다고 말했지만 사실 접속점에는 아주 작은 틈이 있다. 접속점은 시납스라고 불리우는데 이 틈새에는 신경 전달 물질이 있어 세포와 신경 섬유를 연락하는 역할을 하고 있다.

이 신경 전달 물질이 바로 아세틸콜린이라고 불리우는 것으로 레시틴 속에 있는 콜린과 아세텔 기가 결합해 만들어진 것이다.

시냅스는 뇌의 기능에 있어서 아주 중요한 장소이다.

여기에서는 끊임없이 신경 세포에 대한 흥분과 억제작용이 일어나고 있어 신경 세포가 신호를 내고 있는지 어떤지는 여기에서 결정된다. 때문에 이 신호를 전달하는 아세틸콜린이 부족하면 당연히 신호의 흐름이 나빠진다. 기억을 예로 들어 설명하면 기억의 정착이 필요해지면 ①신경 섬유의 말단 비대에 따른 시냅스의 비대 ②신경 섬유의 분기에 의한 신경 세포 접점의 증가 ③신경 전달 물질의 증가가 일어난다.

즉, 신호가 보다 원활하게 전해지기 위해서 회로망의 확장과 정비가 이루어진다는 것이다. 레시틴이 부족하면 아세틸콜린을 증가시킬 수 없어 기억정착의 효율이 아주 나빠진다는 뜻이다.

기억의 정착은 신호의 흐름의 형편에 달려 있으며 신호의 흐름이 나쁘면 기억은 좀처럼 정착되지 않는다. 요컨대 나이를 먹어 물건을 자주 잊어버리는 것은 레시틴이 부족해서 그흐름이 나빠진 상태를 말한다.

신경세포도 역시 나이와 함께 기능이 쇠퇴하고 오랜 세월 동안에 많은 회로망을 펼치고 있었기 때문에 회로망을 새로이 만들기가 어려워지는 것이다.

서두에서, 어떤 의미에서 기억력의 감퇴가 노화와 관계가 있다고 언급한 것은 이것을 가리키고 있다.

인간의 신경 세포 가운데 일상적으로 사용되고 있는 것은 불과 10%이다. 죽은 신경 세포에 대신할 신경 세포는 얼마든지 있다. 이것을 유효하게 사용하는 것은 노력하면 할수록 가능하다.
기억력의 감퇴란 노력 부족의 결과에 불과하고 이것을 전부 노화와 결부시키는 것은 근본적으로 잘못돼 있다고 할 수 있다.

기억하려는 '의지' 가 뇌를 젊게 만든다

그러면 기억력의 감퇴를 방지하고 기억력을 좋게 하기 위해서는 구체적으로 어떤 노력을 하면 좋을까? 물론 언제나 새로운 정보의 기억을 명심하는 일이 기본인데 굼마 대학의 다까기 교수는 좀 더 자세하게 '기억력을 향상 시키는 8개항' 의 실행을 역설하고 있다. 이것은 다음과 같다.

① 머리를 넓게 쓴다.
전문 분야의 연구 뿐만 하지 말고 다른 분야에도 눈을 돌려 폭넓게 머리를 사용하는 훈련을 하면 장래에 대체되는 신경 세포를 용이하게 활용 할 수 있다.

② 기억하려고 하는 의지와 자신을 갖는다.
반드시 기억하겠다, 또는 기억할 수 있다는 신념을 갖는 것은 신경 세포의 기능의 활발화에 직결된다.

③ 잘 관찰하고 흥미를 갖는다.

성인이 되면 사물을 그냥 통째로 암기하기가 어렵다. 잘 이해하고 납득한 후에 기억하는 것이 필요하며 이를 위해서는 관찰과 흥미가 중요하다.

④ 자기가 자신 있는 감각을 이용한다.
눈으로 본 것을 잘 기억하는 사람 등, 사람에 따라서 자신 있는 감각이 있을 것이다. 그것을 되도록 활용한다.

⑤ 반복해서 기억한다.
반복하는 것은 회로망을 튼튼하게 하고 신호의 흐름을 원활하게 한다.

⑥ 적당한 휴식 시간을 갖는다.
계속해서 암기 하지 말고 적당한 휴식 시간을 갖는다. 뇌에 아무리 많은 정보가 한꺼번에 들어와도 기억 정착에는 시간이 필요하다.

⑦ 기억한 후는 뇌를 쉰다.
하나의 사물을 기억한 후에 곧 다른 강렬한 인상이 뛰어들면 뇌의 정리 활동에 혼란이 생긴다. 이를 방지하기 위해서는 수면으로 대표되는 휴식을 취할 것.

⑧ 연상을 잘 이용한다.
이미 만들어져 있는 회로망을 이용해서 새로운 회로망을 만들기

쉽게 한다.

먼 옛날 아직 문자가 없었을 때에 인간은 역사를 몇 대나 걸쳐 구전해 왔다. 수많은 일을 기억하고 그것을 젊은이들에게 가르쳐 주는 나이 많은 노인은 대단히 존경을 받고 있었으며 그 지식은 사람이 살아가는 데에 빠져서는 안 되는 것 들이 있다.

이 장로들은 기억함으로서 자기도 모르는 사이에 두뇌 훈련을 하고 있었을 지도 모른다.

집중적인 사고와 긴장 해소가 최대의 효과를 가져온다.

뇌는 엔진 같은 것과는 달리 과열되는 법이 없다. 육체의 다른 기관이나 근육 등이 무리한 운동을 함으로서 고장 나는 경우가 있는데 반해, 뇌는 아무리 혹사해도 그 기능에 장애가 나타나는 법은 절대로 없다.

그렇다고 해서 똑같은 하나의 사물에 너무 지나치게 집중하면 역시 뇌도 피로해진다. 오직 하나만을 생각하는 것은 효율적으로도 좋지 않은 것이다.

교또 대학의 시나가와 교수는 사고 방법이 서툴러서 좋은 생각이 떠오르지 않고 문제도 해결할 수 없는 것을, 속담을 빌어 "서투른 생각을 하느니 쉬는 것이 낫다"라고 표현하고 있다. 즉, 묘안이나 해결책이 좀처럼 생각나지 않는 것은 지혜가 떠오르지 않는 것이 아니라 사고방법이 서투르다는 뜻이다.

그리고 시나가와 교수는 잘 생각하기 위해서는 "사고에 집중할 것"과 "긴장을 해소할 것"을 반복하는 것이 필요하다고 말하고 있다.

우리들이 생각에 집중하고 있을 때에 뇌의 혈류량이나 산소 소비량은 전체적으로 변하지도 않고 늘어나지도 않는다. 그러나 집중하고 있을 때에는 그 사고 회로에 일정한 혈류량 중에서 중심적으로 다량의 피가 배분될 수 있도록 돼 있다.

집중도가 강할수록 혈액도 또한 사고 회로에 보다 많이 집중되고 사고가 예민해지는 것이다. 그러나 예민해 진다고 해도 뇌세포 1개가 다룰 수 있는 정보량에는 한계가 있다. 비트(bit) 수로 말하면 그 상한은 1초 동안에 250~350비트인데 아무리 집중해도 뇌세포에 흐르는 정보량은 그 10%정도인 20~30비트를 초과할 수는 없다. (*원주, bit: 정보를 나타내는 단위, 1비트는 0과 1의 두 가지 상태, 2비트는 00, 01, 10, 11등의 4가지 상태를 나타낸다)

그 나머지 90%는 잠재능력으로서 감추어진 채 남아 있다. 그러므로 보다 효과적으로 사고하기 위해서는 나머지 90%의 잠재 능력을 어떻게 끌어내어 20~30비트의 틀 속에서 답을 발견할 수 있도록 짜 맞춰 넣느냐가 문제가 된다.

그 방법이 시나가와 교수가 말한 "사고에 집중할 것"과 "긴장을 해소할 것"의 반복이다.

우선 하나의 문제를 해결하기 위해서는 철저하게 집중해야 한다.

사용 중인 사고회로에 되도록이면 많은 피를 보내 100% 회전시킨다는 뜻이다.

바둑의 명수는 일단 바둑판에 놓인 돌을 보는 순간, 수십 수 앞까지 볼 수 있다고 한다. 이것은 평소부터 집중하는 훈련을 해왔기 때문에 가능하다고 할 수 있다. 한 대국이 끝나면 몇 십kg씩 체중이 줄어드는 무시무시한 집중력이다.

또한 왕 선수(*역주: 일본의 유명한 홈런 타자)는 현역 시대에 몸의 상태가 좋을 때는 공이 정지하고 있는 것처럼 볼 수 있다고 했지만 이것도 평소의 집중 훈련 덕분이라고 할 수 있다.

그러나 그렇다고 해서 "문제가 해결되지 않으니까" 하면서 꾸역꾸역 계속 생각만 하는 것이 좋으냐 하면 인간의 뇌는 그만큼 단단하게 만들어져 있지 않다.

컴퓨터처럼 데이터를 입력시키고 그냥 기다리고 있기만 하면 되는 것이 아니다.

한번의 집중으로 답이 나오는 경우는 좋지만 그렇게 잘 되지 않을 때는, 즉 숨막히는 시점에서 일단 생각을 중단하고 긴장을 해소하는 것이 그것을 타파하는 유효한 수단이 된다.

중국에는 "삼상의 설(三上之說)"이라는 것이 있다. 이 말은 좋은 생각은 ① 마상(馬上) = 말 등에서 흔들리고 있을 때, ② 상상(床上) = 침상에서 꾸벅꾸벅 졸고 있을때, ③ 치상(痴上) = 화장실에서 용무를 보고 있을 때, 머리에 떠오른다는 의미의 말이다. ①의 마 상은 현대로 말하면 지하철 좌석 위라고 할까?

실제로 멀건히 생각하고 있을 때에, 풀 수 없었던 문제의 해답이 번쩍 떠오르는 경우가 많다.

예를 들어, 중간자 이론으로 노벨상을 수상한 유가와박사는 그 아이디어를 이불 속에서 생각해냈다고 하며 독일의 화학자 케크

레는 '벤젠의구조식' 발견의 실마리를 잠깐 졸고 있었을 때에 꾼 꿈 속에서 봤다고 한다.

시나가와 교수에 의하면 이러한 일이 일어나는 이유는, 정신을 집중하고 있을 때는 같은 사고 회로 속을 빙빙 돌고 있는 상태인데 긴장을 풀면 어떤 여세로 다른 사고 회로에서 정보가 뛰어 들어오기 때문이라고 말하고 있다.

집중 그리고 긴장 해소, 이것을 반복하는 것이 문제 해결의 최단 거리이며 더 나아가서 자고 있는 정신 세포를 일깨우는 수단이 되는 것이다.

여기에서 다시 한번 사포닌의 효과를 생각하기 바란다. 사고를 집중할 때에는 그 사고 회로에 중점적으로 다량의 혈액이 배분되는데 과산화지질 때문에 혈액이 질퍽질퍽해 있으면(소위, 어혈 상태) 혈액의 사고 회로에 유효하게 분배될 수 없는 것이다.

따라서 집중과 긴장해소를 반복하면서 사고력을 높이기 위해서는 우선 피를 깨끗이 해 두는 것이 필요하다고 말할 수 있을 것이다.

싱싱한 두뇌를 만드는 알파(α)파의 비밀

전장에서 긴장을 해소할 때, 좋은 아이디어가 떠오른다고 말했지만 이 때의 뇌의 활동 상태를 뇌파에 의해 살펴보자.

뇌파란 신경 세포가 움직일 때에 나오는 전류를 기록한 것이다. 우리들이 평소에 일어나 공부 등에 바쁘게 활동하고 있을 때에는 베타(β)파라는, 파형이 작고 진동수가 많은 뇌파가 기록된다.

그리고 긴장을 푼 상태에 나타나는 알파(α)파인데 별명이 '안전파형'이라고 불리우는, 진폭이 크고 파형도 깨끗한 뇌파이다. 반대로 말하면 깨어있는 뇌가 안식을 구하고 있을 때에 나타내는 것이 이 파이다.

그런데 이 뇌파의 차이점에 관해서 니혼 대학의 하마다 교수가 재미있는 사실을 지적하고 있다.

거꾸로 물구나무서고 있을 때에 알파파가 나타난다는 것이다. 예사로 생각하면 물구나무선다는 것은 긴장하고 있는 상태이지 안식 상태는 아니라고 생각할 수 있지만 웬지 알파파가 나타난다. 그 이유는 아직 알 수 없는 것 같다.

다만 하마다 교수의 추측에 의하면 "인간의 몸은 어쨌든 간에 뇌를 지키도록 만들어져 있어 똑바로 서는 것 자체가 뇌를 안전하게 지탱하기 위한 것이다. 그렇게 만들어진 인간이 거꾸로 서면 뇌는 갑자기 보호를 상실한 형태가 돼 '뇌는 그것에 저항하고 휴식의 형태를 취하는 것 같다" 라고 말하고 있다.

하마다 교수는 동시에 이것을 이용한 뇌의 휴식법을 권하고 있다.

뇌를 집중해서 사용한 후는 물구나무를 서서 뇌를 쉬게하여 충전할 수 있다는 것이다.

방법으로서는 완전 물구나무서기는 필요하지 않다. 벽을 따라 다리 위치를 높이고 머리 쪽이 밑으로만 가게하면 좋은 것이다. 시간은 10~20초 정도이다. 지나치게 오래하는 것은 금물이다.

또한 이 방법은 어디까지나 뇌를 혹사한 후의 긴장 해소법이니까 그것도 하지 않고 단지 거꾸로 물구나무서기를 하면 머리에 좋은 아이디어가 떠오를 리가 없으므로 명심하도록.

조깅은 몸 뿐만 아니라 뇌도 단련한다!

　최근에는 피지컬 붐(physical boom)으로 온갖 스포츠가 인기를 끌고 있다.
　그 중에서도 가장 가볍고 많은 사람에게 애호를 받고 있는 것이 조깅일 것이다. 이 조깅은 의외로 뇌의 훈련에도 안성마춤이다. 그것을 지적하고 스스로 실천하고 있는 사람이 교또 대학 영장류 연구소의 구보다 소장이다.
　조깅에서는, 달리기 시작해서 5분~10분이 지나면 갑자기 의식이 뚜렷해져 기분이 좋아지며 언제까지라도 계속 달릴 수 있을 듯한 느낌을 받는 상태가 찾아온다. 이것을 '세컨드 윈드(Second Wind)'라고 하는 것 같지만 이 때에 뇌의 산소 소비량은 평소의 1.3배 가량 증가한다고 한다.
　그 이유를 다음과 같이 설명할 수 있다.
　"달린다"라는 행위에는 물론 뇌가 깊이 관여하고 있다.
　즉, 뇌에서 우선 "달려라" 하는 지령이 다리의 운동을 제어하는 신경 세포에 전해진다. 그러면 거기에서 다리의 근육으로 신호가 전해지고 다리가 움직이게 되는 것이다. 그러므로 뇌는 보통 상태보다도 많이 움직이지 않으면 안 되고, 또한 뇌를 사용하지 않고 달리는 것은 불가능하다.
　뇌가 더 많이 움직이고 있다는 것은 뇌가 더 많이 회전하고 있다는 뜻이며 '세컨드 윈드' 상태에서는 좋은 아이디어가 떠오르는 경우가 많다고 한다.

구보다 소장은 조깅할 때에 머리에 떠오르는 것을 반복해서 입으로 되뇌이면서 달리고 있는 것 같으며 자주 좋은 아이디어가 떠오르고 의문을 푸는 경험을 하고 있는 것 같다.

또한 구보다 소장은, 조깅은 뇌를 스트레스에 대해 강하게 한다고도 말하고 있다.

조깅이란 것도 생각해보면 그 자체가 육체에 대한 스트레스이다. 조깅을 하고 있는 사람은 스스로 원해서 스트레스를 만들고 있는 것 같다. 그러므로 계속하고 있으면 서서히 몸이 스트레스에 대응하기 쉽게 변화된다.

뇌도 이러한 예에 불과하다. 달리면 온갖 정신적인 스트레스에 대한 저항이 강해지는 법이다.

보디 빌딩(body building)이 아닌 브레인 빌딩(brain building)이다

구보다 소장의 경우 47세 때부터 달리기 시작해 조깅 경력은 4년이나 된다. 매일 10km씩 달리고 있는 것 같다. 그 효과를 '비만체에서 해방될 뿐만 아니라 20대의 체력과 정신력을 회복했다.'라고 실감을 토로하고 있다. 체력과 정신력을 회복했다.' 라고 실감을 토로하고 있다. 체력과 지력, 일석이조의 효과가 있으며, 특별한 도구도 필요없고 시간도 많이 걸리지 않는다. 흐르는 땀만큼 뇌를 단련할 수 있다는 것도 아주 재미있는 이야기이다.

건뇌 물질 '레시틴' 의 비밀

기억력이 25% 상승됐다.

　최근 4, 50대의 한창 일할 나이에 있는 샐러리맨들 사이에 '장년 노망,이 급증해서 이대로 가다가는 21세기초의 사회 문제가 될 것이라는 것은 전술한 바와 같다.
　이 장년 노망 증세의 하나로 '알츠하이머병(초로기 치매증)' 이라는 것이 있다. 45세 쯤에서 50대 전반에걸쳐 발병하고 증상이 급격히 진행되기 때문에 수명도 짧아진다는 무서운 질병이다.
노인 치매의 주된 것으로 뇌혈관 치매와의 알츠하이머병이 있다. 전자는 고혈압, 동맥경화, 심장병 등의 원인이 돼서 일어난다. 후자는 원인 불명의 뇌위축 변성증이다. 최근 유전에 관계돼 있다는 것이 밝혀졌다.
　식사를 막 끝냈는데도 다시 식사를 갖고 오라고 소리를 지르거나 화장실에 가는 것은 좋지만 돌아오는 방법을 모르는 등 그와 같은 초기 증상에서 요실금(尿失禁)이 되거나 가족의 얼굴도 모르게 돼 마침내 드러눕게 되는 중증까지, 놀랄 만큼 빠른 속도로 증상이 발전한다.
　이 알츠하이머병은 미국에서는 백만명 이상의 환자가 있다고 하며 거액의 국가 예산을 투입해서 거국적으로 그 대책을 연구하고 있다. 지금까지 우리나라에서는 이 질병이 비교적 적었지만 최근 몇 년 전부터 급증하기 시작하고 있으며 이 분야에서도 서구 형에 가까워지고 있다고 볼 수 있다.

그런데 최근 미국에서는 이 병에 대해 전념하고 있는 데이비스 박사가 "치매가 된 사람의 뇌에는 아세틸콜린이라는 물질이 감소되고 있다"라고 발표해 노망과 아세틸콜린의 상관 관계가 제일 먼저 학계의 주목을 받게 되었다.

사실 이 아세틸콜린을 구성하고 있는 주요 성분이 콩이나 계란에 많이 함유돼 있는 레시틴(Lecithin)이라는 영양소이다.

레시틴은 비타민이나 호르몬과 같이 그 화학 구조식이 분명히 확인돼 있으며 인체에 필수 불가결한 화학 물질의 하나이다.

글리세롤을 핵으로, 불포화 지방산과 포화 지방산 및 인산과 콜린이 결합된 것으로 별명을 인지질이라고도 부르고 있다.

레시틴은 뇌 세포나 신경 세포의 주성분으로 뇌 전체의 20%(학자에 따라서는 30%)나 차지하고 있다. 이 때문에 레시틴을 '두뇌의 음식물'이라고 하는 경우도 있다.

특히 발육기에는 뇌의 영양소로서 중요한 역할을 하고 있으며 미국의 실험에서 레시틴을 섭취한 집단과 섭취하지 않은 집단에서 실로 25%나 되는 기억력의 격차가 생겼다는 데이터도 있을 정도이다.

뇌세포에 활력을 불어넣고 기능을 높인다

이 레시틴의 작용은 뇌 세포에 활력을 불어넣고 뇌의 노화를 방지하는 결정적인 역할을 하고 있으며 본인 등의 연구에는 간과할 수 없는 것이다.
더욱이 레시틴에 함유되어 있는 콜린은 치매증의 치료에서 효과가 있다고 하며 아직까지 치료법이 없었던 치매증의 전도에 빛을 비춰 주고 있다.

레시틴은 또한 '생과 사를 가르는 물질' 이라고 불리우는 경우도 있다.

이것은 레시틴이 세포막의 주요 성분이며 상처를 입은 세포의 회복을 돕고 활성화시키는 데 중요한 역할을 하고 있기 때문이다. 따라서 그 효용이 아주넓고 치매증 뿐만 아니라 순환기계 질병의 치료를 비롯해서 간 질환, 콩팥 질환, 당뇨병 등의 개선에도 그 효과가 인정되고 있다.

그러면 레시틴과 뇌세포와는 어떤 관계가 있을까?

전술한 치매증과의 관계가 깊은 아세틸콜린은 레시틴속의 콜린과 아세틸기가 결합된 것으로 뇌와 신경계의 전달물질이다.

우리들이 몸을 움직이거나 무엇을 기억하거나 생각하는 것은 반드시 뇌의 사령부에서 명령이 내려지고 있어 그 명령에 따라 각부가 기능하는 것이지만 이 명령을 전달하는 것이 신경 세포이다. 신경 세포는 신경 섬유에 의해 다른 신경 세포와 연결돼 있다. 우리들의 몸 안에는 이러한 신경 세포가 그물눈처럼 퍼져 있으며 그 연결마디(신경 섬유와 다음 신경 세포의 끝 부분)는 완전히 연결돼 있는 것이 아니라 약간의 틈이 있다.

이 부분을 시냅스(synapse)라고 하며 이 시냅스 사이를 연결하고 있는 것이 바로 신경 전달 물질인 아세틸콜린이다

뇌 속에서 아세틸콜린이 가장 많은 부분은 **뇌간**(간뇌, 중뇌, 연

수 등 대뇌피질의 활동 수준을 유지하는 중추부분)으로 아세틸콜린은 뇌간의 신경 세포의 전달물로서 관여하고 있는 것이다.

그중에서도 기저핵(基底核)이라는 부분에 특히 많아 기저핵으로부터는 많은 신경 세포가 대뇌피질까지 뻗쳐 있다. 아세틸콜린은 이 기저핵의 신경세포와 대뇌피질의 신경세포를 연결하는 연락 역할을 맡고 있다는 뜻이다.

이 때문에 뇌의 아세틸콜린이 감소되면 기억이나 의지, 사고, 정서 등을 관장하고 있는 대뇌피질로부터의 신호가 잘 전달되지 않게 돼 초로성 치매가 일어난다.

이처럼 레시틴은 뇌의 활동에 있어서 빠질 수 없는 성분인 것이다.

그러므로 지금까지는 초로성 치매의 초기 단계에서는 윤택한 아세틸콜린이 있으면 기능 저하를 막을 수 있다고 생각됐고 실제로 데이비스 박사는 치매증에 걸린 사람에게 레시틴을 투여해서 어느 정도의 효과를 보고 있다.

또한 미국 제인스톤 종합 병원의 월튼 박사는 교통 사고로 기억을 상실한 34세의 여성에게 콩으로부터 추출한 레시틴을 투여한 바, 불과 2주일 만에 기억을 되살렸다는 사례를 보고하고 있다.

이와 같이 레시틴에는 뇌세포에 활력을 불어넣고 노화를 방지함과 동시에 뇌와 신경계의 기능을 높이거나 회복시키는 등의 작용이 있다는 것이 점점 입증되고 있다.

레시틴은 생명의 기초 물질이다

그러면 레시틴이 두뇌의 노화를 방지하고 뇌 세포를 활성화시키는 한편 '삶과 죽음을 가르는 물질'이라고 불리우는 이유는 무엇일까?

이것은 레시틴이 세포의 주요 성분이 됨과 동시에 세포의 분열과 재생을 돕는 작용을 하기 때문이다. 즉, 레시틴은 우리들이 생명 활동을 유지하는 데에 필수 불가결한 물질의 하나인 것이다. 모든 생물의 최소 단위는 세포이며 궁극적으로 말하면 생물은 '세포의 집합체'인 것이다.

다시 말해서, 사람의 몸은 50조 또는 100조나 되는, 거의 천문학적인 수의 세포로 이루어져 있으며 뇌 세포는 이 가운데 약 140억 개라고 한다.

이러한 신체의 세군은 신경 세포나 심근 세포 등과 같이 한평생 한 차례도 분열하지 않는, 특수한 세포를 제외하면 항상 분열 및 재생과 사멸을 반복하면서 태어나고 있는 것이다.

일년 정도로, 인간의 신체 거의 모든 세포가 새롭게 바뀐다고 생각해도 좋을 것이다.

그러나 그런 활동도 나이를 먹음에 따라 균형이 무너지고 따라서 사멸하는 세포 쪽이 더 많아진다.

이에 의해 일어나는 여러 가지 현상이 우리들이 말하는 '노화'이다. 나이를 먹으면 기억력이 저하되고 물건을 잘 잃어버리는 것도 뇌 세포가 감소해서 뇌가 연화되기 때문이다.

그런데 우리들의 육체를 형성하고 있는 무수한 세포도 그 하나 하나의 세포가 막으로 덮혀져 있다. 이 막은 단순히 세포의 외부를 덮고 있을 뿐만 아니라 대단히 중요한 역할을 하고 있다.

세포가 정상적인 대사를 하기 위해서는 영양소가 필요한데 이 영양소는 세포막을 통해서 들어가고 있다. 세포막은 여기에서 필요한 영양소만 들여보내고 불필요한 물질은 들여보내지 않도록 '문지기'의 역할을 수행하고 있다.

만약 이 문지기가 태만하거나 수가 감소되거나 하면 필요한 영양소가 보급되지 않는 것은 물론이고 불필요한 유해 물질이 세포 내에 침입하게 된다. 그러면 온 몸의 대사에 이상이 생겨 신체의 여기 저기에서 장애가 발생하게 된다.

이런 중요한 역할을 하고 있는 세포막의 중요한 구성 성분이 바로 레시틴이다.

그러므로 레시틴이 세포막에 충분히 존재하고 있으면 세포막의 기능은 정상적으로 작용해 우리들은 생생하게 젊은 몸과 두뇌를 유지할 수 있게 된다.

반대로 이 레시틴이 부족하면 세포 자체의 부활, 재생, 소생 작용이 기능하지 않게 되어 우리들의 몸은 여러 가지 장애를 일으키게 된다.

이처럼 레시틴에는 인간의 생명에 직접적으로 영향을 미치는 중요한 역할이 있기 때문에 '삶과 죽음을 가르는 물질', '생명의 기초 물질'이라 부르고 있는 것이다.

생체 활동에 필수 불가결한 레시틴의 유화 작용

레시틴에는 유화(乳化)작용이라고 하는 또 하나의 중요한 역할이 있다.

전술한, 필요한 영양분을 구별해 세포 안으로 받아들이는 등의 기초 대사의 작용을 하는 것도 사실 레시틴에게 막 속에 있는 지방을 잘게 유화시키는 작용이 있기 때문이다.

보통은 물과 기름을 섞어도 곧 분리된다. 그러나 거기에다 레시틴을 집어넣으면 혼합시킬 수 있다.

이것은 레시틴이 물과 기름의 경계면에 작용해서 기름을 잘게 나누어 미립자로 만들어 버리기 때문이다.

이것이 바로 유화 작용이다. 가까운 예를 든다면 가정에서 마요네즈를 만들 때에 식초(물)와 기름을 섞으며 계란의 노른자를 사용하는데 이것도 계란의 노른자에 함유돼 있는 레시틴의 유화 작용을 이용하고자 하는 것이다.

레시틴의 이와 같은 작용은 생물에게 있어서는 큰 의미를 갖고 있다.

혈액이나 세포에는 다량의 물과 지방이 있는데 만약 레시틴의 유화 작용이 없다면 물은 물끼리 모이고 지방은 지방끼리 모인다. 그러면 세포 내에서는 화학 변화가 일어나지 않고 혈관이 지방으로 인하여 막혀 버린다.

레시틴의 유화 작용은 혈액 속의 지질 특히 콜레스테롤에 효과적으로 작용하고 있다. 콜레스테롤은 동맥 벽에 달라붙는 성질이 있어 동맥경화의 원인이 되는데 레시틴이 충분히 있으면 유화 작용에 의해 잘게 분해돼 체외로 배출되기 때문이다.

 그 뿐만 아니라 이미 동맥에 부착돼 있는 콜레스테롤을 제거하는 작용도 있으므로 심장병이나 뇌졸중의 예방에도 도움을 주고 있다.

 더 나아가 레시틴은 담석을 녹이는 작용을 하고 있다는 것도 판명됐다.

 담낭에 돌이 생기는 담석증에 걸린 사람을 조사해보니 레시틴의 혈중 농도가 보통 사람의 1/3밖에 되지 않는다는 것을 알았다. 담석은 담즙 속에 있는 콜레스테롤이 굳어져서 생긴 것이기 때문에 레시틴만 충분히 있으면 지질인 콜레스테롤을 유화시킬 수 있으며 따라서 돌이 생길 수가 없는 것이다.

 사포닌과 레시틴의 협력이 효과를 한층 높인다.

 생물의 최소 단위는 세포라고 말했지만 인간의 생명도 원래는 부친의 정자와 모친의 난자라는 생명의 최소 단위인 기본 세포로 성립되고 있다.

 그리고 이 생명을 보호하는 양수의 성분에도 레시틴이 들어 있는 것이다. 즉, 태아가 다세포화 되고 성장하기 위해서는 충분한 레시틴이 필요하다.

 이 레시틴이 적으면 여러 가지 폐해가 일어난다.

 조산아는 레시틴의 보유율이 적다는 데이터나 레시틴의 부족이 신생아의 호흡 곤란을 야기하는 경우도 있다는 것이 판명됐다.

 때문에 어머니가 되는 여성은 보통 때 이상으로 균형이 잡힌 영양 보급을 항상 염두에 두지 않으면 안 되는 것이다.

 이처럼 인간에게 있어서 레시틴은 필수불가결한 작용을 하고 있는데 다만 하나 유감스러운 것은 지방산의 산화 및 과산화지질의 증가를 억제하는 기능이 없다는 것이다.

오히려 레시틴 자체가 불포화 지방산이기 때문에 잘못하다가는 산화를 하게 된다.

레시틴 뿐만 아니라 과산화지질을 방지하는 사포닌의 작용이 필요하게 되는 것이다.

요컨대 사포닌과 레시틴은 서로 상대를 필요로 하고 있는 자동차의 두 바퀴와 같은 것으로 어느 쪽이 빠져도 전진할 수 없는 것이다.

사포닌이 빠지면 불포화 지방산인 레시틴은 곧 산화된다. 반대로 레시틴이 결핍되면 사포닌이 체내의 과산화지질화를 필사적으로 막더라도 세포의 대사에 장애가 생겨 신체에 영향을 미치는 것이다.

더욱이 이 두가지 물질은 체내에서는 합성되지 않기 때문에 식사에서 섭취할 수밖에 없다.

그러나 다행스럽게도 콩에는 사포닌과 레시틴이 모두 함유돼 있다. 아니 이 두 가지를 충분히 함유하고 있는 음식물은 유일하게 콩 뿐이다.

우리들은 주위에 널려 있는 콩을 다시 한번 생각해 보고 지금보다 더 많은 양을 먹도록 명심하자.

4. 경이의 '건뇌물질' 이 해명됐다.

고려 인삼의 사포닌은 '두뇌식' 의 정수이다.

옛날부터 노화 방지의 특효약이었던 고려 인삼

신체와 뇌세포의 노화를 방지하는 물질을 찾으려는 본인 등의 연구가 선승의 정진 음식에 주목했던 일에서부터 시작됐다는 것은 전술한 바와 같다. 그리고 이 음식의 중심을 이루고 있는 콩 속에 사포닌과 레시틴이라는 물질이 함유돼 있어 노화 방지의 묘약이 되고 있다는 사실을 규명했던 것이다.

그러나 유용한 사포닌을 함유하고 있는 식품은 이밖에는 없을까?

콩이라는, 우리 주변에 가까이 있는 식물이 노화 방지 물질의 보고인 것처럼 이밖에도 반드시 똑같은 식물이 있을 것이다.

본인 등은 여기에서 다시 한번 콩과 마찬가지로 의식동원을 기본으로 하는 동양의학의 원점으로 돌아가기로 했다.

정말 "등잔 밑이 어둡다" 였다.

옛날부터 한방의 비약으로서 사용되고 있었던 '고려인삼' 이 사실 콩을 능가하는 유효한 사포닌을 함유하고 있는 식물이었던 것이다. 고려 인삼은 만능의 영약으로서 귀중하게 여겨져 에도 시대에는 결핵 특효약의 대명사이기도 했다. TV의 시대극에서 병든 아버지에게 고려인삼을 구해주기 위해서 딸이 몸을 팔았다는 이야기가 자주 나오지만 이는 결코 만든 이야기가 아니며 인삼은 사실 서민에게는 좀처럼 입수할 수 없었던 고귀한 약재였던 것이다. 그 역사는 오래되어 중국의 전한 후기 원제 시대(BC49~33)에 기술돼 있는 사유(史遊)라는 사람이 저술한 책인 '급취초(急就草)'에 '삼(蔘)' 이라는 이름이 사용되고 있어 ' 적어도 2,000년의 역사를 갖고 있다고 볼 수 있다. 기원 1~2세기에 성립됐다고 하는 중국 최고의 약학 서적이 ' 신농본초경(神農本草經) '에도 고려 인삼이 상약으로서 수록되어 있으며 이 시기부터 한방 의약에는 없어서는 안 되는 귀중한 약이었다는 것을 알 수 있다.

현재 중국에서는 인삼의 효용을, 긴 역사의 경험을 근거로 해서 '인삼칠효설(人蔘七效設)' 로 정리해서 다음과 같이 의료에 이용하고 있다.

(1) 원기를 보충하고 허탈을 막는다. 피로회복, 체력증강, 노화 방지의 효용.
(2) 피를 만들고 맥절을 회복한다(益血復脈).
빈혈, 저혈압, 심장쇠약을 치료한다.
(3) 마음을 양생하고 정신을 안정시킨다.(養心安神).
노이로제, 자율신경 실조의 개선.
(4) 진액을 만들고 목마름을 멈추게 한다(生律止渴).
거칠거칠한 피부를 윤택하게 하고 당뇨병을 개선한다.
(5) 폐의 힘을 보강하고 천식을 멈춘다.(補肺定喘).

폐결핵이나 천식의 치료.
(6) 위장을 튼튼하게 하고 설사를 멈춘다.(健肺止瀉).
위장염, 설사, 변비, 식욕부진의 개선.
(7) 독을 배출하고 종기를 치유한다.(托毒合瘡)
피부병 화농성 종양, 거친 피부의 치료.

이상과 같이 7개 항목이지만 이런 효용이 있다는 사실은 소련이나 독일의 의학계에서도 인정되고 있다.

일본에서는 고려인삼에 대한 연구가 진행되고 있으며 전술한 효과 이외에서 암이나 혈전을 예방, 개선하는 작용이나 신체의 흡수 촉진 작용, 약의 부작용 등을 방지하는 작용 등이 있다는 것이 판명되고 있다.

이와 같이 인삼은 세포를 부활시켜 순환기계, 신경계, 대사계, 호흡기계, 피부계의 질환에 대해서 대단히 폭넓은 효과를 갖고 있다.

고려 인삼의 혁명은 파낙스 진생(Panax ginseng)이라고 하는데 이 파낙스란 말은 그리스어로 '만능 약'을 뜻하고 있다.

임금에게 약으로 진상한 물건

중국에서는 2,000년이나 오래 된 옛날부터 인삼이 있었지만 우리나라에는 자생하고 있지 않으며 이를 저술한 '신수본초(新修本草)'가 천무 천황 시대(AD700년 경)에 우리나라에 들어왔지만 인삼의 실체가 무엇이라는 것은 알려지지 않았다.

일본 서적에 처음 '인삼'이라는 문자가 사용된 것은 관야진도

(管野眞道)등에 의한 '속일본기(續日本紀)' (환무천황 연력 16년, AD797)이며 여기에 인삼이 도래된 유래가 기록돼 있다.

그것에 의하면 성무천황의 천평 11년 7월에 발해의 수호 사절인 운마장군 진몽이 천황에게 호랑이 가죽, 곰 가죽, 물개 가죽 등과 함께 인삼 30근을 헌상했다고 한다.

물론 이것은 야생의 조선 인삼으로 나라의 정창원(궁중 물건 보관고)에 현재 보존돼 있다. 역사상의 이야기로서는 저 궁삭도경이 불면증에 시달리는 효겸제에 '시호가룡골목려탕(柴胡加龍骨牧蠣湯)'이라는 인삼을 처방한 한약을 봉헌했다는 이야기가 있다. 나라 시대부터 가마꾸라 시대까지는 인삼은 황족이나 귀족만의 약품이었지만 무라마찌 시대가 되고 나서 일부 서민에게도 사용됐던 것 같다.

그러나 그 인삼이 진짜 고려 인삼이있는지는 확실치 않다. 인삼이 일반에게 널리 사용되기 시작한 것은 에도시대의 중기인 18세기가 되고나서부터이다.

대지의 양분을 충분히 흡수해 높은 영양가를 가졌다

고려 인삼은 약용 인삼, 조선 인삼 등으로 알려져 있는데 우리들이 일상 먹고 있는 야채인 붉은 인삼과는 전연 관계가 없다.

야채인 인삼도 체내에서 비타민 A로 바뀌는 카로틴(carotin)을 다량 함유하고 있는 녹황색 야채로서 영양가가 높은 식물이지만 고려 인삼처럼 광범위하고 훌륭한 효능은 갖고 있지 않다. 고려 인삼이 오갈피과의 식물인데 반해, 야채 인삼은 미나리과의 캐럿

이라는 식물로 모양은 비슷하지만 전혀 다른 식물이다.

현재 우리 나라에서의 재배는 대근도를 중심으로 하는 시마네 현, 회진약송을 중심으로 하는 후꾸시마 현, 환자 및 상전 지방을 중심으로 하는 나가노현이 중심을 이루고 있으며 이들이 3대 산지로 돼 있다.

우리나라에서 고려 인삼이 재배된 것은 에도 중기인 덕천길종시 대이며, 닉꼬의 막부 종묘원에서 재배에 성공한 것을 계기로 막부는 그 종자를 각지에 나누어 주어 재배를 장려했다.

그 중에서도 도꾸가와의 영지인 출운운주의 송강번, 육오의 회진번에서 특히 성행했으며 더욱이 메이지의 초기에 이르러서는 회진에서 신주로 종자가 들어가 오늘의 3대 산지가 형성됐다.

우리나라에서 재배된 인삼은 거의가 쪄서 홍삼으로 가공돼 수출되고 있다. 특히 시마네 현의 대근도 산의 인삼은 '운주 인삼'이라고 불리워져서 그 조정의 우수함에서 최상품으로 간주돼, 홍콩 시장에서 귀중품으로 여겨 고가로 거래되고 있다.

통상적으로 생약으로 사용되고 있는 고려 인삼은 4~6년 생으로 그 이상은 재배되지 않는다. 6년 이상이 되면 병원균이 침입하기 쉬워 애써 기른 인삼도 썩어버리는 경우가 많기 때문이다.

고려 인삼은 6년간의 재배가 끝나면 그 후 최저라도 12년 동안은 같은 토지에서 생산할 수 없다고 한다. 그만큼 토지의 양분을 모두 흡수해 버리기 때문에 비싼 것이다. 또한 같은 땅에 무리하게 심어도 '네마도다'라는 병충해가 발생해서 튼튼하게 키울 수 없다.

사포닌군인 '긴제노사이드'를 대량으로 함유하고 있다

고려 인삼은 백삼과 홍삼으로 분류할 수 있다. 백삼은 캐낸 인삼을 뿌리털이 붙은 뿌리와 외피를 제거하고 건조시킨 인삼 또는 외피를 그대로 둔 채 건조시킨 마른 인삼(皮付人蔘) 및 외피를 그대로 둔 채 가볍게 더운 물에 담은 후 건조시킨 인삼(御種人蔘)을 총칭해서 말한다.
즉, 찌지 않은 고려 인삼이라는 뜻이다.
이에 대해서 홍삼은 찐 조선 인삼으로 쪘기 때문에 붉은 색이 돌며 녹말이 굳어져 질도 딱딱하다. 인삼은 대단히 영양가가 높은 식물이므로 해충이 생기기 쉽고 보존하는 데도 세심한 주의가 필요한데 홍삼이라면 질이 떨어지고 딱딱하기 때문에 벌레도 없고 장기 보존도 가능해서 수출이 용이하다.
한국에서는 6년생 뿌리로 만든 홍삼은 담배와 마찬가지로 정부의 전매품으로 일본, 미국, 유럽 등에 수출되고 있으며 귀중한 외화의 수입원이 되고 있다.
이와 같이 고려 인삼이 세계 각국에서 인기가 높은 것은 수많은 영양소와 함께 그 약효가 뛰어나기 때문이다.
우선 생태 활동의 에너지원이 되는 탄화 수소(당분)로서 포도당, 과당, 맥아당, 서당, 라무노스, 아라비노스, 전분 등을 함유하고 있다. 또한 피나 근육을 만드는 데 없어서는 안 되는 필수 아미노산인 바린, 아라닌, 페닐 아라닌, 그리신, 리진, 알기닌, 로이신 외에도 글루타민산, 티로진, 아스파라긴산, 스레오닌, 히스티진, 세린, 프로린등의 아미노산도 함유하고 있다. 더욱이 이들 아미노산이 몇 개 결합된 펩티드(peptide)라는 물질도 몇 종류가 함유돼 있으며 그중에서는 당뇨병의 혈당을 강화시키는 작용이 있는 펩티드도 발견되고 있다.

비타민류도 비타민 B_1, B_2, 엽산, 니코틴산 아미드, 판토테인산이 풍부하게 들어 있어 피를 늘리고 빈혈을 개선하는 비타민 B_{12}도 함유되어 있다. 또한 미네랄도 칼슘, 칼륨, 망간, 철, 구리, 인, 알루미늄 바나듐 등이 많이 함유돼 있으며 혈압 강화 성분인 콜린도 약 0.02% 들어있다. 또 전분을 강화하는 아밀라제 등 소화를 돕는 효소까지 들어 있다.

덧붙여 말하면, 고려 인삼에만 있는 독특한 향기는 과나센이라는 정유 성분이 내고 있는 것이다.

고려 인삼의 성분상의 특징은 이런 영양소의 보고라는 점과 함께 폭넓은 약효가 있는 '긴제노사이드' 라는 사포닌군을 1~3% 함유하고 있기 때문이다.

이 긴제노사이드야말로 본인 등이 콩 속에서 발견했던 사포닌과 마찬가지로 뇌세포의 부활 작용에 효과가 있는 물질이었던 것이다.

긴제노사이드가 세포의 수명을 연장 한다

고려 인삼 속에 있는 사포닌이 어떠한 화학 구조를 하고 있느냐에 대한 과학적인 연구는 지금부터 약 60여년 전인 1945년 갈릴리 쿠에스라는 학자에 의해 시작됐다.

그러나 인삼에 함유돼 있는 사포닌군은 용이하게 해명되지 않아 그 전체구조를 해명하는 데 1970년대까지 기다려야했던 것이다.

사포닌은 골격 부분과 이것에 결합돼 있는 당의 부분으로 이루어져 있다. 다만 같은 골격을 갖고 있어도 결합돼 있는 당의 종류나 결합 위치가 다르면 성질이 다른 사포닌이 된다.

현재로서는 인삼에 함유돼 있는 13종류의 사포닌이 각기 따로따로 추출돼 구조가 밝혀졌으며 성질도 해명되고 있다.

인삼 사포닌에는 세 가지의 골격을 가진 사포닌군으로 나눌 수 있다. 긴제노사이드 Rbc계는 Rd_1, Rd_2, Rd_3, Rc, Rb, Rh_2 등 6종류가 있으며 그 어느 것이나 다 20S- 프로트파낙사트리올이라는 공통된 골격을 갖고 있다.

다음으로 긴제노사이드 Rg계는 Re, Rf, Rg_1, Rg_2, Rh, 20S- 글로코 긴제노사이드 Rf라고 하는데 이것도 6종류의 사포닌이며 그 어느 것이나 다 20S- 프로트파낙사트리올이라는 공통된 골격을 갖고 있다.

이 12종류의 긴제노사이드(인삼 사포닌)중에 한 종류에만 오레아놀산이라는 골격을 가진 긴제노사이드 RO라는 사포닌이 부가되어 있다.

이들은 모두 도꾜대학 생약학 교실 시바따 교수와 그 단체의 협력에 의해 밝혀진 것으로 우리나라가 세상에 자랑해도 좋을 연구성과의 하나라고 할 수 있다.

인삼 사포닌은 긴제노사이드 RO를 제외하고 6종류씩 Rbc계와 Rg_1계의 골격을 가진 사포닌군으로 대변할 수 있다는 것은 전술한 바와 같다.

도꾜 대학 약리학 교실의 연구에서는 긴제노사이드 Rbc계의 사포닌은 중추신경에 대해서 억제적으로 작용하고 신경쇠약, 불면, 스트레스성 궤양 등을 개선하는 등의 진정시키는 역할이 있으며 Rg1계의 사포닌은 중추 신경을 흥분시켜, 강장, 피로 회복 등의, 세포를 부활시키는 작용이 있다는 것이 밝혀졌다.

따라서 인삼에 1~3% 함유되어 있는 사포닌은 Rbc계와 Rg1계의 긴제노사이드가 균형있게 들어있는 것이 인간의 신체에 폭넓은 효과를 가져다주는 셈이 된다.

그런데 1, 2년정도의 어린 인삼은 Rbc계의 긴제노사이드가 많고 Rg1계는 조금밖에 함유돼 있지 않으며 성장함에 따라 Rg1계의 긴제노사이드가 늘어난다.

이는 인삼에서 피로 회복, 강장, 세포 부활 작용을 기대하는 경우는 적어도 4년생 이상의 인삼으로 만들어진 제제가 아니면 효력이 떨어진다는 이야기이다.

또한 인삼의 가느다란 뿌리(인삼 수염)에는 사포닌이 10% 가까이 들어 있는데 원뿌리에 비하면 Rg1계의 함유율이 적다. 그리고 이 사포닌은 인삼 중심부에서는 거의 확인되고 있지 않으며 껍질 부분에 가까운 층의 분비도에 주로 존재하고 있다는 것도 알 수 있었다.

따라서 고려 인삼을 약용으로 복용하기 위해서는 껍질을 두껍게 깎아 버리거나 흙을 털어내기 위해 너무 심하게 씻지 않도록 주의할 필요가 있다.

이 정도의 효과를 나타내는 긴제노사이드

인삼 사포닌의 놀랄만한 약효

'신농본초경'에 의하면 옛날부터 중국에서는 약을 '상약', '중약', '하약'으로 분류하고 있다는 것을 알 수 있다.

상약이란 장기간에 걸쳐 복용해도 전혀 해가 없고 그 것에 의해 몸의 상태를 조절할 수 있고 노화를 방지할 수 있는 것을 가라키며, 중약은 체력을 보강하고 병을 치료하고 보건효과를 겸하고 있는 것을 가르킨다.

이에 비해 하약은 질병을 치료할 힘은 있지만 독성이 강하고 부작용을 일으킬 우려가 있는 것을 말한다. 이른바 극약 종류이다.

고려 인삼은 말할 필요도 없이 '상약'으로서 옛날부터 사용돼 왔으며 장수의 묘약으로서 약효가 있다는 것이 근대 과학에 의해서도 실증되고 있다. 그것은 다음과 같은 실험에 의해서도 분명해졌다.

인간의 신체의 기본 단위인 세포를 추출해서 실험관 속의 영양이 풍부하게 있는 배지 속에 배양시키는 실험을 행한 것이다. 세포에 따라서 약간의 차이는 있지만 실험관 속의 세포를 주 1회 정도의 비율로 규칙적으로 새로운 배지로 옮기면 세포는 분열, 증식해서 계속 살아간다.

예를 들어, 태아의 허파에서 분리한 세포(정상이배체선유아세포)는 이식 51대까지 살아서 계속 분열한다. 이에 반해 빌너 증후군인 사람의 피부 세포는 22대에서 승계 불가능이 되어 세포의 수명이 다한다. 이는 신체의 부분이나 장기에 따라 세포의 수명이 다르기 때문이다.

그런데 인삼 사포닌을 이 세포에 투여하면 승계 수명이 대폭 연장된다.

도쿄 도립 노인병 연구소의 연구에 의하면 태아에서 분리한 선유아세포를 승계 배양해서 21대 째의 승계시부터 배지 속에 긴제노사이드 Rb1을 극소량 투여했더니 통상은 51배에서 끝나는 수명이 17%나 연장된다는 것을 알 수 있다.

또한 본인 등의 연구 집단의 일원인 가네자와 의과 대학의 오다시마 교수의 팀에서도 빌너 증후군의 피부 세포를 승계 배합할 때, 7대 째부터 배지에 긴제노사이드 Rb1을 미량 투여했더니 세포의 승계수명이 11.7%나 연장됐다는 결과가 나왔다. 더욱이 긴제노사이드 G1계를 이용하였더니 Rbc계보다도 연장효과가 좋았다는 것이 확인했다.

우리들의 몸은 세포로 구성돼 있다. 그 구성 세포의 수명을 인삼 사포닌이 연장시키니까 고려 인삼은 장수를 가져온다고 해도 좋을 것이다.

이렇게 인삼 사포닌은 옛날부터 전해내려오듯이 불로 장수의 효과를 갖고 있다는 사실이 과학의 힘으로서도 증명되고 있는 것이다.

피로를 회복시키고 신체를 강건하게 한다

고려 인삼은 옛날부터 피로 회복, 강정, 노화 방지에 탁월한 효과가 있다고 전해지고 있으며 현재는 드링크제, 농축액 등으로 약국 등에서 판매되고 있다. 이 피로 회복의 효과에 대해서는 찌바 대학 약학부가 행한 실험이 있다.

먹이를 주지 않은 생쥐 108마리를 둘로 나누어 하나의 집단에는 인삼 분말을 0.5g/kg의 비율로 물에 섞어주고, 다른 집단의 생쥐에게는 같은 분량의 물만을 주고 한시간 후에 체중의 3%에 해당되는 추를 꼬리에 달아 물 속에 전부 집어넣었다.

그리고 두 집단의 생쥐가 수영하다가 지쳐 움직이지 않게 되는, 즉 익사직전까지의 시간을 각기 측정해서 합계한 결과 인삼 분말을 준 생쥐 집단은 물만 준 생쥐보다 약 155% 오래 수영할 수 있었다는 결과가 나왔다. 즉, 인삼 분말을 준 생쥐에게는 그만큼의 지구력 때문에, 바꿔 말하면 피로의 회복도 빨랐다는 얘기가 된다.

그러면 강장 및 강정 작용은 어떨까?

인간의 몸은 50조 내지 100조 정도의 천문학적인 수의 세포로 이루어져 있는데 이 대부분의 세포가 항상 분열, 재생, 사멸을 반복하고 있으며 대개 1년 동안에 체내의 세포는 모두 교체된다.

그리고 이러한 세포의 분열 및 재생을 돕고 있는 것이 단백질이나 핵산이다.

단백질은 세포 속에 있는 리조홈이라는 부분에서 아미노산을 원료로 해서 만들어지는데 후지 의과대학의 오우라 교수 등은 인삼 사포닌을 투여하였더니 세포 내의 리조홈에서의 단백질 합성 능률이 상승함과 동시에 디옥시리보핵산(DNA)이나 리보핵산(RNA)과 같은 핵산의 작용도 활발해져 세포의 분열 및 재생이 활발해지고 이것이 강장에 직결되고 있다고 보고하고 있다.

또한 고베 대학 의학부의 이시가미 박사 등의 연구 단체는 남성 불임 환자인 정자 결핍증 환자 24명에게 인삼 사포닌을 농후하게 함유하고 있는 추출농축액(프로스테졸)을 5개월간 투여한 결과 정자가 두드러지게 증대하고 정상으로 회복된 사람이 70.8%에 이르렀다는, 대단한 결과를 얻었다고 발표했다.

마찬가지로 굼마 대학 의학부에서도 이를 인정하고 있으며, 오사까 대학의 제3내과에서는 당뇨병으로 인한 성교 불능증과 정력 감퇴증의 개선에 이 인삼 추출물을 투여해서 임상적으로 효과가 있었다는 사실을 보고하고 있다.

인삼 분말이 생쥐 수컷의 발정을 촉진하고 난소를 증대시키는 것이나 생쥐 수컷의 고환 중량을 증대시키는 등의 동물 실험의 결과는 전부터 보고되고 있었지만 인간에게도 강장 및 강정의 효과가 있다는 것이 이들 실험을 통한 연구에서 입증되고 있는 것이다.

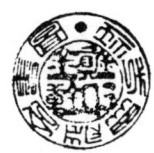

4 시간 수면법

- 2005년 5월 10일 초판 발행
- 2008년 1월 10일 4쇄 인쇄
- 2008년 1월 20일 4쇄 발행

- 저　　자 : 슈우세이요오
- 역　　자 : 진 덕 기
- 발행자 : 김 종 진
- 발행처 : 은 광 사
- 등　　록 : 제 18-71호(1997. 1. 8)
- 주　　소 : 서울 중랑구 망우3동 503-11호
- 전　　화 : 763-1258 / 764-1258

※잘못된 책은 교환해 드립니다.

정가 10,000원